山东大学齐鲁医院文化建设系列丛书

# 媒体眼中的山东大学齐鲁医院

张万民　吕军　主编

Meiti Yanzhong de
Shandong Daxue
Qilu Yiyuan

山东大学出版社

**图书在版编目(CIP)数据**

媒体眼中的山东大学齐鲁医院/张万民,吕军主编.
—济南:山东大学出版社,2015.6
(山东大学齐鲁医院文化建设系列丛书)
ISBN 978-7-5607-5261-7

Ⅰ.①媒… Ⅱ.①张… ②吕… Ⅲ.①山东大学齐鲁医院—概况
Ⅳ.①R199.2

中国版本图书馆CIP数据核字(2015)第135717号

责任编辑:秦大忠
封面设计:牛　钧

---

出版发行:山东大学出版社
　　社　址　山东省济南市山大南路20号
　　邮　编　250100
　　电　话　市场部(0531)88364466
经　　销:山东省新华书店
印　　刷:山东新华印务有限责任公司
规　　格:720毫米×1000毫米　1/16
　　　　31.5印张　503千字
版　　次:2015年6月第1版
印　　次:2015年6月第1次印刷
定　　价:59.00元

---

# 《山东大学齐鲁医院文化建设系列丛书》编委会

序一

# 文明的灯塔引领我们前行

今年恰逢齐鲁医院125年院庆，医院组织编写一套文化建设丛书，期望进一步凝练齐鲁医院文化精髓，续写齐鲁医院文化建设新篇。

“文化”，是一个比较宽泛的概念，它既是社会现象又是历史现象，既是人们长期创造的产物，又是社会历史的积淀。

文化的基础是道德。世界知名的高水平医院，应该是受人尊重的医院。一所医院值得尊重，不仅体现在医护人员具有救死扶伤的高超医术和能力，而且体现在价值取向和精神追求方面，因此，医院文化也应成为受人关注的一个重要方面。文化的突出特质是它的道德性，师有师德，医有医德，医院抛弃了道德，是不会受人尊重的。齐鲁医院作为山东大学的附属医院，构筑道德堡垒，体现大学精神，是我们应该担承的历史责任。

文化的核心是价值。医院文化是“发酵池”当中的“酵母”，受其熏陶的人，都会带有“酵母”特殊的味道，而且这种品味不会轻易改变。社会价值是多元的，但是主流价值不应因道德冲突而被抹煞。已历百年的齐鲁医院就像一座熔炉，长期置身其中的医护人员必定具有深厚的齐鲁医院文化底蕴。

文化的纽带是知识。文化总是和知识联系在一起，但知识不等于文化，当知识被赋予灵魂时才成其为文化。医院文化应该彰显科学精神。我们要倡导崇尚学术的文化，重视科学的态度、对科学重要性的充分认识和对科学精神的倡导至关重要。齐鲁医院在发展过程中创造出来的一项项国内首创、国际领先，正是在严谨的科学精神的引领下取得的。

文化的态度是思想。医院文化是一所医院的厚度，而思想才是它的高度，在思想上有引领作用的医院，才有可能发展成为高水平医院或保持高水平医院的地位。医疗服务的对象是人，对人尊重、讲人道、以人为本是核心理念。人道主义文化是对应着人类文明的，提高人类的健康和福祉水平是医院存在的理由和使命。

文化的创新是扬弃。传承是创新的前提，根植于人类文化成果基础上的创新才会是高层次的创新。坚持学术创新是高层次医院的重要标志。我们倡导的医院学术创新是“围绕临床搞科研，科研成果为临床服务”的创新。高水平医院大多是医、教、研相结合，文化的传继和发扬过程同时也是人才培养的过程。只有知识和技能而没有文化，培养出来的人很可能就只有技能而没有品位，我们希望我们的医护人员既有智慧、技能，又有文化。

“守一方净土，惠一方百姓。”始建于1890年的齐鲁医院，诞生于晚清动荡的年代，与协和、湘雅和华西并称为“中国四大教会医院”，在中国医疗卫生事业发展史上具有重要地位。“修史以明志。”医院的发展建设离不开文化的熏陶，这套文化建设丛书涵盖了援外纪实、师辈轶事风范、人文医学、映像齐鲁、医患真情故事、齐鲁现代医学探源、民主党派志、人文建筑掠影等，从不同侧面反映了百年齐鲁医院的沧桑变化，既体现了对国家、人民负责任的担当精神，也包含了对现代医学发展的拷问，还显示出了齐鲁大地的医学发展脉络。可以说，这一套体系相对完整、内容较为丰富的文化系列丛书是对百年齐鲁医院发展的系统梳理和全面概括。

传承和创新是人类历史发展的不竭动力，悠久的历史文化底蕴是医院发展的宝贵财富。在齐鲁医院建院125周年前夕，重新回顾和审视历史长河中的齐鲁医院，对于医院文化的传承和创新必将起到极大的推动作用。站在新起点上的齐鲁医院，必将以此次文化丛书的编纂为契机，更加注重对医院历史的保护性开采，注重挖掘和利用好每一块“文化矿石”，凝练和浓缩齐鲁医院文化的精髓，创作出更多能够彰显百年齐鲁医院特色的文化精品，推动医院文化建设和事业发展再上新台阶。

党委书记 曹宪忠

2015年3月

序二

# 与时代共进，展大医风范

医院文化是医院的灵魂。一个没有先进文化做支撑的医院是一所缺失了灵魂的医院，不可能向社会提供有人文、有内涵、有特色的医疗服务。当前，作为实现医院管理制度与发展战略的重要思想保障，医院文化的重要性日益凸显。越来越多的中国医院管理者意识到，最顶尖医院之间的竞争，已经从单纯设备的、技术的、人才的、管理的竞争，上升到了医院文化的竞争。

医院文化不是单纯的几个标语、几个口号、几块展板，而是医院在长期医疗活动中逐渐形成的文化理论、价值观念、生活方式和行为准则等等，具有多维度的深厚内涵。我们一直高度重视文化建设。作为一所有着125年悠久历史的百年名院，作为崛起在近代西医东渐早期的医学重镇，百年齐鲁在中华民族近现代的历史洪流中始终恪守“博施济众”的核心理念，兼收中西方先进文化精髓，砥砺齐鲁医院品牌文化特色，形成了以“医道从德，术业求精”院训为引领的，包括医院院风、愿景、核心价值观在内的医院文化体系。一代代齐鲁医院人既是医院文化的创造者，也是践行者、传播者，我们共同守护着这片神圣的精神家园。曾有一位老教授自豪地说过：“齐鲁医院是一个大熔炉，不管你来自哪里、出身何处，只要在这里工作几年，就能形成谦逊、内敛、求真、务实的风格。”这就是医院文化的力量——无形无迹却无所不在，她影响和引领着我们每一个人的成长和进步。

近年来，医院对文化建设进行了系统的梳理，先后制作或出版了《文化形象识别手册》《风范》《百年齐鲁医学史话》《春晖》等。医院加强了院区近现代建筑的保护，通过楼宇命名深化其历史文化价值内涵，推动共合楼等八座楼宇顺利入围“第七批全国重点文物保护建筑”。医院还围绕以人为本的宗旨，找准患者和职工两个着力点，大力开展形式多样、内容丰富的文化建设活动，不仅在院内形成了浓厚的文化氛围，同时也打造出了具有时代色彩的文化品牌。百年耕耘，换得千葩竞艳。医院在长期文化建设过程中形成的先进做法和丰硕成果得到了国内外同行的高度认可。2012 年，医院被评为“全国卫生文化建设先进单位”，2013 年，医院获得“全国医院文化建设创新奖”。

医院文化既源自历史，又与当下紧密契合，是一个开放包容的、持续进步的体系。尽管我们在医院文化建设方面取得了累累硕果，但是我们不能因循守旧、固步自封，而是应时刻以积极的心态、开放的气度、创新的精神主动加强文化建设。作为一所国家级医院和百年名院，我们的医院文化建设要唱响两个主题，一个是与时代共进，一个是展大医风范。《山东大学齐鲁医院文化建设系列丛书》的编辑出版，就是一次非常有意义的尝试。希望丛书的出版，能进一步深化广大职工对医院文化的理解，激发大家干事创业的热情，推动大家积极参与医院文化建设。让我们携手并肩、共同努力，紧扣时代进步的脉搏，把握医学发展的规律，结合医院工作的实际，将医院深厚的文化底蕴和医院发展的现实需求紧密结合起来，进一步加强医院文化建设，使其成为医院各项事业实现可持续发展的重要思想保障和强大内生动力。

院长 李新钢

2015 年 3 月

# 目录

## 2005年



## 2006年

## 2008年

## 2009年

## 2010年

## 2011年

## 2012年



## 2013年

# 2005年

## “96626”联手医院打造服务品牌

# 导医护士亮相齐鲁医院

王振国 李俊新

到医院就诊时，排队是大多数患者或家属最头疼的事。今后患者到齐鲁医院就诊可以省去这些麻烦，只要就医的人拨打 96626，导医护士就会帮着完成这些繁琐的环节。

据济南大众网通科技有限公司有关负责人介绍，日前 10 名形象健康、着装规范的导医护士亮相山东大学齐鲁医院。她们统一佩戴着“万事通大众导医护士”的胸牌，态度热情，服务亲切，成为齐鲁医院一道亮丽的风景。据称，导医助疗护士的推出，在省内医疗界尚属首次，导医护士全面细致的服务内容受到了群众的一致好评。

据介绍，这些导医护士是由济南大众网通科技有限公司联手齐鲁医院共同推出的，通过专职驻院导医护士，为该公司的万事通会员提供全面的医疗健康服务。万事通会员需要到齐鲁医院就医时，只需拨打全省直拨市话计费的服务热线 96626，就可以享受到代办挂号、预约专家、全程陪护就医、帮助患者拿检查结果、取药、健康提醒、办理住出院手续以及联系周围旅馆住宿、为会员建立电子病历和健康档案等全面细致的导医服务，大大方便了广大患者的就医。

这样的导医护士出现在省城大医院确实给人耳目一新的感觉，患者看病不用再早早排队挂号，也不用到处托关系、搭人情，就医由此变得简单，患者真正感受到由求人到变成上帝的感觉。通过拨打全省统一的服务热线 96626，群众可以方便地注册成为该公司万事通会员，这家公司即可应患者的要求，介绍各家医院状况，并通知导医护士，完成以上工作，患者也可以就自己的病情在这个互动语音资讯平台上与有关专家交流。

（原载 2005 年 1 月 29 日《齐鲁晚报》A4 版）

## 与张朋一起战胜病魔

# 让花季少年在生命的原野上徜徉

2 月 15 日，已是早春了，但空气中仍透着一丝凉意。齐鲁医院内科急症室住院总医师李灏的心情像天气一样阴郁，她正为急症室的一位小病人忧虑着。他叫张朋，是济南市育贤小学六年级的一个学生。张朋连续两个月高烧不退，在急症室治疗了很长一段时间，体温仍在 39 ~ 40 度之间，而且张朋从一开始住院就表现出一种病态的烦躁。

小张朋的病情成了李灏的一块心病，让他长期留在急症室也不是办法，考虑了很久，李灏决定向她的导师——肿瘤中心的陈学良教授求助。听了李医师对张朋病情的描述，陈教授决定收张朋住院。

张朋住进肿瘤中心后不久，陈教授立即召集相关人员开了一次病情研讨会。“病人的情况大家已经知道了，我的意见是首先对症治疗，再作进一步检查，有一个明确的诊断。化疗在诊断确定之前还为时尚早。”陈教授先发表了自己的看法。

军旅出身的王鲁群教授一向干练刚毅，他陈述了自己的意见：“病人 CT 显示纵膈淋巴结肿大，腹膜后淋巴结肿大并融合成块，疑似淋巴瘤，但他的肝、脾、浅表淋巴结并没有肿大，这又不符合淋巴结的临床表现。我同意做进一步检查。”

“可病人家属从看到 CT 报告后就一直坚持给病人进行化疗，对医院的做法很不满，埋怨我们延误病人的治疗。”医师丁媛说出了她的疑虑。

“跟 CT 室联系过了吗？”陈教授问。“CT 室那边的讨论结果是不能确诊为恶性淋巴瘤。他们认为，融合成块的淋巴结距离血管太近，不适合做 CT 引导下穿刺。”赵川莉医师回答说。

“按照诊治原则，我们必须拿到组织学或细胞学证据才能最后确诊。我联系普外，请胡三元教授会诊，看能否做一下腹腔镜检查。”王鲁群教授说。

“好吧。先确定诊治结果再进行针对治疗。家属不懂这些，我们耐心解释一下，他们总会理解的。无论如何我们要对病人负责，压力再大也要顶住。”陈学良教授最后下了结论。

会后不久，张朋转入了普外病房以便接受腹腔镜检查。2月22日，胡三元教授亲自给张朋做了镜检，发现病人的肝、脾、膈肌下面的淋巴结表面长满了大小不等的白色肉芽肿。胡教授马上取了标本送病理科检查。为了尽快给病人家属一个确定的答复，王美清教授放弃了周末休息时间，亲自阅片，并做了PAS染色，然后作出了正式报告：“炎性肉芽肿中见到组织胞浆菌，建议送菌培养或进行血清免疫学检查，以便进一步确定。”

在普外病房，张朋发起了高烧，达到39度以上。为了更好地控制病情，张朋又被转回了血液科。科里的医生马上用最好的高效低毒抗真菌药——伊曲康唑静脉滴注，终于在第五天将病人的体温降至38.1度。

医生并没有因此松口气，为慎重起见，他们又复查了病人的血片和骨髓片，没有更新的发现。陈教授又到皮肤科找相关人员会诊。虽知道医院无法做更进一步的实验，但他们并没有放弃努力，皮肤科的李颖大夫用有限的休息时间搜集了有关组织胞浆菌的第一手资料，给了陈教授很大的帮助。

确诊过程进入了停滞阶段。这时张朋的病情开始恶化。陈教授组织医务人员加强了对病人的护理，然后又进行了一次更为细致的检查。确认哪种真菌感染对治疗方向具有重要的意义，意识到这一点，陈教授立刻来到了病理科，提出了将病理片送到北京协和医院感染科，请求协助鉴定。病理科的工作人员并没有感到不快，相反，他们细心地准备了两份样本，以满足北京方面的需要。

各个科室的协同工作使确诊过程以极快的速度进行着。很快北京方面传来了结果，确认为隐球菌，建议医院用二性霉邦和氟胞嘧啶治疗。

确认结果终于出来了：隐球菌性脑膜炎并全身性感染。然而，又一个难题摆在了医生的面前。医院没有这两种药物。为了尽快进行治疗，陈学良教授迅速地赶到了药学部。

得知情况后，药学部工作人员立刻投入了搜寻药物的工作。经过一个晚上的紧张工作，次日中午12点，陈教授拿到了烟台医院调拨来的6盒氟胞嘧啶。“先用着，针剂正在联系，二性霉邦很快会解决。”药学部的周主任简短地扔下这句话，继续联系各大医院，找寻二性霉邦，最终与上海一家药品公司取得了联系，解决了治疗所需药品的问题，确保了病人在第一时间接受治疗。

齐鲁医院的医务人员全力以赴，亲密合作，用自己的努力赢得了时间，为病人争取到了生的希望。

在正确的治疗方案指导下，张朋的病情很快有了好转，这让医务人员紧缩了很久的眉头舒展了许多。然而问题又一次拦住了治疗的步伐。张朋的父母均是下岗职工，他的爷爷身患癌症，去年刚做了手术，家里负担原本就很重。张朋用的伊曲康唑，一支的费用就高达1180元，如果连续使用三个月，就需耗费10多万元。这对他的家庭无疑是雪上加霜。

张朋是个优秀的学生。在他住院期间，他所在的育贤小学的校长和教务主任多次来医院探望，育贤小学还为张朋捐款。在收到的捐款里，有许许多多的毛币，这让医务人员感动了很久。

为了减轻张朋父母的负担，医院联系了媒体，通过媒体呼吁社会各界伸出双手帮帮张朋。社会的关注增加了医务人员挽救张朋的信心。“不能放弃对这个孩子的治疗，医院要尽一切努力帮助他康复。”他们更加努力地寻求各种途径来帮助张朋解决治疗费用。陈学良教授主动联系了齐鲁制药厂，在他的积极努力下，药厂送来了可供使用50天的药品，为张朋的父母减轻了2万元的负担。

看着素昧平生的医务人员为他们所做的一切，张朋和他的家人热泪盈眶。齐鲁医院不仅用它高超的医疗技术，而且还用它无私的爱心，让他们看到了希望和春天。

尽管春寒料峭，春天还是来了。春天的气息已愈来愈浓厚，小张朋的生命也像窗外的春意一样盎然。看着张朋的笑脸，医务人员终于松了一口气，张朋健康的生命已开始展现在关爱他的人们的面前。而这一切靠的不仅是高超的医术，而且还有一种爱，一种对生命炽热的爱。

过不了多久，小张朋将告别齐鲁医院的叔叔阿姨们，回到他朝思暮想的学校，开始新的生活。这是医务人员们最想看到的结果。作为一个医生最欣慰的，莫过于看着自己的病人重新开始健康的生活。送走张朋后，他们又将开始下一个征程，任重而道远。

忙忙碌碌中，他们的步伐总是匆匆又匆匆。是的，时间在医生眼中就是生命，他们必须和时间赛跑，不能停歇，不能放慢脚步。

在这匆匆的脚步声中，病人看到了生的希望，感受到了春天的暖意。他们让冰冷的病房中充满了阳光和欢笑。

在这匆匆的步伐中请加上我们的敬意和祝福。未来的征程你们不再孤单，不再寂寞，无数双眼睛将关注着你们，无数颗心将和你们一起跳动。

未来的路上有你有我，我们同舟共济，我们一起走去。

## 相关链接

**陈学良**，山东大学齐鲁医院主任医师，血液专业博士生导师，肿瘤专业硕士生导师。山东省医学会血液学会委员，省抗癌学会理事，中西医结合分会副主任委员，血液肿瘤分会委员，山东省老年大学教授，香港现代医学研究中心高级研究员，中国管理科学研究院学术委员会特约研究员，《中华医药杂志》专家编辑委员会常务编委，《中华医学全科杂志》编委，《肿瘤学杂志》通讯编委。1969 年毕业于山东医学院医疗系，1981 年山东医科大学研究生毕业，1987 年美国芝加哥西北大学进修一年，1991 年晋升为副主任医师，1996 年晋升为主任医师，现为山东大学齐鲁医院肿瘤中心主任医师，博士生导师，血液科副主任兼血液科党支部书记。

陈教授从医三十多年来从未脱离病房、门诊工作。他注重实践，认真思考，留意细微症候的观察，用心积累成功经验、及揣摩失败的教训，且善于总结汲取国内外学术新成果的营养，勇于接受内科杂症及疑难病症的挑战而行个体化医疗。临床上以内科血液病及实体瘤为主，对各类白血病、贫血、淋巴瘤及出凝血疾病及肿瘤化疗、生物治疗方面都有独到的见解，临床经验丰富，擅长中西医结合综合治疗、血浆置换血细胞单采治疗疾病及非清髓性骨髓移植，是省内同道认可的血液病临床专家。此外，他对实体瘤的化疗、生物治疗、中西医结合综合治疗也有一定造诣。

1981 年，陈教授对山东 HbM 病进行了首次家系调查和实验室研究，发现了一种新型的血红蛋白病，并根据国际命名原则命名其为 HbMJinan 病，填补了山东空白，达到了国内领先水平。1987 年留美期间，他对黑白素瘤细胞 tPA 释放量等进行了测定，并对细胞的体外穿透性进行了比较和分析研究，发表了多篇学术论文。1990 ~ 1993 年承担国家自然科学基金资助课题，1996 ~ 1999 年完成卫生部课题 2 项，2000 ~ 2004 年完成省科委课题。分别获山东省科委三等奖 1 项、山东省卫生厅二等奖 1 项、山东省高校二等奖 1 项。

陈教授已培养博士、硕士研究生共 22 名，其中血液研究生 19 名；肿瘤研究生 3 名。

编写了《实用内科护理学》（副主编）、《现代临床治疗药物大全》（参编）、《肿瘤治疗学》（主编）、《实用诊断学》（参编）、《中华内科理论与实践》（参编）、《目标性诊断》（主译）等著作；发表学术论文60余篇，代表作有《HbMJinan病》、《两株黑色素细胞培养方法及tPA测定》、《C型白血病原癌基因表达水平的研究》等。

（原载2005年6月10日《现代医院报》第8版）

# 中国首家实时“心脏远程监护中心”落户山东

## ——院外心脏病实时监护走入寻常百姓家

吕军　张海花

2005年6月10日，我国第一家“院外心脏远程监护中心”落户具有百年历史的全国著名重点医院——山东大学齐鲁医院。山东省领导以及全国各地的著名心脏病专家出席了本次心脏远程监护临床研讨会暨心脏远程移动监护中心开通仪式。

该中心的成立，标志着我国第一个基于GPRS无线通信网络构建的院外心脏远程监护系统正式投入临床应用。它代表了我国心电远程监护领域和技术发展的最高水平，同时也填补了国际心电预测领域的一项空白，成功迈出了心脏远程监护技术从模拟信号时代向数字信号时代过渡的第一步，是我国乃至世界远程医疗发展史上具有历史意义的一刻。

这座监护中心是由安凯数字医疗技术（北京）有限公司和山东大学齐鲁医院共同投资组建而成，安凯公司作为我国院外心脏远程监护技术领域的领导者，结合医院的专业医疗服务，为我国心脏病院外防治工作开辟了一条新的途径。

### 相关链接

山东大学齐鲁医院心脏远程监护中心的服务特色：

1. 拥有我国最大的心电图数据库。为我国心血管疾病的预防控制工作，提供了翔实的基础数据。

2. 著名心血管专家组成的远程监测会诊中心，24小时接收用户发送的监测数据，分析处理疑难病症。

3.GPRS无线接收、固定电话接收和USB数据接收三种数字信号接收方式，适合院外患者远程移动监测和患者住院监测使用。

4. 手机短信或电话快速下达处理意见，为治疗争取到宝贵的“黄金时间”。

5. 为院外突发心脏意外的重症患者联系紧急抢救绿色通道。

6. 为患者建立完善的病人档案管理，心电图监测数据自动归档，查阅简便迅速。

（原载2005年6月16日《济南日报》第15版）

# 换肝手术成功了
## ——罕见肝病患者目前处于恢复期

王世新　葛介雷

本版《罕见肝病患者昨夜手术》一文刊登后，手术结果成了人们关心的话题。今天，记者从齐鲁医院了解到，患者卢延美的手术非常成功，目前正处于恢复期。

### 医生手术很具挑战性

今天上午，当记者赶到齐鲁医院时，做手术的几名医生已经回去休息，靳教授与几位医务人员正在病床前观察病人的情况。

中午，记者与主刀的姜教授取得联系，当谈到今天凌晨的手术时，他显得异常兴奋。据姜教授介绍，手术中发现患者的肝脏与预计的情况相似，卢延美的肝脏严重畸形，最特别的在于她的肝部竟然没有正常的动脉血管，变异的肝动脉是从右肾动脉发出的。这样的结构对于医生手术是一个很大的挑战。

经检索文献，国内还没有过类似的报道，这可以对国内以后同类的手术提供借鉴。

### 家人终于长舒一口气

当医院的大夫从手术室里出来报平安的时候，卢延美的家人都舒了一口气，不少人还哭出了声。终于，接近 12 个小时的焦虑结束了。

今天下午，记者在病房外见到病人的几位家属。据患者的妹妹介绍，从昨夜准备手术阶段，家里的 20 多个亲戚就全部到位并一直在医院守着，睡不着也不敢睡觉，外地的亲友也一遍遍打电话到医院询问情况，直到手术结束，大家心里的石头才落了地。姐姐卢延芳一直抽紧的心情突然得到了放松，感觉浑身瘫了一般。

而卢延美的老父亲，一直在医院守着，任别人怎么劝都不回家。

女儿小慧本来的期末考试因为天热取消了，从早上起床开始，孩子就一遍遍往医院打电话问妈妈的情况。经不起软磨，家人只好把小慧带到了医院，得知妈妈手术很成功，孩子紧绷的小脸上终于露出了一丝笑意。虽然不能进去，但透过门缝看着带呼吸机的母亲，孩子的脸上露出了幸福的神情。

## 患者用眼神表达谢意

今天上午 11 时许，卢延美渐渐从麻醉的昏迷中清醒过来，虽然她暂时还不清楚自己的处境，但看着周围医护人员兴奋的神色，戴着呼吸机的她伸出了一只手，握住了正在观察病情的靳教授的手，用眼神表示了自己的谢意。

由于病房被隔离，记者也只能透过门缝看到卢延美，只见这名接受过手术洗礼的罕见病患者盖着白色被单躺在病床上，胳膊上挂着点滴，嘴里还插着管子，身体不时地还会动一下，几位医护人员则在旁边忙碌着。

据靳教授介绍，患者还需要渡过约一个星期的危险期，其中最大的危险就是出现配型肝脏的急性排斥反应，以及肝动脉由于供血不足造成的胆道并发症。只要过了这段时期，一般就没有什么问题了。

（原载 2005 年 6 月 26 日《齐鲁晚报》A5 版）

## 山东现年龄最小肾移植者

# 四岁尿毒症男童成功换肾

日前在山东大学齐鲁医院，身患尿毒症的 4 岁男童涛涛（化名）成功接受了肾移植手术。据悉，涛涛是国内接受肾移植手术体重最轻的患者，也是我省年龄最小的肾移植患者。

据了解，涛涛在两岁时得了一场大病，不仅高烧不退，而且还出现了全身水肿的症状。医院检查结果显示涛涛患上了肾病。涛涛的父母也曾经想到给孩子换肾，但是由于孩子年纪太小，手术难度大，省内外许多医院均表示爱莫能助。

2004 年，涛涛的父母带他来到山大齐鲁医院求治。经该院血液净化器官移植中心检查，涛涛已经发展到尿毒症期，此时只能进行透析和肾移植。在等待肾源的漫长时间里，涛涛一直靠腹膜透析维持生命。前不久，医院终于找到与涛涛适合的供体。入院时，涛涛体重只剩下 14 公斤，是目前我国接受肾移植患者中体重最轻的。

为了拯救涛涛的生命，移植中心的田军主任和同事们讨论了多项手术预案。在供体到达医院当日，医院器官移植中心、心外科、小儿麻醉等科室的专家经过 2 小时 15 分钟的艰辛努力，终于将供体安全地放进了孩子体内。移植后的供肾迅速变红润，并排出了尿液。手术后 12 小时，患儿的血肌酐等指标完全达到正常儿童肾功能水平，手术宣告成功。

据专家介绍，16 岁以内的儿童尿毒症发生率约为百万分之八，而肾移植可以说是这些患儿能够长期生存的唯一选择。资料显示，在国外接受肾移植的儿童中，有 87% 的人能正常上学；成年后，有 78% 的人正常就业，50% 的人已结婚，24% 的人实现了正常生育。

（原载 2005 年 9 月 23 日《济南时报》A9 版）

# 山大齐鲁医院内科门诊率先应用病人呼叫系统

张景爱　田玉清

为加强与患者的信息沟通，确保良好的就诊秩序，山大齐鲁医院以内科门诊为试点，率先引进了“局域数码网络多媒体播放及平台管理系统”（简称：AIMII），从而缩短了患者就诊时间，方便了病人就诊。

AIMII 系统的主要功能有：（1）排队服务：主要应用于门诊分诊、候诊叫号、帮助病人选医生或科室。（2）医院介绍及健康宣传：通过中央控制系统，配合大型电视屏幕，随时可以将医院的影音资料向就诊者广为传播，让更多的人了解医院的服务项目、成功病例、专家介绍、特色门诊、就诊须知等。同时可利用午休时间向病人宣传常见病和多发病的预防、饮食指导、健康教育和预防保健等。

使用 AIMII 系统后，出诊医生相关信息、诊室安排及当前就诊号等可显示在屏幕上，方便病人选择科室和医生，医生亦可将病人询问最多的问题制成宣传材料在屏幕上反复播放，既减轻了护士的工作量，又做到了透明度高，防止混乱，使候诊大厅保持良好的就诊秩序。该系统投入使用后，整个候诊区变得秩序井然，医务人员在环境安静的状态下工作信心大增，病人的满意度也由原来的 85% 提高到 98%。

（原载 2005 年 10 月 18 日《山东大学报》第 2 版）

# 2006年

# 青春的火焰在这里激情燃烧
## ——山东大学齐鲁医院产科病房争创全国“青年文明号”纪实

吕军　张海花

山东大学齐鲁医院产科病房是卫生部、省教委、卫生厅的三级重点学科，拥有先进的医疗设备和雄厚的技术力量。由山东大学主办、齐鲁医院协办的中华医学类专业核心期刊杂志《现代妇产科进展》，是国内外最权威的专业杂志之一，在业界极富盛誉。

产科病房是一个年轻有为的集体，病房现有医护人员 45 人，中共党员 13 人，共青团员 21 人，35 岁以下青年 38 名，占总人数的 84%，平均年龄仅有 29 岁。就是这个年轻的团体却赢得了无数的荣誉：1999 年、2000 年先后被省妇联、卫生厅授予“巾帼文明示范岗”“省级青年文明号”，2004 年再次被评为“巾帼文明示范岗”。2005 年 11 月被共青团中央授予全国“青年文明号”荣誉称号。护士长史德焕被团中央、卫生部授予“青年岗位能手”称号。

在争创全国青年文明号创建活动中，山东大学齐鲁医院产科病房在卫生厅、院党委、团委的领导下，坚持以病人为中心、以质量为核心，根据行业特点，开展了丰富多彩的创建活动。

### 领导重视，精心部署　创建活动如火如荼

医院各级领导非常重视“青年文明号”的创建活动，组织团员青年学习有关文件，认识活动的深远意义。根据据行业特点，结合科室的实际，制订出创建目标和详细的实施办法。工作中坚持严格的规范化服务，积极开展普通话演讲比赛，制定文明用语标准、禁用的岗位用语标准。制定工作服务程序和产科病房护理规则，将《青年服务卡》《服务公约》、监督电话 82169580 以及“廉洁行医树新风”的牌匾公示于病房的显要位置，接受病人及家属的监督。“青年文明号”是一面镜子，

时刻提醒着她们肩负的责任与义务的荣誉，时刻用青年积极向上的精神风貌展现医院良好的社会形象。每年的春季，产科病房的团员青年都要到万灵山进行义务植树，目前产科病房的“青年林”已初具规模。以“5·12”护士节为契机，她们开展了形式多样的社会活动，如邀请“全国青年文明号”单位——济南市女子交警中队的张晓玲队长和黄蕾民警作报告，进一步提高了青年们的思想境界。每逢儿童节，青年们利用休息日，走向街头，义务宣传《母婴保健法》，开展义诊活动，积极参加电视台的儿童节目，以游戏的方式向孩子们传授一些急救常识、自我保护措施。每年六月份，产科病房都开展向出天婴儿赠送宝宝鞋、尿裤等礼品的活动，社会好评如潮。自 2001 年开始，产科病房资助了两位失学儿童：吕国强（济南市中区十六里河镇吴家小学）和陈延玲（十六里河镇智坡小学），负责他们的学费，护士长还组织团干部定期看望他们，不断给予他们关怀和温暖，使两个孩子的学习成绩不断提高。

该院产科病房还开展了结对子活动，帮助下岗工人李富英实现再就业，做到了“扶志、扶资、送岗”。2003 年 7 月份，在得知妇产科合同制护士韩光妮得了尿毒症后，产科病房全体人员积极带头捐款 11000 余元。在抗击非典战役中，产科病房全体医护人员冒着感染 SARS 病毒的危险，联名请战要求到抗击非典的第一线工作，先后有四名护士到发热门诊。其中，王振鹏同志获得“山东大学抗击非典先进个人”，充分体现出青年文明号集体和成员在国家危难时刻舍生忘死的大无畏精神。

只要活动是有益的，该院青年一定会争先恐后。在山东大学开展的青年志愿者活动中，于红俊被评为优秀志愿者。护士长史德焕应邀给山大师生作了题为《竭诚尽责，奉献情和爱》的先进事迹报告会，激发了大学生对未来事业的崇敬心情，立志学好本领，报效祖国。作为“山东大学十大杰出青年”、全国劳模史德焕护士长曾于 2002 年 10 月应邀参加了卫生厅组织的先进事迹报告团，先后到济宁、枣庄、泰安等地作报告，为该院树立了良好社会形象，为同行树立了榜样。在卫生厅开展的援疆活动中，王立葵同志主动请缨，赴喀什第二人民医院工作半年，期间多次看望贫困的维吾尔族小学生，并动员其他志愿者一起捐款，为一贫困村民安装上了自来水管线，让维吾尔族兄弟姐妹们喝上了甘甜的自来水。2002 年，王立葵同志荣获“山东省优秀志愿者”称号。

该院妇产科病房团支部是一个团结、向上、富有凝聚力、具有战斗力的集体，在医院组织的各项活动中，团员们积极参与，在演讲比赛、卡拉OK等荣获过一、二等奖的好成绩。在全体团员的努力下，2002年妇产科病房团支部被山东大学授予“五四奖状”，并连续被齐鲁医院评为优秀团支部。团干部初剑英、韩学兰先后被评为山东大学优秀团干部及优秀团员。

## 立足岗位实际，规范管理　把创建活动渗透到日常工作的细枝末节

在创建活动中，产科病房牢牢把握“以病人为中心、以质量为核心”的宗旨，以方便患者为立足点，根据不同需求制定了服务措施。

根据产妇的需求，产科病房开展了“孕期保健—住院分娩—出院宣教—热线电话—登门服务”一条龙服务体系，并做到入院有人接、事事有人帮、时时有人负责。根据产妇的需求及各位医生的专长，产科率先在全院开展了“病人选医生”的服务模式，让产妇选择自己信赖的医生。在服务时，即使产妇加床、换床多次，他们也毫无怨言。

为了给母婴创造了一个温馨、舒适的环境，产科病房的团员青年们集资购买了鲜花、装饰画装点护士站和病房。病房内配备了“便民服务袋”，内装针线包、饮水管、剪刀、便条、笔等，极大地方便了产妇及家属，仅“张小泉”牌剪刀，她们就先后配备了20余把，尽管丢失的情况时有发生，但一想到能提高产科病房的服务水平，赢得患者的认可，她们就觉得非常值得。针对家属等待分娩时焦急不安的心情，她们特别设置了产程进展通报栏，及时通报产妇的饮食、种类、宫口开大情况，消除了家属等待孕妇分娩时焦急不安的心情。病房内还设置了阅报栏，常年提供4～5份报纸和有关育儿保健知识小册子等，供家属阅览。针对目前年轻爸爸、妈妈普遍缺乏母婴保健等方面知识的现状，护士长亲自编写制作了《母婴保健知识宣传》磁带，每天在病房内播放。护士长每天上午9～10点还定点为当天出院的家属上课，教会他（她）们怎样护理产妇及新生儿。家属们听得

非常用心，有的笔记上记得满满当当，一记就好几页，甚至一家几个人一起来听课，有的家属出院好几天又跑回来听第二遍。济南刑警大队一位徐先生竟扛着录像机录制了整个讲座过程回去学习。专线咨询电话的开通，也拉近了医患之间的距离，她们做到了有问必答，有求必应，每天接到咨询电话20余次。有时产妇要求为新生儿洗澡，青年护士则立刻放弃休息、登门服务。有些产妇及家属亲切地称她们为产科病房的“110”。为此，山东卫视在《正午时光》的社会传真中报道了她们的先进事迹。

为了落实好规范检查、规范用药、规范收费、规范行为，让病人满意。在产科病房内，制定了“五公开”、“二监督”、“六制度”、“三满意”的规章制度。“病房公开”——产科病房定期组织孕妇参观病房，派专人介绍环境、管理、技术、人员配备等情况，增加了她们的信任感，消除了分娩的恐惧。“身份公开”——实行挂牌服务，向每位产妇介绍自己的职责，随时为她们服务，时刻接受监督。“收费公开”——依据省卫生厅下发的《收费标准》，列出《收费明细表》，所有费用一目了然，使病人钱交得明白。“电话公开”——开通了热线咨询电话，安排有经验的人接听，建立服务卡，有求必应，为产妇排忧解难。“承诺公开”——产科病房的承诺就是“病人永远是对的”，如果与病人发生争吵或出现投诉等现象一律给予当事人不同程度的处罚。“院内监督”——采取座谈会等形式接受院内各科室的监督。“社会监督”——通过“满意度调查表”、“意见本”、“工休座谈会”等方式让病人、社会给产科病房打分，评价她们的工作。“日清月结制”——工作日日清、月月结。每月召开全体医护人员会议，对当月工作详细总结，并对下月工作作出系统安排。“业务学习制”——每周四晨会后安排30 ~ 60分钟的业务讲座，及时了解本专业的最新学术动态。“病例讨论制”——每周六上午组织一次全科病例讨论，对一些危重、疑难、死亡病例及时讨论，从中吸取经验教训，提高医疗护理水平。“奖罚制”——评价和考核主要从工作能力、工作业绩、服务态度等各方面作为衡量标准，做到知人善用，奖得明，罚得清。“白天无陪人制”——转变护理模式，实行了白天无陪人制，保证了病房的清洁、整齐，杜绝了交叉感染。产妇舒心、家属放心。由于采取“白天无陪人制度”，大大增加了专业护士的工作量，但是她们不怕苦、不怕累，又提出了“把护士还给病人”

的口号，喂奶、换尿布、更换卫生纸，往往是这边还没忙完，那边的孩子又哭了，赶紧过去看一看，是尿了、饿了，还是不舒服，仔细观察，查找原因。只有孩子安静地睡着了，她们才直起发酸的腰，长舒一口气，继续观察下一个产妇、婴儿。难怪产妇们激动地说："她们的服务太周到了，这里的护士比做妈妈的还细心。""药品收费专人负责制"——产妇出入院多，周转快，药品及账目繁杂，因此派专人管理，做到多退少补，账目公开，每年办理出院虽多达3000余人次，却做到了无差错，保护了病人的切身利益。

## 爱岗敬业，精诚奉献　一言一行总关情

在产科病房，有这样一句座右铭："一言一行为病人，一举一动显真情。"考虑到下岗职工和特困户等住院难、治病难的问题，她们推出了一系列优惠政策，如用最便宜的药达到最佳治疗效果、免收部分治疗费、护理费等，甚至还捐钱为病人交纳住院费。2001年3月份，一位患产前子痫的农村孕妇被急匆匆地抬进病房，此时孕妇病情危重，急需住院治疗，好不容易凑起的几百元钱在买了车票后已所剩无几，无力支付住院费，因此家属打算放弃治疗。当护士长知道这件事情后，立即同住院处联系，先让病人住院治疗，并带头为病人共捐款3000余元，为病人交纳了住院费，挽救了病人生命，确保了母婴平安。一位叫刘宝莲的乐陵产妇，因死胎、子宫切除术后大出血入住产科病房，考虑到产妇家庭特别困难，她们就将治疗费、护理费全免，并捐助了部分日用品。还有一位聊城产妇李爱英，因重度妊娠高血压综合征入住产科病房，她的治疗费、护理费也给予全免。产科病房虽然减少了收入，但能为病人解决困难，使她们健康出院，所有的医护人员都感到非常欣慰。有一位老大娘出院时，紧紧握着护士长的手激动地说："我有三个女儿，前两个女儿是在其他医院生的，还没到预产期，我们全家到处托关系，找熟人。轮到三女儿生孩子时，她们夫妇俩选择了山大齐鲁医院，我们一个医护人员都不认识，心里一点底儿都没有，没想到你们却照顾得这么好，真是太感谢了。"

多年来，产科病房一直坚持教授查房，节假日也不例外，从而保证了医疗质量。产科病房除负责正常产妇的保健外，主要的工作是担负全省乃至临近省份疑难危

重产妇的救治任务。从德高望重的老教授到青年医护人员，都兢兢业业，遇到重大抢救，她们都主动加班加点。2000 年 11 月 9 日，为抢救一名来自夏津县的产前昏迷患者杨秀玲，史德焕护士长拖着手术后虚弱的身体，同大家一起忙到晚上 10 点，直至晕倒在地……次日清晨，她又早早地来到病房，协助夜班工作。2002 年、2004 年适逢生育高峰年，产科病房全体医护人员主动放弃公休假，坚持临床工作。她们常说，既然我选择了产科专业，就该为她奉献、为她争光，只要病人母子平安，辛苦一点算不了什么。

## 人才为重，科研先行　以人才科研优势带动创建活动的深入开展

产科病房是博士后流动站，拥有博士生导师 1 名，1 名博士后已出站走向工作岗位。教授每周为实习医师进行一次英语教学查房，主治医师负责指导实习医师的接生工作。产科病房有具有博士学位的青年教师 8 名，科研成果众多，可谓硕果累累，两年来发表论文 30 篇，并多次参加国际国内会议；青年教授邓晓惠主持的试管婴儿技术多次获奖；刘海英主治医师主持的《孕中晚期胎儿血分析的临床研究及应用价值》经鉴定达国际领先水平，并获得省科技进步二等奖。两年来，产科病房医生共获得省科技进步奖 6 项、国家卫生部科研三等奖 2 项。史德焕护士长主持的《无创性全产程胎儿监护技术的应用》获医院新技术二等奖。目前，产科病房承担着“山东省十大重点工程”之一的《提高婴儿出生质量综合技术研究》的课题。另有两项课题在计生委的课题申报中中标。

由护士长带领青年护士设计的产科整体护理病历，深受全省同行的欢迎，为我省产科开展整体护理奠定了良好的基础，近几年，产科病房接受进修护士 20 人次，接待参观 10 余次，备受进修者与参观者好评。

加强国际合作，也是产科病房促进学科发展的重要举措，在邀请国外知名产科专家来院进行学术交流的同时，也选派青年骨干医师出国进修。产科病房的医护人员始终以为院争光为己任，进一步提高了医院的国际知名度。

一分耕耘一分收获，产科病房青年的优质服务、无私奉献的精神赢得了社会

的赞誉。患者家属胡荣国先生在给医院党委领导同志的信中写道：“贵院产科病房是一个安全的地方；一个值得信赖的地方……故事今天发生在我身上，其实昨天已经发生在别人身上，故事明天还会发生在他人身上，但故事的结局是相同的：人间自有真情在，妙手回春危转安。”

（原载 2006 年 1 月 4 日《济南日报》第 5 版）

## 山东省卫生系统历史上获得的最高奖项

# “三维超声成像的方法学和临床应用研究”获国家科学技术进步二等奖

吕军　张海花

由山东大学齐鲁医院（第一完成单位）、华中科技大学协和医院（第二完成单位）联合申报的“三维超声成像的方法学和临床应用研究”经评审和科技部核准，由国务院正式批准为2005年度国家科学技术进步二等奖获奖项目。这是在各级领导关怀支持下，两个课题组多年努力工作所取得的丰硕成果。该奖项是山东大学齐鲁医院和山东省卫生系统历史上获得的最高奖项。

自1991年起，两个课题组在张运院士和王新房教授的带领下，立足于国际前沿，对三维超声成像的数据采集、图像重建、显示和分析技术的标准化，以及心血管、腹部脏器等多个器官疾病的三维超声成像的临床价值进行了全面、深入、系统的研究。在国内率先研制了适于心脏检查的经食管多平面旋转式三维超声表面成像软件系统；应用抑制心脏结构回声、以灰阶信号显示血流的方法建立了最早的动态三位血流的灰阶成像法；应用多平面经食管探头进行经胸超声探查，获得了定位更准确与清晰度更高的动态三维图像，提出了经胸多晶片探头旋转扫描系统设计的新思路；通过与解剖学、病理学、手术所见和相关影像学的对比研究，在国内外首次建立了三维超声图像，并确立了三维超声成像的最佳技术参数，明确了三维超声图像征象的临床意义与诊断价值，提出了瓣膜病变和间隔缺损等病变三维超声诊断的新标准，建立了动态和实时三维超声测量左右心室整体、区域和节段的容积、搏出量、射血分数和心肌重量以及动态三维彩色多普勒测量主动脉血流量的系列新方法；将室壁动态（CK）技术引入三维超声成像领域，建立了三维室壁动度的定性和定量分析技术，实现了左室壁节段性运动异常的立体显示以及梗死区和非梗死区相对搏出量和射血分数的定量分析。有关论文165篇先后发表于国内外十多种著名杂志，SCI 收录 9 篇并被引用 69 次。课题组负责人曾作为特邀代表在日本、韩国、埃及、印度、波兰等国召开的国际会议上 10 余次作专题报告或大会发言。张运院士和王新房教授被邀请参与制定了国际上第一个《三维超声心动图检查指南》，经国际心血管超声学会通过，发表于 *Echocardiography* 杂志。

在本课题组最初申报国家科技进步奖时，张运院士作为“第一完成人”是两个课题组共同的决定。但 2005 年国家科技进步奖首次作出明确的规定，科技成果鉴定人员不能同时作为课题完成人申报奖项。然而，作为本课题的武汉协和医院分课题组 2002 年在湖北省进行课题鉴定时，曾邀请了张运院士担任了鉴定委员会的副主任委员。为了遵守国家科技部的新规定，保证本项目入选国家科技进步奖，张运院士从全局考虑，写了《关于自愿退出国家科技进步奖申报人名单的声明》，主动退出本研究的“主要完成人”名单。他这种公而忘私、高风亮节、一切从集体利益出发的高尚品质，受到了课题组全体同志的敬重和赞赏，武汉协和医院的王新房教授专门发来感谢函，赞扬张运院士是全体科研工作者学习的榜样。

（原载 2006 年 1 月 18 日《济南日报》第 15 版）

# 中、美、阿三国医学教授联袂救治中国患者

## ——国内首次自体干细胞移植治疗糖尿病成功实施

三月上旬，来自美、阿两国医学教授在齐鲁医院举办的糖尿病干细胞治疗研讨会后，成功地对6位糖尿病患者实施了自体骨髓干细胞移植手术。目前为止，患者血糖稳定，其疗效有待进一步观察。

2006年3月8～9日，齐鲁医院内分泌科成功地为6名糖尿病患者进行了自体骨髓干细胞移植治疗，在济南出席糖尿病干细胞治疗研讨会的美国贝勒医学院王兴利教授、美国佛罗里达大学医学院唐东启博士和来自阿根廷著名内科学专家Dr.RobertoFernandezVina，Dr.FranciscoVrsalovic，Dr.JorgeSaslovasky等，与齐鲁医院内分泌科医护人员共同合作48小时顺利完成。此次自体骨髓干细胞移植治疗糖尿病填补了该领域的国内空白，标志着我国在糖尿病治疗领域的新开端，其治疗方案从治疗原则、技术等方面都处于世界最前沿。

手术之前，在齐鲁医院举办了糖尿病干细胞治疗研讨会。山东大学副校长、中国工程院院士张运教授，齐鲁医院副院长孔北华教授，美国和阿根廷的专家以及来自全省各地的专家学者参加了研讨会。研讨会由齐鲁医院内分泌科主任、博士生导师陈丽教授主持，张运教授、孔北华教授致贺词，王兴利教授、Dr.Roberto以及唐东启博士分别就干细胞移植治疗糖尿病发表学术演讲。

糖尿病是严重危害人类健康的慢性疾病，目前以对症治疗为主，其根治性治疗意味着替换已被损伤的胰岛细胞。一直以来，胰岛移植和胰腺移植受限于目前较难克服的两大问题——供体不足和免疫排斥，而不能广泛应用。近年来，干细胞研究的进展又开拓了新的途径。动物研究已证实，糖尿病动物在接受骨髓干细胞治疗后自身胰岛可再生，血糖恢复正常，研究提示骨髓干细胞能促进患者自身胰岛再生，骨髓干细胞能分化成胰岛样细胞并替代损伤胰岛功能从而改善糖尿病

的血糖控制。在此基础上医学界创立了经皮插管自体骨髓干细胞移植治疗糖尿病的新疗法，它绕过了同种异体胰岛移植供体不足和免疫排斥两大障碍，没有了免疫排斥，大多数无骨髓造血疾病的糖尿病患者都可适用，安全性大大提高。另外，在大量的动物实验中，未发现胰腺炎、肝功能损害等导致的动物死亡，未发现移植后肿瘤形成。国际合作组于 2005 年 1 月 25 日在阿根廷首先应用于临床，自体骨髓干细胞移植治疗糖尿病的安全性已得到至少小样本的临床证实，短期疗效显著。2005 年 12 月，阶段性疗效观察结果首次在全美第 45 届细胞生物学年会上宣读，这为糖尿病患者带来根治的希望。我们的 6 例病人现在正在严密的临床监测中，其疗效有待进一步的观察。到目前为止，所有患者一般情况良好，血糖稳定。

（原载 2006 年 3 月 15 日《济南日报》A19 版）

## 齐鲁医院实施“惠民医疗”
# 开设 60 张惠民病床　费用“七免十五减”

苏珊　邓天昆

山东大学齐鲁医院自 2006 年 4 月 1 日起开始实施惠民医疗工程。

山大齐鲁医院副院长李新钢介绍说，“惠民医疗”确定的服务对象为：济南市持有《特困职工证》《城镇居民最低生活保障金领取证》《残疾人证》《残疾军人证》（7 级以下无公费医疗保证）《烈士、因公牺牲和病故军人家属定期抚恤金领取证》《带病回乡退伍军人证》《农村五保供养证书》患者及由民政部门和该院确认的其他特殊困难人群。

据了解，该院推出的惠民举措包括病房三免、门诊四免、检查治疗十五减等，其中住院空调费、住院暖气费、病房全部护理费、门诊专家挂号费（按普通门诊挂号）、急诊挂号费、普通门诊诊疗费、门（急）诊简易床位费全部免除，同时免费寄送检验报告单，心电图、脑电图等 15 项检查费用减免 20%，药品费用减免 10%。

另外，按照山东省卫生厅“惠民病床数量一般不低于注册床位数的 5%”的规定，该院确定开设 60 张惠民病床，每一病房设 1 ~ 2 张惠民病床，在每专业科室设立惠民门诊。

又讯：

### 24 个单病种实行最高限价　手术费用下降 30% 左右

山东大学齐鲁医院于 4 月 7 日宣布，该院将对 24 个单病种中的 25 个手术条目实行单病种最高限价，费用降幅在 30% 左右。

山大齐鲁医院相关负责人介绍说，该院此次推出的单病种手术条目涉及妇产科、口腔科、耳鼻喉科、眼科、外科等多个科室，包括：中期妊娠引产术，2000元；唇裂修补口轮匝肌成形术，3500元；成人单侧大脑半球慢性硬膜下血肿，6400元；动脉导管未闭结扎术，8000元；先天性肌性斜颈胸锁乳突肌离断术，2700元；甲状腺腺瘤摘除术，5200元。此外，甲状舌管囊肿摘除术（成人）等也在此次限价之列。

（原载2006年4月8日《济南时报》第3版）

# 采购新药“私聊”变“网谈”

## ——齐鲁医院推出网上购药系统，防范商业贿赂

王振国

2006年5月30日，山东大学齐鲁医院“网上药品引进与淘汰系统”全面启动并首次抽取评审专家，齐鲁医院有关负责人称，这是防范商业贿赂、打造“阳光采购”的重要措施之一。

30日中午，随着山大齐鲁医院副院长高海青按下鼠标，参加30日下午药品评审会的17名专家从82人组成的心脑血管专业专家库中产生，这17名随机抽取的专家，将对该医院药品采购中心收集到的医药代表推荐的部分新药品的有关材料进行严格评审，他们的评审结果将当场公布，并直接决定医院是否采购这些药品。

被齐鲁医院上下称为“防火墙”的这套“网上药品引进与淘汰系统”是由该院药品采购中心的刘安昌博士设计的，该系统面向社会，可谓“敞开办公”。该中心刘向红主任介绍，这套系统从今年5月初开始投入使用到现在不到一个月时间，访问量已经达到5000人次，目前已有300多种新药的材料被放在网上，等待医院根据情况对这些药品进行取舍。

“在这套系统使用之前，药品采购中心门前车水马龙，有时甚至几百个医药代表等在门外，给正常工作带来很大不便，也让我们的工作人员承受了巨大的压力。现在好了，医药代表递送材料可以直接从网上进行，没有见面的必要了。”高海青副院长说。

山大齐鲁医院纪委书记车学洪介绍说，医院的药品采购是国家治理商业贿赂工作中“重点行业的重点部门”，该系统使用前，各科室的主任有一定的权力，因为科室主任经过调查研究后可以将医药代表推销的药品推荐给采购中心，然后由医院纪检监察部门指定专家对药品进行评审。那种方式“多少有人为因素在里面”。现在都要面对“冷冰冰”的电脑，药品采购的一般程序是，科室需要药品，

就向采购中心打报告，然后采购中心根据收集的相关药品的资料，随机从专家库中抽取专家进行评审，“药品代表也有可能去做有关专家的工作，但几十名专家随机抽取，大大减少了这种可能性。我们做这个系统是下了很大决心的，就是想从药品采购的每一个环节都努力做到不出问题。”车书记说。

**编后：**齐鲁医院的这套新系统为医药代表与医院沟通合作提供了一个公平公开的平台，对预防商业贿赂的发生起到一定的积极作用。但医疗采购是一个非常复杂多变的过程，这套设备能具体起到多大的作用还需要时间和实践的检验。其实，想要药品采购环节没有问题，最关键的是有完善的制度和实施的决心。不过，我们还是希望，这套系统真的能发挥它应有的作用。

（原载 2006 年 5 月 31 日《齐鲁晚报》A8 版）

# 我国首台激光共聚焦显微内窥镜在山东启用

张春生 田玉清

日前，我国首台激光共聚焦显微内窥镜在山东大学齐鲁医院正式应用。该内镜由共聚焦激光显微镜安装于传统电子内镜远端头端组合而成，除作标准电子内镜检查外，还能进行共聚焦显微镜检查。最大的优点是在进行内镜检查的同时进行虚拟活检和实时组织学观察，实现1000倍的放大倍数和自黏膜表面至黏膜下层深达250μm的扫描深度，获得病体的胃肠道黏膜、黏膜下层细胞和亚细胞结构的高清晰的荧光图像，图像具有的高分辨率可以与活检病理媲美，为体内组织学研究提供了快速而可靠的诊断工具。

由于在内镜下对黏膜层进行体内模拟组织学诊断，直接观察细胞结构，因此该内镜适用于消化道的多种疾病，尤其适用于消化道早期肿瘤及癌前期病变的诊断和监测，如Barrett食管、Hp感染、慢性萎缩性胃炎、结肠息肉、溃疡性结肠炎和早期肿瘤诊断等，对恶性肿瘤的诊断有很高的准确性。相对于传统的活检组织学检查有以下优势：快速、非侵入性、多点活检，检查所需时间远少于传统活检，没有传统活检切片的繁琐过程；指导靶向活检，提高临床诊断率；在进行内镜检查时新生物作出最快速、优化的诊断，判断是否需要内镜下切除，避免重复内镜检查；没有活检相关的出血、组织损伤并发症。

激光扫描共聚焦内窥镜所获得的图像开创了一个新的时代，该内镜的推广应用必将进一步提高该院消化道肿瘤的早期诊断治疗水平。

（原载2006年7月13日《当代健康报》第4版）

# “白加黑”门诊：何时夏夜不眠

沙文婧 王大伟

去年5月，夏日夜间门诊在我市两家大型综合性医院相继开张。在运行了一个夏天之后，记者近日再次走访两家医院发现，齐鲁医院的“夜间门诊”已被“便民门诊”取代，千佛山医院也没有再开设夜间门诊。夜间门诊被取消的直接原因，是其“叫好不叫座”，病人太少医院赔钱。

## 守了一晚上，也没等来一个病人

据了解，去年5月8～9日，我市齐鲁医院和千佛山医院相继开设夜间门诊。齐鲁医院内科、妇科等10个科室，晚6～9时开设非节假日夜间专家门诊。千佛山医院也在原有基础上，新增了神经内科、妇科等夜间专家门诊，接诊时间为下午5点至晚上9点。然而，尽管两家医院派出了强大的医疗力量，市民对此却并不“买账”。接诊近半年，两家医院日均就诊人数仅有几十人，有的专家甚至伴着孤灯守了一晚上，也没等来一个病人。这种状况让医院设立夜间门诊的初衷大打折扣。

据齐鲁医院门诊部主任丛雅琴介绍，从统计看，去年夜间门诊开诊第一个月，就诊患者共993人次，日均接诊33人次，其中一半是儿科患者。而在白天，一位专家一般一下午就能看三四十名病号。相比之下，夜间门诊的接诊量还不到白天的1%。丛主任认为，每晚10多位专家出诊，门诊量至少应达到四五百人才算合适。

## “收支”难平，让医院备感为难

采访中记者了解到，去年两家医院开设夜间门诊的初衷不谋而合。据千佛山医院医务部部长梁长久介绍，白天看病的人“扎堆”，专家有时几分钟就看完一个病人，造成诊疗质量在一定程度上受到影响。另外，上班族、学生和一些外地患者，因白天上班、上学等原因，没有时间看病，为了方便病人，提高诊疗质量，医院决定从去年 5 ~ 10月开设夏日夜间门诊。

据了解，开设夜间门诊，两家医院都是做了精心准备的，坐诊医生都是从全院拥有副高以上职称的医师中选出的知名专家、教授。齐鲁医院开诊第一天，甚至安排院士“出马”坐诊。加上夜间出诊的水电费、人员支出等费用，医院对此可谓不计成本。由此足可见医院对病患者的良苦用心，对夜间门诊的重视。但面对巨大的“夜间”开销和稀少的患者，以及“收支”难平的现象，医院也觉得很为难，只好取消。

## 夜间门诊为何在济难扎根

据了解，夜间门诊刚在南方一些大中城市推出，就受到了市民的广泛欢迎，武汉、上海等地的夜间门诊，接诊量与白天差距并不太大。在外地备受欢迎的夜间门诊，为何在济南遭了冷遇？对此，有关人士分析认为，武汉、上海等地的夜生活相对丰富，市民习惯把一些事情放到晚上完成。而我市市民已经习惯在白天看病，对于医院采取的改进服务措施一时还不适应、不习惯。再加上医院宣传也较少，很多市民对此都不了解。医院单方面的努力得不到好结果的原因就在于此。

记者还了解到，齐鲁医院今年取代“夜间门诊”推出的“便民门诊”，命运就好得多。和夜间门诊初衷一样，为方便上班族和外地人看病取药，齐鲁医院今年改良推出了“便民门诊”。医院门诊部每天由一个来自内科、妇科或皮肤科的教授和两个主治医师坐诊，从早 8 点到晚 8 点，节假日不休。病人只需 1 元挂号费便可接受诊断，这样缩减了诊断程序和费用，大大方便了病人的治疗。从今年 1月便民门诊开办以来，每天有几百名患者来此看病，受到普遍好评。

（原载 2006 年 7 月 13 日《济南日报》第 12 版）

## 远程监护连起济南与西藏

# 有手机信号医患就能互通信息

王世新

只要有手机信号，就可以进行心脏监控。近日，作为全国唯一拥有该项技术的齐鲁医院远程监护中心的监护仪陪伴省城一位女士远赴西藏并完成了监护任务。

济南的李女士平时有胸闷、憋气等症状，今年7月，由于工作关系她必须去西藏一趟，为稳妥起见，她特地到齐鲁医院咨询，到了西藏是否可以进行心脏远程监护等问题。

经过齐鲁医院远程监护中心的检查，李女士的心电图显示轻度异常改变，并不很适合高原旅行。为此值班人员向李女士详细介绍了监护仪的使用方法，并一再叮嘱随时保持联系。不久，李女士在她进藏的当日，就按照约定发回了第一份心电图。在随后一周里，监护中心每天都收到了她发回的心电信息。而依据每天的心电图，监护中心将诊疗意见以短信形式发到李女士佩戴的监护仪上。根据每天的诊疗信息，李女士在西藏结束工作后安然返回了济南。

据齐鲁医院远程监护中心的余护士长介绍，心脏远程监护系统由设在医院的监护中心和用户随身佩戴的心脏监护仪组成，具有实时记录、储存、报警、发送、接收心电图等功能。用户通过GPRS移动网络将心电图发送到医院监护中心，医生诊断分析后，再将诊疗意见以短消息的形式发回到用户随身佩戴的监护仪上，以供使用者参考，随时采取必要措施。

据了解，目前监护中心已为近4000例用户实施心脏远程监护，西藏是目前监护对象所到达的最远的地方。

（原载2006年8月15日《齐鲁晚报》A10-15版）

## 老翁“沉睡”百余天

# 治疗加亲情，让他醒过来

苏珊 杨玫玫 王永惠

“我要继续好好治疗！”温老汉的这一句话，让他的家人和医生惊喜不已。因为这是他在“沉睡”132天后首次开口说话。百余天前，温老汉因脑出血陷入昏迷，在精心的治疗和亲情的呼唤下，终于苏醒。

来自德州的温老汉67岁。今年7月2日，老人在家突然呕吐，继而昏迷，后被家人急送至当地医院。医生检查发现，老人为脑出血，为老人实施了开颅血肿清除手术。7月11日，老人被转入山东大学齐鲁医院作进一步治疗。

手术做了，药也用了，温老汉却一直不见醒来。医生认为这是脑出血术后的持续植物人状态。这个消息让老人的家人很悲伤，但大家并没放弃希望：老人不能动，容易得褥疮，家人和医护人员随时为他翻转身体；老人不能进食，大家就用鼻饲喂食的方法维持他的生命；老人不能自行排泄，大家就用导管帮他持续排尿……令人欣喜的是，经治疗，老人的身体状况在一天天好转，意识水平也逐渐恢复。

11月12日一早，医生查房时，老人睁开了眼睛，清晰地对医生说了声“我要继续好好治疗”。这宣告老人的植物人状态彻底结束，这一觉老人“睡”得太沉，长达132天。目前，老人康复良好，将于近期出院。

（原载2006年11月28日《济南时报》A8版）

# 捐助“新农合” 情系老区人

11月25～26日，山东大学齐鲁医院的近百名专家、教授冒着蒙蒙细雨和初冬的严寒，远赴沂蒙山腹地——平邑，为老区人民带去了近10万元的现金和常用药品，并为2000多名老区患者进行了免费诊疗，受到了老区人民的热烈欢迎和一致好评。据了解，这是该院今年推出的支援新型农村合作医疗工程的系列活动之一。他们表示，在以后的活动当中，山大齐鲁医院作为省内卫生行业的龙头单位，将竭尽全力为广大的农村患者送去更多的健康福音。

（原载2006年11月29日《济南日报》第5版）

# 2007年

## 记者走进医院体验
# 急诊室的护士真不容易

孙 昊

昨日下午，记者走进山东大学齐鲁医院急诊科，穿上绿色的护士服，体验节日里急诊医生的忙碌生活。

“喝多了，肚子撞上钢管了。”

抢救室值班护士张晓雪麻利地将血压监测仪的袖带安在病人的胳膊上。血压“85/55！心率55！”晓雪喊道，记者在旁边拿着采访本匆匆记录下来。

“喂！醒醒！”记者看到，患者面色发青，口唇紧闭。抢救室一片混乱，记者在旁边端着输液盘干着急。“电击！”患者身体再次抽动一下，弹起，又重重落在床上。病人终于吐出了一口气！

“真幸运，腹部外伤未引起脾破裂。”外科主任说。

下午2～3时，张晓雪迎来了一个收治病人的小高峰，接连收治6名病人，其中包括3名车祸病人和2名醉酒者。

“大夫，快来！”3个小伙推进来一个满腿是血的人。“左腿骨折，没有自主呼吸！”晓雪喊。

“常规气管插管。心外按摩。”主任把家属请到门外。“他活不成，你也别想活！”旁边的小伙，一把抓住主任的领子。等病人被送进手术室，晓雪拍着记者肩膀说：“哪个外科大夫没有挨过打？瞧瞧我头顶的包，墨水瓶砸的。”

几乎同时，又送来一位脸上带伤的女学生。她一脸通红，浑身酒气，记者刚学会使用监护仪，便拿起测心率的导线，准备贴在她胸骨左侧。谁知，她手一摆，监测仪顺带着导线差点被扯下来。

无奈之下，护士把她送到观察室。对面的男士也喝得醉醺醺，两人干脆面对面地唱起歌来。

（原载《都市女报》2007年1月4日第3版）

# 山东大学齐鲁医院治疗心脏瓣膜病合并房颤又获突破

田玉清 栾秀梅

山东大学齐鲁医院心外科毕研文教授为两例风湿性心脏瓣膜病合并持续性心房颤动的患者施行二尖瓣置换和左心房取血栓的同时，直视下应用射频消融改良迷宫手术消除房颤。术后病人恢复快，均转为正常窦性心律，痊愈出院。一例病人已随访7个月，未用任何抗心律失常药物，房颤消失，一直为正常窦性心律，心功能良好，为山东大学齐鲁医院首次独立完成并获得成功的病例。

心房颤动（AF）在中老年人中的发病率逐年升高，据最新统计，60岁以上的老年人群中AF的发病率为10%，致死率仅次于心室颤动。总体死亡率较没有AF的患者高两倍。AF极易导致心房血栓，血栓脱落可导致脑、心、肾等重要脏器梗死。AF患者的中风发生率较非AF患者高5倍，是中老年人致死和致残的重要原因。

慢性持续性AF药物治疗效果差，介入治疗成功率低且有频繁复发的可能，并且以往单纯的瓣膜手术不能消除房颤。传统的手术方法是在心房壁上做复杂的多处切口，虽可消除房颤，但手术复杂、创伤大，现已较少采用。近年国外在心脏瓣膜病、冠心病手术的同时，应用射频消融代替传统的切口和缝合，简化了手术操作，降低了手术并发症，应用日趋广泛。但由于对AF的产生机制尚未明确，各家消融的范围、路径尚无统一标准，术后仍为AF或在短时间内复发AF的病例占30%左右，有的甚至发生更为严重的心律失常，因此限制了该手术在国内的应用。

齐鲁医院心外科副主任毕研文在美国进修期间，与著名的心脏电生理专家Dr.Clyne一起应用先进的导管球囊电极精确定位标测心房的电位变化，进行心脏瓣膜病AF产生机理和外科治疗的研究，证实在风湿性心瓣膜病合并AF患者近75%的房颤异常折返起源于肺静脉开口处。在此基础上，毕大夫对传统的手术路径进一步简化改进，射频消融重点对肺静脉开口进行完全隔离，既增加了手术的准确性，又避免了盲目消融造成的心脏损伤，明显提高了手术成功率。实践证明，射频消融改良迷宫手术是心脏瓣膜病合并 AF 病人消除 AF 的安全、有效的方法。重视 AF 的治疗，广泛开展该手术，可明显提高心脏瓣膜病、冠心病病人术后的生活质量，减轻病人和社会治疗房颤的多方面负担，其治疗前景已被有关专家看好。

（原载 2007 年 4 月 16 日《济南日报》第 11 版）

# 国内首台 LIQUICHIP200 在齐鲁医院正式启用

单宁宁

日前，国内首个液相芯片技术平台 LIQUICHIP200 在齐鲁医院检验科安装调试成功，标志着该院在整合微球双荧光标记和液流分散激光自动检测等领域的诊断技术已处于国内领先水平。

液相芯片技术（XMAP）是 21 世纪初诞生的后基因组时代产品的杰出代表，液相芯片技术平台既能保证信息质量，又能提供相对高通量的新一代分子诊断技术，这个技术平台整合了生物检测、乳胶微球荧光编码、微液体传送系统、激光实时记录、先进电脑软件和数据处理模式等多种先进技术。

液相芯片的核心技术是把微小的乳胶微球分别染成上百种不同的荧光色（固相芯片是用探针在芯片上的坐标位置给基因的特异性编码；而液相芯片则是用颜色来编码）。应用时，把针对不同检测物的乳胶微球混合后再加入微量待检测或分析标本，在悬液中与微粒进行特异性结合。结合的结果可以在瞬间经激光判定后由电脑以数据信息的形式记录下来。因为分子杂交是在悬浮溶液中进行，检测速度极快，所以又有“液相芯片”之称。

液相芯片技术平台可以自动实现核酸、酶、受体、抗体、抗原等多通道高通量分析，广泛应用于微生物高通量检测；又可用于动植物病害检测，如禽流感、口蹄疫等；还可用于临床，如 SARS 肿瘤标志物、HLA 分型；甚至可用于兽药、农药残留检测等。LIQUICHIP200 的投入应用，将会大大提高医院检验科的检测水平。

（原载 2007 年 5 月 15 日《现代医院报》第 1 版）

# 齐鲁医院人工合成韧带新技术获得新突破

田玉清 栾秀梅

日前，山东大学齐鲁医院骨科戴国锋副教授用人工合成韧带（LARS）新技术为一名 17 岁学生解除了韧带损伤痛苦。此技术在齐鲁医院尚属首次开展，不仅填补了齐鲁医院在该领域的技术空白，而且在省内也属领先，达国内先进水平。

该学生因打篮球不慎损伤后交叉韧带，膝关节不稳，不敢跑跳，丧失运动功能。戴国锋副教授为其实施了关节镜下 LARS 人工韧带重建膝后交叉韧带手术，术后关节稳定，2 周内就下地行走，膝关节功能很快恢复。

LARS（Ligament Advanced Reinforcement System）是一种人工合成的韧带增强及重建设备，由法国 JP Laboureau 教授发明，可应用于膝关节前后交叉韧带重建，踝、肩关节韧带修复。其设计依据仿生学原理，内部结构与人体正常的韧带纤维结构相似，关节内的纵形纤维有弹性但不会被拉长，有强大的抗疲劳能力并允许人体细胞长入，从而达到修复重建的目的，关节外的网状纤维提供了强度并可防止拉长。LARS 术为微创手术，全程均在关节镜下进行，术后基本不留疤痕，但是要求手术者有丰富的关节镜手术经验以及良好的解剖学基础。目前，国内仅有少数几家大型医院可以开展此类手术。

膝关节后交叉韧带是稳定膝关节的一条重要韧带，在骨科此韧带损伤的患者并不少见。此前戴国锋应用自体髌腱骨（B–PT–B）、髌骨 – 股四头肌腱（B–QT）和腘绳肌腱（STG）关节镜下为大量患者重建膝前、后交叉韧带，取得了良好的临床效果。应用 LARS 人工韧带系统重建损伤的关节韧带不需要切取自体组织，可避免切取供区韧带引起的并发症。该手术全部在关节镜下手术，手术时间仅用时 1 小时，术中出血不足 40mL，5 个手术切口每个仅 1cm 大小，术后 3 天患者即可在病床上开始练习膝关节屈伸功能，术后 2 周即可下床行走。该手术与传统手术方法相比，具有手术时间短、病人痛苦少、术后无并发症、韧带强度恢复快等优点。

此技术的成功开展，不仅给众多的膝关节交叉韧带损伤患者带来了福音，而且还标志着齐鲁医院骨科在关节镜治疗领域有了新进展。

（原载 2007 年 6 月 4 日《济南日报》第 11 版）

# 齐鲁医院又一项目成果达国际水平

田玉清 栾秀梅

5月27日，由山东大学齐鲁医院郭瑞臣、王本杰等人完成的“新药人体药动学研究平台的建立及应用”项目成果经技术鉴定达到国际先进水平。

该课题根据GCP原则，采用气相色谱/质谱（GC-MS）、液相色谱/质谱（LC-MS）、高效液相色谱（HPLC-UV/FL）、微生物、放射免疫（RIA）等分析技术，对不同类别、不同剂型（注射剂、片剂、胶囊剂、颗粒剂、微丸、口腔崩解片、阴道凝胶剂）、不同给药途径（口服、口含、肌注、静滴、阴道局部外用）的新药进行人体耐受性、药动学和生物等效性研究，建立了人体药动学研究技术平台，并利用该平台对154种合成药物、植物药及中药进行了人体药物代谢研究。在国内外发表论文77篇，其中SCI和EI收录8篇，培养博士、硕士研究生35人。

各位专家对项目中中药单体成分、中药药材和传统组方中活性成分的药动学、中药归经与靶向性、传统组方君药、臣药、佐药、使药与各药以有效提取部位或单体成分组方活性成分的药效学和药动学相互作用、体内代谢过程、效应机制等研究给予了高度评价及十分有益的建议和指导。

项目鉴定由山东省科技厅组织，由山东省教育厅主持，以中国药理学会理事长、原北京医科大学副校长、基础药理研究所所长林志彬教授为组长组成鉴定委员会。专家认为，该研究立题新颖，数据详实，资料齐全，方法合理可行，数据处理得当，具有较高的创新性、科学性、实用性和先进性。该项目的完成和鉴定进一步确立了齐鲁医院药动学研究在国内外的学术地位，对于促进我国新药开发和应用、中药药动学研究及中药现代化研究具有重要意义。

（原载2007年6月4日《济南日报》第11版）

# 百年名院谱新篇
## ——前进中的山东大学齐鲁医院

严连生 吕军 杨学莹

从1890年始创济南华美医院至今，山东大学齐鲁医院已经走过了117年的岁月。一座座古色古香的建筑记载着多少人与病魔抗争的故事，闪现过一代代医者救死扶伤的身影，见证着山东近代医学发展的历程。如今，她又站到了一个新的起点上，开始向“建设国内一流、国际知名的高水平医院”的战略目标坚定迈进。

### 名医辈出 术求精湛

1890年，美国基督教会在现在的青龙桥北后坡街117号创立济南华美院时，是济南首家西医诊所和分科最全的医院。1908 ~ 1917年的济南共和医院时代，她发展为当时中国国内最新型、最大、设备最佳的医院。此后一度名医荟萃，与北京协和医院、上海同济医院、成都华西医院并称为建国前中国四大教会医院，颇负盛名。

经过几代人的努力，山东大学齐鲁医院如今在一些领域形成了自己的优势和特色，如心血管内科、血液病科、妇产科、耳鼻喉科、神经外科、普通外科、消化内科、小儿内科等。涌现出了一大批在国内外享有较高知名度的专家教授，如尤家骏、赵常林、孙鸿泉、高学勤、于复新、孙桂毓、朱汉英、张振湘、江森、王天铎、侯宝璋、杨仁中、张茂宏、张运等，可谓名医辈出。

在“人才兴院”战略下，齐鲁医院麾下不仅拥有中国工程院院士、国家和省部级突出贡献专家、享受国务院政府特殊津贴专家，而且还聚集起了一批年轻的生力军。2006年，医院新增山东省杰出学科带头人、省中青年重点科技人才各5人，引进在国际国内有相当影响力的兼职教授和客座教授7名，招收新职工博士后1人、博士 21 人，派出海外研修 30 余人，公开竞聘护士长后备人选 19 名，显示出了充足的后劲。

## 医疗质量既要靠人才也要靠管理

2006 年，齐鲁医院以“医院管理年”活动为契机，在环节质量管理、病历书写、病案管理、信息统计、进修医师、传染病管理等方面实现了制度创新；组织了全院三基三严训练和考核，加强了医疗质量检查和督导；进一步强化医疗调度和协调机制，建立健全了会诊、手术准入、应急体系等制度，实现了医务管理水平质的提升。

2006 年全年，齐鲁医院完成门诊挂号工作量 145 万余人次，较 2005 年增长 7.14%；急诊接诊 37072 人次，抢救 1466 人次，抢救成功率为 89.63%；完成健康查体 4 万余人次。全年共出院病人 44261 人次，同比增长 8.1%；完成手术量 24620 台，同比增长 7.07%；床位使用率 99.77%；人均住院日 14.42 天。

通过制度创新和加强管理，明显减轻了患者就医负担。2006 年，每门诊人次平均收费同比减少 103.2 元。

不断改进医保服务质量。完善了医疗保险工作流程，重点抓好定额管理，建立医保定岗医师制度。全年医保总门诊量达 77700 人次，住院 5697 人次。医院被评为全省医疗保险 A 级信用先进单位，患者满意率超过 95%。加强了公费医疗制度建设，坚持合理检查、合理治疗、合理用药原则，有效地控制了公费医疗超支现象。全年普通公费医疗门诊量为 16 万余人次，住院 1414 人次；公费医疗超支同比减少 25%，取得了良好的经济效益和社会效益。

每逢国家领导人、外国元首来鲁视察或重大会议，镁光灯下，人们可能不会注意到医务人员的身影。作为山东省重要的干部保健中心，2006 年全年，齐鲁医院完成这样的保健任务 62 次，多次受到中央、省委和省政府等的通令嘉奖。

2006 年，在护理质量上，齐鲁医院加强了全院护理人员的护理核心制度、“三基三严”、CPR、急救技术等学习和考核；进一步完善三级护理质控网，加大检查和督导力度；修订并完善常用护理技术操作考核标准，护理队伍的整体素质明显提升。全年涌现出护理新技术9项，中心七赵玲玲被评为全国综合性医院先进护士，普外科张彬彬被评为省“十佳护士”，手术室黄敬爱被评为全省先进护理工作者。

## 薪火相传 “天使”摇篮

山东大学齐鲁医院除了是一个救死扶伤的阵地，还是一个医学教学的“重镇”。医院现有的60个临床，医技科室中，有省部级重点学科（实验室）5个，省卫生系统重点学科（实验室）8个。医院设有国家临床药理基地和博士后流动站，设有山东大学临床一级学科博士点，拥有博士生导师74人，硕士点33个，硕士生导师195人。

2006年，新增血液病、妇科肿瘤等两个省级重点实验室；内科学、外科学、妇产科学、耳鼻喉科学和放射科学等5个学科被评为“十一五”重点建设学科；妇产科学、放射科学被评为“泰山学者”特聘教授岗位。

一批批白衣天使在这里起步。2006年，按计划完成本科理论授课8076学时，授课人数4769人次；见习带教2236学时，带教人数1307人次；实习教学7358学时，带教人数252人次。稳步推进整体化临床教学改革，建立健全教学管理长效机制，继续强化临床教学质量监控，加大教学检查力度；积极推动教学精品建设，组织进行了双语教学比赛等活动，提高了整体临床教学水平。

研究生教育水平显著提高。加强了导师队伍建设，2006年遴选博导8人，硕导申报48人。张运院士、张茂宏教授被评为山东省首届优秀研究生指导教师；圆满完成研究生招生的复试和录取工作，全年招收硕士157人，博士92人；研究生学术水平稳步提升，全年共有36名研究生获得山东大学各类奖学金，占医学院获奖总数的50%；6人获得山东省和山东大学优秀学位论文称号。

继续医学教育稳步推进。全年协办国家级医学继续教育项目7项，省级项目6项；举办院级继续医学教育讲座56次；组织全院医护人员参加全省公共课程考试3次，合格率达81.9%。

住院医师培训管理体系进一步健全规范。31个学科申报卫生部专科医师培训试点基地，经过卫生部综合评估、书面审核及实地评审，29个专业通过最终评审，在全国同级别医院中居于领先地位。成功申报卫生部临床药师专科培训基地，完成了首批招收任务并通过卫生部的中期验审。顺利完成住院医师和社会化招考学员的培训考核任务。

## 加强科研　挺进巅峰

2006年，齐鲁医院的科研工作打了一个“翻身仗”：一是开始向大项目进军；二是科研经费大幅上升，创院内历史新高；三是论文数在全国医院中排名第16位，为历史最好水平。齐鲁医院在国家和省重点项目的研究上开始越来越多地发挥作用。2006年，全院共获得国家“863”重点项目1项，国家“973”分课题1项，国家“十一五”科技支撑计划2项，教育部创新引智计划1项，国家自然科学基金16项，在山东大学各学院中名列第一；山东省科技攻关重大专项1项，山东省自然科学基金20项，山东省科技攻关计划22项，山东省优秀中青年奖励基金16项。纵向科研经费合计4808.5万元。全年中标项目的质量也有大幅度提升，其中张运院士牵头的国家“863”重点项目经费高达2000万元，创下山东省医学界最高纪录。

科研成果数量质量同步增长。2006年全年共获省部级奖励24项，厅局级奖励14项，在山东大学各院系中位列第一。其中心内科再次获得国家科技进步二等奖，为我院以来首次连续两年获得国家级科研奖励；全年共完成27项成果鉴定，其中达到国际先进水平的15项，达到国内领先水平的12项；共发表科技论文833篇，论文数在全国医院中排第16位，其中发表SCI收录论文24篇，EI收录4篇，ESTP收录11篇，为历史最好水平。这说明齐鲁医院在国内外的学术地位、影响力及总体科研水平跨上了一个新的台阶。

齐鲁医院的许多专家活跃在我国医学研究的“第一梯队”。仅2006年年底传来的消息，副院长、妇产科主任孔北华教授当选《中华妇产科杂志》副总编，产科副主任马玉燕任该杂志编委；小儿神经主任孙若鹏教授当选为中华医学会儿科学分会第十四届常务委员，中国抗癫痫协会第一届理事会理事；核医学科主任韩建奎连任山东省核医学专业委员会主任委员……

齐鲁医院的不少学科是国内医学研究的重镇。如耳鼻咽喉科是我国耳鼻咽喉学科的发源地和奠基地之一、山东最早拥有博士学位授予权的科室之一；妇产科是我国首批妇产科学博士学位授权点，中华医学会妇科肿瘤分会妇科肿瘤医师培训基地，国家药品妇产科临床实验基地，国家级核心期刊《现代妇产科进展》杂志编辑部所在单位，“泰山学者”特聘专家岗位；该院始建于1914年的医学影像学学科也是全国该专业首批硕士点。

齐鲁医院创始之初便为济南市第一家西医诊所，此后一直保持着国际视野和开放的胸怀。2006年，医院除巩固与美国哈特福德医院、肯塔基大学医学院、日本和歌山县立医科大学等机构的既有海外友好合作外，又与美国贝勒医学院、加拿大阿尔博塔大学、澳大利亚悉尼大学等机构开展了初步的合作。2006年来访境外人员100余人次，派出专家与留学人员200余人次，与美国、澳大利亚等国科研院所开展实质性合作项目10余项。

## 便民利民　胸怀大众

“2007年是国家医疗卫生体制面临深刻变革的一年。深化体制改革，加快事业发展，履行神圣天职，增进人民健康，是我们每一位卫生工作者的伟大历史使命。”在2006年底总结大会上，齐鲁医院院长魏奉才对全院职工说。

医院的药品采购是国家治理商业贿赂“重点行业的重点部门”。2006年5月，齐鲁医院的一项新尝试引起了广泛关注——“网上购药”：通过自行设计的药品信息网站，收集药厂推荐药品的有关材料，然后从专家库中随机抽取部分专家评审，决定药品是否引导进或淘汰。在用药上，实行单品种用药总量前10位的品种，并实行前两位淘汰制；每月公示消耗量前10位的抗菌药、使用这些药物前3名的科室；每季度抽查病房60份病历进行抗菌药物分析并公示分析结果。

为有效缓解群众特别是弱势群体的看病难、看病贵问题，齐鲁医院自2006年4月1日起开展了惠民医疗服务。对低保、残疾人、特困职工、烈士、因公牺牲和病故军人家属、带病回乡退伍军人、农村五保户、残疾军人等7类患者实行优惠，开设60张惠民病床，对部分手术条目实行了单病种最高限价。

医院开展惠民医疗服务一年来，共为374位符合惠民医疗政策的病人实行优惠服务，优惠金额 10442.95 元，使特困患者得到医疗优惠，在社会上产生了较好的影响。

为减轻患者负担，医院积极采取措施缩短平均住院日，推行了无节假日门诊、无节假日检查、无节假日手术；逐步拓展了门诊手术，能在门诊做的手术尽量不住院。落实了检验“一单通”制度。开通了服务热线电话，设立导医服务台，便民门诊，增配轮椅、担架、便民服务车等设施，对老弱病残或其他需要帮助的患者实行全程导医服务。门诊实行划价、收费、取药一站式服务，对急症患者提供检查、治疗、收费、取药、抢救“绿色通道”。

为方便患者就医，医院新建了乳腺病房、脑血管科病房、镇痛病房、介入病房等 8 个病房，扩大了神经外科、小儿科、产科等社会需求量大的专业病房、缓解了病房拥挤、住院难问题；并对皮肤性病等门诊建立单独诊疗室，增加产科等小病房数量，保护患者隐私。

齐鲁医院积极开展各类社会服务活动。在 2006 年 4 月的山东省新农合启动仪式上，该院向省红十字会募捐工作先进集体；12 月组织了“支援新农合大型义诊活动”，为平邑老区农民免费送医送药；全年共组织济南市救助站义诊活动等公益活动 30 余次；派出医疗队和专家组 10 余支，分赴塞舌尔、宁夏中宁等国际国内贫困地区开展技术援助。

雄关漫道真如铁，如今迈步从头越。百年传承下的山东大学齐鲁医院，正走在建设国内一流、国际知名的高水平综合性医院的路上，走在卫生工作改革与调整的大潮中。医院将继续坚持以病人为中心，深入开展医院管理年活动，全面推进开放式发展战略、技术创新战略、人才兴院战略“三大战略”，深化医院管理改革，提高服务质量，保证医疗安全，维护公益性质，减轻群众负担，为实现“国内一流、国际知名”的发展目标而努力奋斗。

（原载 2007 年 8 月 8 日《济南时报》第 47 版）

# 品牌的魅力是文化

## ——山东大学齐鲁医院和谐文化助推品牌成长

吕军 谢静

117 年的发展历史，117 年饱含沧桑与辉煌的文化发展历程，117 年的积聚与创造，山东大学齐鲁医院成就了享誉天下的大医风范。文化与品牌相伴而生，相得益彰，新的历史时期，山东大学齐鲁医院更以昂扬的斗志、造福人类健康的永恒信念，描绘出一幅幅光彩夺目的亮丽画卷。

### 品牌发展的不竭动力——百年文化成就医界品牌

“厚积百年文化，永攀医学高峰！”这是山东大学的一位领导在齐鲁医院建院 115 年庆祝大会时的题词。简简单单的 12 个字，是赞誉，是祝福，更是殷切的期望。诚如斯言，医院成立的那一刻起就被赋予了“治病救人，拯救苍生”的使命，沉甸甸神圣使命的背后是医院得以健康发展以及在备受岁月洗礼、沧桑锤炼后更上层楼的向上精神和不屈意志！山东大学齐鲁医院这一屹立于齐鲁大地的医界品牌日渐形成，渐成正果！

在今天科研楼东南角的奠基石上，“博施济众”四个苍劲有力的大字伴随着医院走过了 70 多个春秋，它永远镌刻在了这所代表齐鲁医院科研医技最高水平的大楼底部，更深深地烙在了一代又一代医护人员心间。正是“博施济众”的医院精神和高尚医德造就了一代代名医悬壶济世的大医风范，以精益求精的不朽医技为无数患者救危解难，为无数家庭平忧送安，他们的名字为百姓所熟知和称道：雪中救产妇，免费救孤儿，风雨出诊，抗灾救难，帮贫扶困，立功非洲，抗击非典……

时至今日，传承百年的文化精髓被赋予了新的含义。今天的齐鲁医院文化涵盖了医院精神、医护员工和管理者的理念、医疗服务文化、医药科技素养、医院环境文化、医疗保障素质等诸多方面，而这些医院文化建设都为医院的两个文明建设打下了坚实的基础，为齐鲁医院的发展创造了良好的环境。特别是近年来，医院始终贯彻“科技兴院”的指导方针，通过汲取国内先进企业和相关行业企业文化建设的成功经验，在广泛征求职工意见和建议的基础上，提炼了医院理念系统，确立了“热忱待人，严谨做事，求精立业，创新进取”的医院精神、“大师摇篮，苍生福地”的核心价值理念、“制度规范，自尊自律”的管理观念、“提高大众生命质量、构筑患者康复家园”的服务理念、“友善、和谐、勤奋、锐进”的院风和“医道从德、术业求精”的院训等理念系统，对全院员工起到了导向、激励和凝聚作用，统一了员工思想，增强了医院的凝聚力和向心力。正如院歌中所唱的那样：用岁月的辉煌，写下华丽的诗篇。用纯洁的心灵，塑造齐鲁风范。我们用科学与智慧，攻克病痛和疾患。我们用爱心与奉献，呵护健康平安……人道主义从这里光大，救死扶伤是我们的诺言，让健康的生命充满活力，让多彩的生活更加灿烂。

历代齐鲁医院人从培育医院精神，增强医院凝聚力着手，形成了有特色的理念文化。医院文化建设有助于树立良好的医院品牌，医院品牌常常是高品质技术和服务的一种保证。作为医院的无形资产，它给医院带来的价值远远要高于创建品牌所付出的成本，可获得更高的溢价。讲求医疗质量、服务水平，力求获得患者最大程度上的满意是齐鲁医院“以病人为中心”思想的具体体现，也是齐鲁医院赢得病人、赢得市场、赢得社会声誉的秘籍所在。

## 承载文化传播的载体和平台

“以前总忙于形形色色的繁忙工作中，无暇思考揣摩生命的真谛；而当静下心来用心去体会、去观察生活，才发现自己每天都在被感动着、激励着……当清晨的曙光来临时，我为病重的患者又艰难地熬过一夜迎来新的一天而庆幸；当看到亲人们面对患者强作欢颜而私下偷偷抹泪时，我也禁不住泪流满面……我付出，所以我快乐。我快乐地工作，快乐地生活在我们的大家庭里。我祈求无情的病魔不要带走我们患者的生命，让他们和家人再享天伦之乐……”这是山东大学齐鲁医院的一位医务人员发表在《山东大学齐鲁医院报》上的一篇名为《感悟生命》的散文。作者用细腻的笔触勾画出了一位医务工作者在和自己的病人共同抗击病魔时的真情实感，文章字里行间充满着对生命的无比珍视，对患者的人性关爱和立志奉献医护事业的豪情壮志。正如《感悟生命》一样，《山东大学齐鲁医院报》推出的一篇篇优美朴素的文字，宛如春天刚刚绽放的花朵，散发着沁人的芳香，时时滋润着医患双方的心田，给病痛的心灵带来了无数的宽慰和愉悦，给无望的心境送来了新生的动力与斗志。在这里，你可以倾听到他们的心声。院报通过最质朴的语言，折射出来医务工作者救死扶伤的人道主义和无私奉献的精神。院报已成为外界了解医院的窗口：医学科技成果的展示，学术交流平台的构筑，医疗卫生事业的发展，医疗卫生政策的宣传，医务工作者心声的传递，科研成果和经验的报道……

作为全国唯一有国家正式刊号的医院办的报纸，《山东大学齐鲁医院报》至今已办了 231 期，报纸发行 1.2 万份，遍及全国除港、澳、台以外的所有省市自治区，每年被国家、省、市级主流媒体采用的稿件 600 余篇。宣传部主管医院网站注册会员已达 4153 位，日最高点击量 8906 人次，论坛总发帖量 12691 篇。10 年来，《山东大学齐鲁医院报》曾先后被山东省教育委员会、山东省高校校报研究会、全国医院报协会评为“山东省高等学校优秀校报”、“全国医院优秀院报”，有近 40 篇稿件分别被山东省新闻记者学会、全国高校校报研究会、全国医院报协会、山东省高校校报研究会评为好新闻一、二、三等奖。目前该报已是全国、全省高校和中国高等医药院校校报研究会理事和常务理事单位、全国医院报协会副会长单位。

## 人才辈出的齐鲁医院——百年医院文化的缔造者、传承者

欲“博施济众”，必有“仁术”。“兴院大计，以人为本。”这是从建院之初传承至今的优良传统。百余年来，齐鲁医院名家辈出，尤家骏、赵常林、孙鸿泉、高学勤、于复新、孙桂毓、朱汉英、张振湘、江森、王天铎、侯宝璋、杨仁中、张茂宏、张运……一位位享誉海内外的名家，群星璀璨，照亮了齐鲁医界的浩瀚“银

河”。他们躬耕于神圣的医学沃土，一项项记录在这里创造和打破，一个个历史在这里被改写，他们特有的理性思维留下了令后人瞠目不已的鸿篇巨制。

1929年，于复新教授在国内首先主编《实验诊断学》，成为第一部中国人编著的检验学专著。1934年，侯宝璋教授编著我国第一部病理学专著《实用病理组织学》。

1942年，郎健鬟、孙鸿泉教授开展了全喉切除术，为国内首例成功者，并在国内领先开展喉癌全切术后应用食管发音，开国内食管发音之先河。

1947年，孙鸿泉完成了国内首例内耳开窗术治疗耳硬化症；1950年，他又进行舌癌切除术及大脑侧室鼓窦吻合手术治疗脑积水，为国内首例。

1947年，赵常林在国内率先开展麦氏截骨术治疗股骨颈骨折，用肌腱移位术治疗婴儿瘫后遗症。

20世纪40年代末，张学义在省内率先开展乙醚气管内插管开放式全麻，并自制半开放式麻醉器于胸腔手术麻醉，而后曹献廷用张学义设计制造的正压麻醉器在省内率先开展肺癌的手术治疗。

1950年，于伟良在国内最早报道新生儿Rh问题及换血术。1951年，尤家骏教授在我国首次发现并报道黄色酿母霉菌病。

1953年，张振湘在省内领先开展肾切除及肾盂切开取石头，成功摘除了迄今为止世界上最大的双侧肾结石（共重3250克），术后，病人恢复了劳动能力。

1958年，青年医师杨仁中创制了中国人工喉，建立了我国第一个语言康复基地。

20世纪60年代，江森教授对子宫颈癌根治术进行了改进，并首创腹膜外淋巴清扫术。

1975年，王天铎教授在国内成功实施首例“全喉切除再造术”。

1984 ~ 1985年，张运院士首次在国际上提出应用多普勒超声心动技术定量诊断瓣膜性心脏的四个全新模式和计算公式。

1991年，小儿内科沈柏均教授成功完成世界首例异基因无关供体脐带造血干细胞移植。

1998年，在由中华医学会主办的“强生优秀中青年医学奖”评审中，齐鲁医院共有四位医生分获一、二、三等奖，获奖层次与人数均居全国各医院之首。

1998 年，卫生部批准齐鲁医院为临床药理基地，13 个专业同时获准为基地专业，其数量居全国各行业之首。

1999 年 6 月，宋惠民教授主刀，与济宁医学院附院，山东医大二附院密切合作，省内首例原位同种异体心脏移植手术获得成功。

1999 年 10 月，心内科用冠脉扩张（PTCA）机支架置入术抢救急性广泛前壁心肌梗塞心源性休克病人获得成功，为国内首例。

2000 年 5 月 15 日，首例试管婴儿在泰安中心医院平安降生，为双胞胎姐妹。此体外受精胚胎移植手术由生殖医学中心的张慧琴、邓晓惠医师主持。

2001 年，周海瑞教授发现人心、脑特异表达新基因……

科研成果连年攀升。全院 2006 年自然科学基金申请中标率居山东大学第一位，并连续获得两项国家科技进步奖二等奖。

时光匆匆过，代有才人出。文化是传承者前进的一盏明灯，117 年的文化底蕴，深邃醇厚。“地势坤，君子以厚德载物”，厚积而薄发。齐鲁医院人在文化大旗的指引下，必将以坦荡与博大的胸怀，劈浪前进，积极进取，敢于创新，扬帆奋进，再创辉煌。

（原载 2007 年 7 月 25 日《济南日报》第 1 版）

# 科技兴院，创国际知名品牌
## ——访山东大学齐鲁医院院长魏奉才

奚道贤 吕军

山东大学齐鲁医院创建于1890年，曾经有过辉煌的历史，是一所在国内外享有一定名气的百年老院。近年来，面临新的医院改革和市场竞争的新形势，医院新一届领导班子励精图治，坚定地走“科技兴院”的路子，取得了可喜的成绩。尤其是2006年，更是医院科研项目历年中标数量最多和结出累累硕果的一年，不妨将这些最有说服力的重大成果罗列一下：

●张运院士牵头的心内科“血管内超声和多普勒技术在冠状动脉疾病诊治中的应用研究”获国家科技进步二等奖，是该院创院以来首次连续2年获得国家级奖励。

●张运院士获准牵头国家“863”重点项目1项，获准科研经费2238万元。这在齐鲁医院乃至山东省医学界都是第一次。

●承担国家“973”项目分课题1项，获准经费405万元，题目是“动脉粥样硬化斑块不稳定性和血栓形成的机制”。

●获国家“十一五”科技支撑计划2项：分别是张运教授的“冠心病早期诊断和综合治疗技术体系的研究”，获经费96万元；董白桦教授的“高清晰宫腔操作系统的研制及应用研究”，获得经费300万元。

●获教育部创新引智计划1项，题目是“心血管基因组医学创新引智基地”，获经费900万元。

●全年获省部级科技奖励24项；获厅局级奖励14项。

●获国家自然科学基金16项(经费391万元)；获山东省自然科学基金20项(经费95万元)，山东省优秀中青年奖励基金16项（经费94万元），山东省科技攻关重大专项1项（经费150万元），山东省科技攻关计划22项（经费201万元）；

●全年发表科技论文833篇，列全国医疗机构论文排名第16位，其中发表

SCI 收录论文 24 篇，为医院历史最好水平。

●妇产科学、影像医学与核医学新增 2 个泰山学者岗位。

……

齐鲁医院取得的令人瞩目的科技成果，更凸显了其在我省医学科研的龙头地位，在全国医学界也名列前茅。俗话说“冰冻三尺，非一日之寒”，就齐鲁医院是如何取得如此丰硕的科研成就这一问题，记者日前采访了该院的魏奉才院长和科研处曹秀玲处长。

魏奉才院长说，齐鲁医院作为一家历经百年沧桑的名院，既有过辉煌的历史，也有过曲折的征途。近年来，医院面临着医疗管理体制转轨和市场竞争的压力，作为新一届医院领导班子，是强调短期的经济效益还是着眼医院长远发展是一个重要课题。医院的决策者们达成一致，那就是立足于将齐鲁医院建成国内一流、国际知名的医院，增强医院的长期的竞争力，那就只有克服短期困难走“科技兴院”“人才强院”的路子。围绕“科技兴院”，医院近几年做了一系列扎扎实实的工作：

## “苗圃工程”育苗效果显著

“巧妇难为无米之炊”，要搞科研，资金投入是前提。为了鼓励医院科技人才尤其是扶持中青年医生积极投身医学科研，齐鲁医院从小项目做起，自 2000 年开始启动助推科研的“苗圃工程”。医院拿出业务总收入的 1% 作为启动科研项目的前期投入。对医院科技人员的科研选项，经过院学术委员会评定，给予 1 万元到几万元的启动经费，扶持科研项目上马。“苗圃工程”启动三年内，医院共投入前期科研经费近 300 万元，扶植起一批小的科研项目，取得了显著成果，并且一些小的科研项目深化发展为大项目。“苗圃工程”吸引医院人才、学科、技术都往强势走，使医院科研出现良性发展势头。

## 完善奖励机制 增强发展动力

如果说“苗圃工程”育苗有功，那么对科研成果加大力度的奖励机制更成为齐鲁医院将科研做大做强的助推器。医院规定，凡获得国家、省部级以上的科研项目立项，医院给予1∶1配比的科研经费扶持；凡获得省部级以上科研一、二、三等奖的，医院给予1∶1配比的奖励；对在国内外重要医学杂志上发表科研论文的，学术委员会按级别计分，给予每分1万元的奖励。五年来，齐鲁医院的科研经费投入增长了7.3倍，这既体现了医院在科研方面的激励措施，同时也代表了该院几年来医学科研的飞速发展。

## 搭建高起点的科研平台

激励机制就像助推科研工作的燃料，而搭建起高配置的科研平台则使科研发展有了大功率的发动机。几年来，齐鲁医院积极争取部省级重点科研机构建设项目，并加大投入改善科研条件，如先后建立的卫生部两个重点实验室：耳鼻喉科拥有卫生部睡眠呼吸疾病重点实验室；2005年卫生部批准建立心血管重构与功能研究重点实验室。血液科下属的血液学研究室为国家中医药管理局重点实验室；2006年，又新增2个省级重点实验室，分别是血液病实验室和妇科肿瘤实验室。以上重点实验室的建立，使齐鲁医院的科研能力大增。

## 建立起高素质的人才队伍

推动科研发展最重要的还是人才培养和人才梯队的建设，齐鲁医院在其发展史上曾为我国的医疗卫生事业培养了一大批在国内外享有较高知名度的专家教授。近几年，医院领导班子兴百年大计，更加注重人才培养。医院先后同美国、英国、瑞典、日本、加拿大、澳大利亚、我国香港、澳门等国家和地区的20多所大学、医院、科研机构建立了学术交流合作关系。五年来，出国（境）交流与合作研究人员达800余人次，邀请国（境）外学者来院讲学人员400余人次，举办大型双边学术会议20余次。一批出国学成的临床科研人员回院工作，直接胜任相关学科的学术带头人。同时，医院采取一系列优惠政策，吸引国内省内高端人才来院工作，也充实了科技人才队伍。近几年，医院在国内、省内甚至国际上享有一定名气的一批中青年学科带头人脱颖而出，如张运、李延青、侯明、吴欣怡、吴树明、胡三元、孙秀莲等，他们带出一支强有力的科研队伍，也创造出许多有分量的科研成果。

科研是立院之本、兴院之基，也是直接服务于患者提高临床救治水平的“金刚钻”。目前，科技兴院的发展思路让齐鲁医院这所百年老院焕发出勃勃生机，更在百姓心目中增加了品牌价值和可信度，向着国内一流、国际知名稳步迈进！

（原载 2007 年 8 月 6 日《齐鲁晚报》B01 版）

# 多种生长因子参与血管调控
# “生物搭桥”可治冠心病

张忠田

促血管生长因子和促动脉生成因子联合应用，可促进心肌缺血组织血管的生成，从而改善心肌血液供应治疗冠心病。山东大学张运院士领导的心血管功能与重构研究重点实验室与瑞典卡洛林斯卡研究院曹义海教授领导的血管再生实验室合作完成的这项研究成果，近日发表在国际权威期刊《美国科学院学报》上。

这项研究得到了国家基金委海外青年学者合作研究基金和科技部“973”项目支持。据课题组成员吕慧霞介绍，缺血性心肌病（即冠心病）主要是由于心肌的血氧供需失衡、病变的冠状动脉对心肌的灌注难以满足心肌的血氧需求而导致的。从理论上讲，最佳的治疗方法是改善冠脉的灌注。迄今为止，只有冠脉搭桥术和冠脉血管重建术等治疗方法能够做到这一点。如果能引入外源的生长因子（重组蛋白或基因），促进缺血组织血管的形成，以改善血液供应，对于缺血性心肌病来说，将是一种具有临床应用光明前景的治疗方法。这种被称为“生物搭桥”疗法的研究成为近年来医学研究的热点领域之一。但以往的研究集中于单一血管生长因子，大多只能生成结构和功能有缺陷的血管。

课题组研究发现，多种生长因子参与了血管生成的调控过程，促血管生长因子 FGF-2 在原始血管网络形成阶段起重要作用，促动脉生成因子 0DGF-BB 在促进血管的成熟和稳定方面起核心作用。这些因子必须在时间、空间和浓度上发挥协同作用，才能形成有功能的血管网络。动物试验结果表明，将这些生长因子制成缓释剂，包埋于梗死区周围的心肌缺血部位，缺血区心肌出现了显著增多的成熟而有功能的侧支血管网络，心肌局部血流量和收缩功能得到显著改善。

（原载 2007 年 8 月 10 日《健康报》第 1 版）

# 百年老院，尽现公益本色

## ——访山东大学齐鲁医院院长魏奉才

山东大学齐鲁医院是山东大学直属医院，也是国家卫生部直管医院。该院始建于1890年，历经百年沧桑，为我国的医疗卫生事业培养了一大批在国内外享有较高知名度的专家教授，目前成为领先齐鲁、闻名全国，集医疗、教学、科研和预防保健于一体的大型综合性三级甲等医院，依靠高超的医术和良好的医风成为山东省城乡居民求医治病的首选医院。

近年来，我国医疗卫生体制处于变革和探索阶段。面临新的医疗市场竞争和群众健康需求增强的新形势，围绕国有大医院的生存和发展应如何坚持正确的办院宗旨和科学的运行模式，医疗行业内部也有一些不同的声音和思路。对此，1999年在齐鲁医院走马上任的魏奉才院长和新一届领导班子坚持国有大医院的公益性质，靠技术和质量吸引病人，促进了医院的稳步健康发展。采访中，魏院长谈道：我国的医疗体制无论如何改革，其宗旨都是要满足全民的健康需求和基本医疗保障，让老百姓看得起病、吃得起药，让偏远落后的地区具备基本的医疗条件。所有这些，最终都需要国有医院来承担和落实，尤其是大型国有医院应承担很大部分的责任。因此，齐鲁医院坚持公益性第一的办院方针，强化医疗质量管理和医疗安全，加大医疗科研建设和新技术的应用，淡化经济效益，减低医疗成本，以满足百姓“少花钱、看好病”的医疗需求。同时，医院近年来积极开展惠民医疗、扶贫济困活动，积极参与卫生管理部门和社会团体发起的各项援外医疗、慈善医疗活动，受到了各级政府部门的认可和社会的广泛赞誉。

### 惠民医疗，惠及普通百姓

为有效缓解群众特别是弱势群体的看病难、看病贵问题，自2006年4月起，山东大学齐鲁医院积极实施“惠民医疗工程”。惠民医疗对象包括城镇特困、低保、残疾人、烈军属及农村特困人群等。该院共开设60张惠民病床，同时在每专业科室都设立了惠民门诊。该院推出的惠民举措包括病房三免、门诊四免、检查治疗十五减等。其中住院空调费、住院暖气费、病房全部护理费、门诊专家挂号费（按普通门诊挂号）、急诊挂号费、普通门诊诊疗费、门（急）诊简易床位费全部免除，同时免费寄送检验报告单，心电图、脑电图等15项检查费用减免20%，药品费用减免10%。医院还对包括神经外科、胸外科、心脏外科、妇产科在内的24个单病种中的25个手术条目实行单病种最高限价，费用降幅在30%左右。

齐鲁医院不仅对弱势群体采取惠民医疗政策，而且全院在严格质量管理和医疗安全的前提下，通过简化医疗程序、减少不必要的检查和用药、缩短住院时间等措施，努力降低医疗成本，减轻病人负担，两年来取得明显成效。

## 扶贫救灾，彰显天使风范

为了支持贫困边远地区的医疗工作，齐鲁医院多年来积极响应各级党委和政府的号召，不断派出医疗队和专家组，技术支援省内一些落后地区和我国西部边疆。自1994年以来，齐鲁医院积极承担省卫生厅医疗扶贫项目，对我省枣庄市进行了连续8年的技术支援，定期派专家组前往当地医院坐诊，无偿捐赠医疗设备等，每年还免费为当地医院培养进修医生。经过对口医疗技术支援，不仅使当地百姓直接享受到了省内最高水平的医疗技术，而且还大大带动了基层医院医疗水平的提高。自2002年以来，齐鲁医院又先后对口支援聊城、苍山、沂南、沂水、荣成等地市，每地为期一年。近几年，齐鲁医院团委连续组织青年医学专家医疗队开展暑期“三下乡”工作，每次为期一周。今年7月份，由10名成员组成的“三下乡”医疗队奔赴枣庄市薛城区人民医院，一周内共完成门诊量600余人次，指导手术10余例，举办学术讲座10余次，查房100余例，赢得了当地政府、百姓的一致好评。

自2005年，齐鲁医院积极响应国家卫生部支援西部的号召，已连续三年向西部地区派出医疗队。三年来分别对口支援宁夏固原、彭阳，宁夏中宁、重庆云阳等县人民医院，每次为期一个月。

齐鲁医院还肩负着繁重的抗病救灾任务，医院常年配备应急医疗队，一旦接到上级下达的任务，携带药品、器械，随时奔赴省内外抗病救灾的前线。1998 年 9 月，江西九江发生特大洪灾，齐鲁医院派 4 人医疗队奔赴救灾，受到了江总书记的接见。省内各地每次发生大型食物中毒、水灾、矿难、流行病疫情等灾害事故，都有齐鲁医院救灾医疗队冲锋在前。

无论是扶贫还是救灾医疗队，都是在艰苦的条件下和复杂的环境中从事医疗工作，队员们总是保持执着的敬业精神，发扬救死扶伤的人道主义，认真履行职责，以精湛的技术和良好的医德圆满完成任务。

## 援外医疗，仁术超越国界

为了增进与非洲人民的友谊，发扬国际主义和人道主义精神，提高我国的国际声誉，我省自 1968 年以来开始了技术支援坦桑尼亚、塞舌尔等非洲国家的援外医疗工作。齐鲁医院积极支持和参与这项工作，每一批援外医疗队都有该院的医生作为主力队员，每批为期 2 年。39 年来，齐鲁医院先后有 81 位学科带头人和技术骨干参加了援外医疗工作。据 1982 年参加过支援坦桑尼亚医疗队的该院神经外科吴承远教授回忆，当时坦桑尼亚国家经费困难，根本无力进口造价昂贵的 C4 等仪器和先进的开颅器械。他们因陋就简，白手起家，完成了坦桑尼亚国内第一例开颅手术。

在达类斯萨拉姆近两年的时间里，他们在门诊、病房共接待了胸部疾病病人 1000 多人次，共进行脑瘤、颅内血肿清除等手术 60 余次，从此建起了坦桑尼亚的第一个神经外科。

2003 年 9 月，我省召开“山东省派遣援外医疗队员 35 周年纪念暨表彰大会”，齐鲁医院被授予“援外医疗队工作先进集体”；一批援外队员被授予“援外医疗队工作先进个人”荣誉称号。去年 7 月，我省第 11 批援塞舌尔医疗队出发，全省 6 位队员中就有齐鲁医院的叶芳和相磊两位队员。

## 微笑列车，播撒慈善种子

“微笑列车”是美籍华人王嘉廉先生于 1999 年在美国发起并正式注册的非营

利性慈善组织。这个组织的宗旨是为贫困的唇腭裂患者实施免费矫治手术。中华慈善总会与美国“微笑列车”开展合作，由美国“微笑列车”出资，中华慈善总会负责组织实施，为我国贫困的儿童唇腭裂患者进行初期矫治手术。

自 2000 年 7 月起，齐鲁医院作为合作医院参与到“微笑列车”行动中，魏奉才院长作为山东省口腔医学和齐鲁医院口腔科的学科带头人，亲自领导和参与此项活动，三年来带领口腔科共完成 3400 多例唇腭裂手术，而 95% 的患者来自贫困老区。其中 200 多例是由魏奉才院长亲自操刀完成的，他曾经在一天下午成功完成三例患者的手术。

由于“微笑列车”行动涉及面积广，救助人员多，操作规范，社会效益好，于 2005 年获得国家民政部颁发的“中华慈善奖”荣誉。

1997 年底，由已故香港著名慈善家何英杰先生捐赠的“复明四号”流动眼科手术车开进山东，主要用于贫困地区的白内障患者的治疗。齐鲁医院派眼科积极参与省卫生厅组织成立的医疗小组，赴我省多个地市开展复明手术及人员培训。按照“复明四号”的每例手术 600 元的收费标准，就能为病人节省 1000 元。有人曾经做过一个形象的比喻说，1000 块钱相当于一吨麦子的价格，而农民收获一吨麦子所付出的劳动，是根本无法用金钱衡量的。我省“复明四号”流动手术开展至今，共完成白内障复明手术 11000 余例。

2004 年以来，齐鲁医院又积极参与由省慈善总会、齐鲁晚报等单位联合举办的“点亮心灵之窗——安利慈善救助贫困白内障儿童免费复明行动”，先后又有众多的患儿在该院眼科接受手术重见光明。

魏院长说，医者仁术也，目前国有医院虽然面临着国家资金投入不足，无力办成慈善医院，但依靠社会各界的支持，齐鲁医院会以一流的技术和医务工作者的无私奉献精神全力支持慈善事业。

（齐鲁医院宣传部供稿）

（原载 2007 年 9 月 20 日《现代医院报》第 8 版）

# 山东大学齐鲁医院将覆膜支架用于脑血管病治疗，独立完成一国内领先新技术

汤雷

日前，山东大学齐鲁医院神经外科成功地为一因外伤造成鼻腔反复大出血的患者实施了覆膜支架植入术，术后患者恢复良好。据悉，覆膜支架在外周血管病的治疗中已广泛应用，而在脑血管病的应用中尚处在探索阶段。这是山东省内最先独立完成该项新技术的病例，达到国内领先水平。

该名患者为男性，30岁，两个月前曾因车祸致头部外伤，近日又因鼻腔反复大出血三次转入山东大学齐鲁医院神经外科治疗。该院神经外科副主任医师王云彦诊断为“外伤性颈内动脉海绵窦段假性动脉瘤”，建议其接受全麻下覆膜支架植入术。术后病人病情平稳，术后第一天即拔除鼻腔内填塞纱条，术后第五天病人出院。

王云彦介绍说，鼻出血是一种耳鼻喉科常见疾病，但由外伤性颈内动脉海绵窦段假性动脉瘤引起者比较罕见，且外伤性颈内动脉海绵窦段假性动脉瘤常合并颈内动脉海绵窦瘘，传统的方法复发率高，治愈率低，疗效不佳。覆膜支架则既能完全将动脉瘤排除在血液循环之外防止再出血，又保持了颈内动脉通畅，成为该疾病目前的最理想治疗方案。

据悉，覆膜支架植入术是一种刚刚投入临床使用的新技术，在外周血管病的治疗中已广泛应用，而在脑血管病的应用中尚处在探索阶段。目前中国只有北京、上海等少数地区的部分医院开展了此项新技术。在王云彦的不懈努力下，山东大学齐鲁医院神经外科于2006年及今年应用该技术分别成功治疗了颈内动脉海绵窦瘘及颈内动脉海绵窦段假性动脉瘤病人各一名。这是山东专家最先独立完成该项新技术的病例，手术技术已达到国内领先水平。

（原载2007年11月8日《当代健康报》第23版）

## 一个好医生应该懂得向患者学习

# 珍惜患者的给予

李延青

生老病死，是无法抗拒的自然规律。然而，人们对生命和健康的渴望是那样朴素和强烈，因此，医生在任何年代、任何国度都扮演着一个重要角色——尽可能地延缓老、病、死，捍卫人类健康与生命。成为一名医生，是一件无上光荣的事情。

### 医患的心其实靠得很近

上消化道大出血是消化科最常见的急症。我从医20余年，曾处理过数不清的上消化道大出血患者，多少次，眼睁睁地看着患者喷血如泉涌，虽竭尽全力却仍不能挽回患者的生命，只能徒然感叹生命的脆弱！好在记忆中存留的不仅仅是伤痛，更多的是欣慰——患者康复带给我的欣慰。

10余年前，病房里收住了一位上消化道大出血患者，外地民工，男，35岁，因呕血、黑便10小时由某医院转来我院。入院诊断为胃溃疡并出血，给予扩容、输血及抑酸治疗。

质子泵抑制剂用上了，1200mL鲜血输进去了。但3个多小时过去了，患者的病情非但丝毫未见好转，反而继续加重。我开始对入院诊断产生怀疑。面对这样的患者，有两种选择：一是向外科求援，手术解决；二是再次行急诊内镜检查，明确出血部位并进行内镜下治疗。对于我来说，前者更加简单、安全，转去外科，内科医生可以高枕无忧了；而后者需要承担诸如窒息、出血加重、休克甚至死亡等巨大风险。但是，对于患者来说，内镜治疗创伤小、花费少、恢复快，还有不能忽视的一点，眼前这个患者的亲属远在外地，住院的钱是工友们凑的，再也无力支付手术费用了。

## 怎么办？是知难而退还是向困难挑战？

感谢我的老师教诲过的一句话："能时时处处关爱患者、真心为患者着想的医生才是真正的好医生。"很快，我决定给患者行急诊胃镜检查。

胃镜顺利进入，镜下见胃腔内大量积血，吸引后仔细寻找出血灶，在胃体小弯侧后壁可见 0.5 ~ 1.0cm 的浅表糜烂，其中央可见一直径达 1 ~ 2mm 的裸露血管，可见血管搏动及喷射性出血。此征象终于证实了我的怀疑：该患者上消化道大出血的病因并非单纯的溃疡病，实为一种少见的胃黏膜下血管畸形并发破裂出血，临床上称为 Dieulafoy 病，又叫胃黏膜下恒径动脉破裂出血。

诊断明确后，我迅速作出决定，实施血管套扎止血。我知道，我的决定并非万无一失，也许镜下止血不成功而最终仍必须外科手术，也许套扎过程中患者病情恶化，后果不堪设想，但我相信即刻镜下治疗对于患者来说是最好的选择。几分钟后，橡皮圈稳稳地扎住了破裂的血管，同时我还对破裂血管注射了硬化剂，出血终于停止了。

故事还没有结束呢，就在前些日子，我意外地收到了这个患者发来的一封信，告诉我 10 年来他一直非常健康，并祝我健康。我由衷地笑了。10 余年过去了，可我仍然能清晰地回想起那个下午——医生的心和患者的心靠得那样近。

## 耐心倾听，向患者学习

自从医以来，我有一个习惯，凡遇疑难特殊的病例，必细心询问，耐心倾听患者讲述患病始末，并一一记笔记，事后备查。这样做看似浪费时间，实则收获颇多。许多正确诊断得益于患者主诉中某个细节的启发。

我曾遇到一个误诊达 10 年之久的患者。从这个患者身上，我们的教训多于经验。

患者为女性，仅仅 35 岁，但忍受病痛折磨已有整整 10 年了。既往曾患肺结核。10 年来，反复出现右上腹胀痛、双下肢水肿，曾就诊于多家医院，被诊断为肝脏肿大原因待诊、肝结核、肝硬化等，给予抗结核、抗感染以及中草药治疗，拟有效，症状一度缓解，但反复发作。2003 年 5 月患者再度出现右上腹隐痛不适，伴背部胀痛、胸闷、气短，摄胸部 X 线片示肺部占位性病变，腹部 CT 示肝、脾肿大及腹水，因而由外地转来我院。

我首先详细询问了病史。患者及家属讲了近一小时，我细心倾听，不放过一点可疑线索，边听边在心中产生一个个疑点：患者院外拟诊结核，但从未取得直接证据支持结核的诊断；患者从未出现低热、盗汗等结核中毒症状；患者发病期及缓解期与抗结核治疗关系不大；多次查肝炎标志物及肝功能均正常，此与腹水及下肢水肿程度不符。

很明显，病史不支持肝结核、肝硬化之诊断，我高度怀疑是肝后性血管阻塞性疾病。

带着满腹疑问，我给患者进行了全面查体，明显的体征使我的猜测集中于一个病 Budd-Chiari 综合征（柏 – 查综合征或布 – 加综合征）。

我首先安排患者行 B 超检查，再行胸部 CT 检查，最后行下腔静脉造影。诊断完全明确了，经介入治疗，患者不久便康复出院了，临行时送来了鲜花、水果以表达感激之情。其实我对这位患者也心存感激，在这个病例的诊治过程中，我学到很多东西，它激励我在以后的行医之路上走得更稳健。

（作者为齐鲁医院消化内科教授）

（原载 2007 年 12 月 10 日《健康报》第 3 版）

# 秉“齐鲁”学风 走创新之路 开创临床医学教育新局面

## ——山东大学齐鲁医院教学工作侧记

### 勤奋严谨 本科临床教学誉天下

山东大学齐鲁医院作为一家有着优良教学传统的百年名院和山东大学临床教学工作的排头兵、生力军，多年来秉承“广智求真、博施济众”的“齐鲁”学风，追求朴实无华，教书育人。医院始终将培养德才兼备的高水平临床医师确定为基本任务，始终坚持“科教兴院”的办院方针，将临床教学与医疗、科研工作置于同等重要地位，强调医、教、研协调发展。多年来，一批又一批有志医学青年从齐鲁起航，他们严谨求实的作风、勤奋踏实的学风和高超精湛的医术享誉海内外，齐鲁烙印闪闪发光。

近年来，随着招生规模的扩大，齐鲁医院教师在承受着巨大临床工作压力和科研压力的同时，承担的临床教学任务也日益繁重；而新形势下“考研热”、“就业难”现象的出现使部分学生心浮气躁，对宝贵的临床学习机会重视不够，这为临床教学工作带来了新的矛盾和冲击。面对新形势新任务，如何通过对学生临床基本知识、基本理论和基本技能以及职业价值、态度、行为和伦理的培养，使学生形成正确的临床思维、扎实的临床操作技能和高尚的医德医风，如何以全球医学教育标准为基本目标，培养造就合格的临床医学人才成为摆在每位医学教育工作者面前的课题。近年来，医院坚持制度化教学管理，强化质量监控，深入推进教学创新，开创了临床教学工作新局面，并形成诸多特色。

## 坚持制度化教学管理 保障繁重教学工作的有序进行

作为学校第一附属医院，医院多年来承担了大量多层次的教学任务，为保证繁重任务的有序进行，在人员紧张的情况下，坚持“制度管人”，各项制度健全，落实到位，收到良好效果。

教育处在工作中不断完善形成了医院《教学管理手册》，使各项教学活动更加规范化、制度化，对稳定教学秩序和保证教学质量起到了重要作用。《手册》包括教学管理人员工作职责、临床教师授课职责、专家听课及教学查房制度等30余项规章制度。通过《临床教研室人员工作职责》明确了教研室主任、临床教师、教学秘书、教学干事、教辅人员的职责，使各项工作能够落实到人，保证了教学机构的高效率运转，提高了办学效益；通过《临床教研室工作规程》实现了教研室的规范化管理。该《规程》的内容涵盖了从开课前的准备、教学过程中的评估检查、考试的安排到学期末的总结，从理论授课、见习教学、实习教学到病房小讲座等教学活动的各个环节，对各项教学活动的时段、形式、范围、次数、目的均给予了明确的规定，一方面确保了教学活动的目标得以实现，避免流于形式，另一方面也保证了教研室工作的连续性，为教学工作的持续发展打下了基础；教务会议制度、教研室集体备课制度、培养性试讲制度保障了教学效果和青年教师的成长；为避免出现误课、迟到等情况，医院实行了上课“二次提醒制度”，在教师上课前一周和前一天，由教研室的教辅人员当面提醒授课教师，在很大程度上避免了教学差错、事故的发生。而教学业绩与奖金分配、职称晋升挂钩及一系列奖励激励机制进一步促进了教学工作的开展。没有规矩，不成方圆。一系列规章制度已成为医院繁重教学任务有序、健康、持续开展的基石和保障。

## 常年坚持质量监控 稳步提高教学质量

医院实行党委、院长领导下的教学“院长—教育处—教研室”三级教学管理体制。设有医院临床教学指导委员会，负责对医院本科教学管理和教学改革的咨询和决策；设有临床教学质量评估专家委员会，负责日常教学过程监控。自医院成立临床教学质量评估专家委员会以来，按照随机原则，连续10年坚持由专家组和学生对授课教师、实习带教老师进行书面评议，解决了长期存在的对临床教师教学态度、教学质量难以量化的问题，对正确诊断教学状态、找出存在问题、提高教学质量起到了重要作用。多年来，质量监控已成为医院教学工作的突出特色和重要组成部分。实践证明，临床教学水平的提高不是一蹴而就的，而基于日常教学过程的质量监控在稳步提高教学质量及促进青年教师成长过程中发挥了重要作用。

## 大力推进改革创新 整体化教学成效显著

2004年初，医院在接受国内外先进教学理念的基础上，经过仔细的专家论证，提出了“整体化临床教学改革方案”，本方案将医学教育后期的临床课程教学、见习、实习三者并轨合一，在医院内完成整个临床教学任务。将传统的1年轮转实习时间延长为2年。白天全天实习，晚间系统授课。压缩系统授课课时时数，增加病房专题讲座内容。将课程授课、专题讲座、床边实践教学、技能操作有机结合，开展小班PBL教学，促进理论联系实际。在考研、推免之前全部完成内、外、妇、儿主干课程教学任务。

改革后的临床教学模式将临床理论课与临床实习紧密结合，弥补理论和实践脱节的弊端；使学生较早接触临床实践，延长实习时间，增加临床实践机会，强化临床思维；同时有效缓解考研和就业对临床实习的冲击，提高临床教学质量。

在方案实施过程中，教育处重新修订了临床医学教学大纲和实习手册，并根据专业特点和实践教学的要求，组织各教研室编写了实践性强、贯穿PBL教学理念的实践教程，指导实践教学。引入了标准化病人辅助教学，通过对临床环境和病人问题的逼真模拟和教学指导途径，发挥病人、教师和评估者的多重作用；建立了临床医学技能培训中心，通过引入现代化仿真模拟人和其他临床医学教学模具，开展临床医学模拟教学。现在，床边案例教学逐步规范，实习学生和临床教师已逐步适应该种模式。通过教师座谈会及学生问卷调查了解到，师生普遍认为这一模式为提高临床教学质量创设了良好环境。最早一届教改班级已顺利毕业，在上学期开展的客观结构化临床技能考试（OSCE）中，教改班级成绩优于对照班级，教改班学生表现出的良好的医患沟通能力，临床操作能力及训练有素的临床思维给主考老师留下深刻印象，整体化教学改革成效显现。

## 高度重视学风建设 切实保证学生成长成才

“身正示范，学高为师”，医院重视师德和医风建设，强调严谨治学、教书育人，涌现了一大批德艺双馨的临床教师。每年学生入院伊始，医院都邀请德高望重的教师及医院各部门为学生进行各种形式的入院教育，并以此增强学生对临床学习阶段重要性的认识，提高学生主动学习的积极性。通过制定《山东大学齐鲁医院关于加强学生临床实习纪律的规定》《山东大学齐鲁医院学生考勤制度》等，使实习管理工作有章可循，保证了学生的临床实习质量。通过教育处-教研室-临床科室三级管理和不定期查岗制度保证了学生的实习效果。医院设有专职学生辅导员，及时了解学生动态，促进学生与学校、医院的沟通交流。现在医院学习的学生思想稳定，学风踏实，绝大部分学生能严格遵守校纪校规，能按照学校文件精神和医院各项规章制度严格要求自已，积极参加各种医疗工作和班级活动，违纪率低，考风优良。医院注重在学生中培养和发展党员，充分发挥党员学生的模范带头作用，学生勤奋好学蔚然成风，医院学习学生的四、六级通过率，就业率，保研率以及各类奖学金的获奖人数等均居各教学单位前列。医院毕业生受到各用人单位的一致好评。

“雄关漫道真如铁，而今迈步从头越。”成绩只能说明过去，面对临床医学教育这一长期而繁重的工程，愿每一位医学教育工作者心怀“十年树木，百年树人”的神圣责任感和使命感，并为之付出不懈的努力！

## 创新求实研究生教育再上新台阶

研究生教育是我国教育体系中最高层次的学历教育，它承担着为国家现代化建设培养各类高层次专门人才的战略任务。自 1978 年山东医科大学恢复研究生招生工作，齐鲁医院开始招收授予学位研究生，至今已经29年。在此期间，尤其2000年新山大合校以来，齐鲁医院研究生教育在改革中不断发展，教育规模逐步扩大，作为山东大学培养临床医学研究生的主要基地，坚持发挥医院的优势，坚持以质量为核心，以创新为先导，以管理为手段，加强了重点学科、重点实验室和导师队伍建设，为国家培养了一大批有较高学术素养，科研能力和实践能力的临床医学人才，形成了自身特色，为我国医学教育事业作出了贡献。现以合校以来研究生教育发展状况为切入点，分析研究生教育的规模和特色，并从中透视培养质量。

从招收培养统招研究生数量基本情况来看，自新山东大学合校以来，齐鲁医院已成为培养临床医学研究生的主要基地，自2000年开始，随着我国研究生教育招生规模的逐步扩大，齐鲁医院和兄弟医院依据学校分配计划招收培养了大批临床医学研究生，2001级研究生是山大合校后招收的第一届临床医学研究生，至今有7届学生共计3293人，其中齐鲁医院招生1615人，占招生总数的49.04%。

在研究生课程教学上，临床研究生培养主要有医学院的课程教学、医院临床能力培养、科研能力培养等教学内容，其中，课程教学是第一阶段，在研究生培养过程起着十分重要的作用。自2001年以来医学院逐步开设12门由各临床医院承担开设的研究生课程，其中医院开设7门，占每年总学时数的56.34%。

正确处理研究生教育与医院的学科建设的关系。研究生教育跟本科生教育相比，研究生教育是整个教育面的最顶端，研究生教育和学科建设交织在一起，互相补充互相支持，因此，研究生教育促进了医院学科建设的发展，学科发展为研究生的培养创设了优良的环境。目前医院拥有卫生部、教育部重点实验室，省部级重点学科（实验室），省卫生系统重点学科（实验室）多个。拥有高级专业技术人员561人，中、初级专业技术人员1081人，其中中国工程院院士1人，国家和省部级突出贡献专家12人次，享受国务院政府特殊津贴的74人，山东省卫生系统杰出学科带头人7人，校聘关键岗位专家10人。开放床位1600余张，医院设有国家临床药理基地和博士后流动站，设有“泰山学者岗位”2个和山东大学临床一级学科博士点，博士生导师74人，硕士点33个，硕士生导师195人。研究生教育的规模化，规范化，促进了医院的学科建设和导师队伍的建设，医院可以培养博士、硕士的学科覆盖面广，分布合理，设备先进，环境优良。形成了一支结构层次合理、研究方向稳定，技术精湛，国内外知名、科学研究水平高，科研经费充足，热爱研究生教育事业的导师队伍。

在加强研究生教育管理方面，医院努力强化研究生教育管理的协调机制。研究生教育工作是一个系统工程，牵涉面广，工作交叉多，所以应加强各环节的协调与沟通。多年来，教育处牢固树立育人的观念、服务的观念，积极为研究生成才创造条件，铺路搭桥；以科学发展观为指导思想，以学校研究生教育管理和医院各项管理制度为依据，努力强化协调机制，坚持从医院实际出发，结合研究生的特点，做到科学管理，分类培养，分类管理；从招生、培养到学位授予，坚持以医院研究生教育职能部门管理，导师管理，科室管理相互协调，密切结合，实现齐抓共管；加强研究生进院培训工作，充分发挥导师与研究生的双主体作用；完善研究生的开题论证报告制度和中期考查制度，严格执行研究生学位论文答辩制度，由此保证了研究生教育工作的良性运行。

积极配合学校研究生培养机制改革，坚持研究生教育管理创新。加大资金投入，给研究生发放生活补助，设置博士研究生助研岗；积极加强国内、外交流，促进研究生联合培养，截至目前，导师派研究生出国学习的44名，到国内其他知名院校学习的36名，有力地促进了国内外间的学术交流；积极鼓励研究生参加奖学金评选，有效地改善了研究生的生活质量，提高了他们学习临床知识技能和科学研究的积极性。

加强研究生的党组织建设，严格党员的教育管理。根据工作需要和党员分布，合理划分和及时调整党小组。使党织生活经常化、制度化、合理化，计划具有科学性、针对性，主动性。深入开展研究生思想政治教育，增强研究生思想政治工作的针对性、主动性、实效性。积极组织各种教育活动，坚持不懈地用邓小平理论和“三个代表”重要思想和十六、十七大精神武装研究生，增强其政治立场的坚定性和思想道德的纯洁性。

研究生教育的成果斐然。随着研究生教育改革的不断深入，培养模式逐步趋于成熟，培养质量逐步提高，医院的研究生教育取得可喜的成绩，为国家培养大批医学人才。自2000年至今已有1971名研究生被授予学位（博士研究生532人，硕士研究生 1439 人）；有 1 人获得全国百篇优秀学位论文奖，37 人获山东省优秀学位论文奖，9 人获山东大学优秀学位论文奖，导师同时获优秀论文指导奖；在历次山东大学各类研究生奖学金评选中每年有 40 余人获奖；研究生教育带动了学校和医院学科建设和科研工作的发展，自 2003 届毕业的研究生开始，每届毕业生在导师指导下都有多篇高质量的科研论文发表，尤其 2007 届博士研究生，学位论文答辩时有 58% 的人发表了 SCI 论文，多人学位论文免外审，匿名评阅通过率达到 97%。

综上所述，齐鲁医院研究生教育环境优良，已经走上了规模化、规范化、培养质量不断提高的良性发展道路。

（山东大学齐鲁医院教育处供稿）

（原载 2007 年 12 月 13 日《当代健康报》第 17 版）

# 医疗专家送医上门到农家

## ——“关注民生、情系桓台”百名专家惠民义诊暨山东大学齐鲁医院桓台分院揭牌仪式扫描

晨露

12 月 22 日 10 点 30 分，山东省淄博市桓台县人民医院康复楼一楼临时设立的诊室外预约而来的候诊患者早已在排列等候，不断涌来的患者已排起了长龙，从济南不顾严寒赶来的山东大学齐鲁医院各科专家耐心地为患者诊治。排在队伍中间的李先生感慨：“早就听说要来齐鲁医院的大专家，我们三天前就预约挂号了，在家门口就能有省里顶级专家来看病，真是太好了！”记者注意到，患者中不仅有桓台县本地的，而且还有很多来自张店等邻近地区的，希望得到专家们的诊治。

许多患者对这些专家早就是耳熟能详。抱着孩子来看病的吴女士说，过去她为了找这些专家看病，可说是经历颇多，好容易去一次济南，结果还不是专家门诊时间，有时候碰上专家门诊时间了，挂号又挂不上，现在一下子解决了找专家看病难的问题。记者了解到，义诊当天专家们接诊患者过千名。

住在桓台县邢家镇敬老院的刘大娘已年过八旬，心脏一直不太好，子女一直想带她去省城大医院看看，但都因为老人晕车而且年纪过大而作罢。12 月 22 日 11 点 10 分，山东大学齐鲁医院心内科专家在敬老院为刘大娘做心电图，以确诊老人的心脏到底出了什么问题。刘大娘的女儿告诉记者：“真的没想到，我妈躺在敬老院的床上就能有省里的大专家给看病，谢谢齐鲁医院，谢谢桓台县人民医院，希望大专家以后能常来。”这个愿望在以前可能很难实现，而现在却已成为现实。

### 合作办医走向基层

2007 年 12 月 22 日，山东大学齐鲁医院桓台分院隆重举行揭牌仪式，山东大

学副校长娄红祥，山东大学齐鲁医院党委书记周日光，山东大学齐鲁医院院长魏奉才，中共山东省淄博市市委常委、桓台县委书记陈勇，淄博市副市长刘有先等出席揭牌仪式并表示祝贺。为积极奉献社会，真诚回报民众，作为这次齐鲁医院桓台分院揭牌仪式的一个重要内容，“关注民生，情系桓台”齐鲁医院百名专家大型惠民义诊活动也于同日一并举行，百名专家分赴桓台县人民医院、怡苑花园社区及邢家镇敬老院 3 个义诊点，义诊现场火爆，深受当地群众欢迎。仪式上，山东大学齐鲁医院还向邢家镇敬老院捐款 5 万元并赠送药品。

桓台分院并非山东大学齐鲁医院合作办医的初次试水。早在 2004 年山东大学齐鲁医院就托管了山东济南市儿童医院，成功组建了山东大学齐鲁儿童医院，并创立了儿童心脏病治疗中心，给济南市儿童医院的发展注入了活力；2005 年 1 月，山东大学齐鲁医院与具有 60 年历史的二级甲等综合性医院山东省临沂市沂南县人民医院合作，成立山东大学齐鲁医院沂南分院。

## 集团化有助于资源共享

此次山东大学齐鲁医院桓台分院的成立，给桓台县乃至淄博市居民带去了大专家、先进仪器，这就对周围市级、县级医院造成一定影响。据了解，淄博市张店区的居民有可能放弃原有的张店区人民医院，而选择只有半个小时路程的山大齐鲁医院桓台分院就诊。据悉，桓台分院成立后，山大齐鲁医院将派驻相当数量的知名专家到桓台县人民医院长期工作，开展新技术、新项目；同时注入发展资金迅速提升分院规模和档次；并随时接纳桓台县人民医院医疗、医技等业务人员进修学习，全面提高分院整体业务技术水平。

山东大学齐鲁医院院长魏奉才指出，此次活动是齐鲁医院发展史上的一件大事，也是桓台县卫生事业的一大盛事，齐鲁医院作为一家有着 117 年悠久历史的百年名院，作为代表国内医教研先进水平的“国家队”和山东省医疗卫生行业的排头兵，肩负重大的历史责任，医院在自身发展的同时，不忘承担社会责任和义务，多年来一直积极拓展与基层医院的合作空间，常年为基层群众送医送药，成为山东省支持基层医疗卫生事业发展的一面旗帜。医院希望通过此次活动，能为桓台县的父老乡亲送来一点关爱，为桓台县基层医疗卫生体系建设尽一点义务。魏奉才最后强调，桓台分院的成立，不仅为齐鲁医院服务于基层群众和地方建设提供了更加广阔的平台，而且还为桓台县卫生事业的发展提供了难得的机遇。

除此之外，山东临沂沂南县人民医院与山东大学齐鲁医院合作后，山东大学齐鲁医院在技术和资金方面向沂南分院提供强有力支持。山东大学齐鲁医院沂南分院院长、党总支书记戚淑校说，山大齐鲁医院长期选派全国知名专家来沂南分院坐诊、讲学、手术和提供医疗咨询，帮助尽快建设多个优势学科，相继开展了30余项新技术、新项目，有十几项填补临沂市空白。同时加大资金投入，已注入资金2000万元，引进高精尖设备，全面提升沂南分院的技术水平、服务水平和疑难病症的诊治能力。这些提高并没有改变沂南分院的收费标准，在齐鲁医院专家的帮助指导下，沂南县人民医院使许多本来需到外地检查、治疗的疾病在县内即解决了问题，既节省了费用又减少了麻烦，总之，使老百姓不出县便享受到了省级水平的医疗服务。

## 集团化是市场的选择

我国卫生资源配置没有随着社会发展、老龄化、城市化进程加快、环境污染及医学模式转变等因素的变化和居民对医疗服务需求变化而相应调整，导致卫生费用急剧上升、资源利用率低、服务分配的公平性差、服务可及性下降和整体服务质量降低的情况发生。据权威机构测算，在大医院就诊的慢性病人中，65%的门诊病人可分流到社区医院，由此可节约40%的费用；62%的住院病人可分流到低级别医院，由此节省46%的住院费用。由此可见，通过在大医院和小医院或社区医疗之间组建区域性医疗集团，实现集团“医疗中心”（即大医院）和“医疗卫星”（即基层医院或社区医疗）之间的双向转诊和资源重新分配，不仅可以提高整体卫生资源的利用效率，降低总体卫生费用，而且由于扩大了医疗服务量和服务地区，服务分配的公平性和可及性也极大提高。

山东大学齐鲁医院党委书记周日光说：“医疗市场我们最终希望看到的是什么样的局面？老百姓看病最希望什么样的环境？就应该是人人看病不用排队，身边都有家庭医生，遇到疑难病，专家也会重点集中治疗等等。成立分院会促进基层医院深入小区，走进家庭，做家庭医生；同时市级医院也逐渐向专科化转化，扩建优势科室；至于有能力、有实力的大医院就该加强合作、做更大、做更强，这样才有可能腾出余力加强学术交流，对疑难病深入研究。”周日光书记告诉记者，医院集团化使得一些原来在小医院闲置的资源被省级医院利用，把省级医院的专家资源分享给市级医院，这样就会使医疗市场向良性循环迈进一步。

中国人民大学公共管理学院教授魏娜告诉记者，在医疗市场竞争日趋激烈的形势下，医院为自身生存和发展，集团化和规模化是一种常见做法。通过组建医院集团，可以实现优势互补、资源共享和互惠互利，形成医疗市场中的竞争实体，全面提高各医院的影响力、地位、综合实力和竞争能力，其潜在利益十分明显。集团对各医院的床位功能、学科设置、病人双向转诊进行通盘规划，集团运作可促进闲置资源的合理利用，实现优势互补。集团大而全的综合优势，将大幅增加病人信任感，形成极具吸引力的品牌形象，竞争区域内和全国的病人，拓宽医疗市场。集团的综合实力，能释放各医院固有的学科优势，拓宽学科发展空间。可最大限度地增强医院应对外部环境变化的能力，以扩展医院生存发展的空间。组建医院集团，也将推进各医院内部改革，对实现疑难杂症会诊中心和各类诊治中心、药品配置中心、临床检验和质控中心、大型仪器等的资源共享，为管理部门合并和人员精简、后勤服务社会化等提供体制和机制上的支持。

北京大学中国经济研究中心副主任李玲教授认为，中国医院改革，需要探索低成本、集约化的医疗服务和管理模式，逐步实现各级各类医疗机构纵向整合和横向竞争，通过集团化实现双向转诊，发挥规模优势。

（原载 2007 年 12 月 27 日《当代健康报》第 17 版）

# 2008年

## 齐鲁医院妇产科发布《孕妈妈胎教调查报告》
# 七成准妈妈选择“音乐胎教”

孙昊

昨日，山东大学齐鲁医院妇产科发布《孕妈妈胎教调查报告》，这份对2870名孕妇的调查结果显示：98.7%的受访者认为孕期实施“胎教”对胎儿发育有益；75%的受访者则通过听音乐提高宝宝智商。医生还提出一些胎教新观念，如：准妈妈自己唱歌比被动听歌更有利于孩子智力的发育；胎教不仅是妈妈承担的，而且准爸爸也应是胎教的主力军。

### 八成孕妇想通过胎教孕育天才

“90%以上的产妇都认为胎教对宝宝发育有效。”山大齐鲁医院妇产科护士长史德焕介绍，调查中，83%的准妈妈认为，胎教是实现生育“天才”梦想的好方式之一。

胎教是否真的能让宝宝智力超群呢？罗女士是5岁孩子的妈妈，她说：“我怀孩子时，曾反复放一首曲子给宝宝听，但后来宝宝生下来哭闹的时候，听了这首曲子也没有任何反应，孩子的聪明伶俐是后天培养出来的。”

然而史德焕谈道，国内外都曾有人做过临床实验，实验结果表明，进行过胎教的儿童的记忆力要更好一些，更能适应外界的环境。当然，单凭胎教却并不能塑造“神童”。

而在何时着重进行何种胎教的调查中，仅有6.03%的产妇对此很清楚，高达42.4%的人表示不清楚。

济南市中心医院妇产科主任张启林说，孕中期（4～7个月）是胎教的最佳时机。因为胎儿四五个月后已成形，有了听觉、触觉、味觉、运动觉等感知能力。不同的阶段，母婴所需要的安全保护、营养、活动等都有不同。所以，父母清楚地了解胎儿各个阶段的发育状况，有针对性地进行各种胎教，更有利于母婴的健康发育。

## 一半准妈妈不了解正确方法

调查发现，75% 的妈妈或准妈妈都选择了世界名曲作为启蒙音乐。语言胎教、抚摩胎教也是常用的胎教方法，所占总体比率分别是 29% 及 11%。

昨天在齐鲁医院产科门诊，记者碰到了来产检的刘晓英，她说：“听说胎教后的婴儿特别聪明，但具体该怎么教，没有人能说得明白，我只知道听世界名曲是一种不错的方法，我就买来胎教录音机和各种世界名曲，每天一有时间就把录音机放在肚子上让胎儿听。”

据了解，46.7% 的孕妇与刘晓英一样，知道胎教的益处，但却不知道正确的方法。

史德焕说，正确的胎教方法的确是胎教成功的关键，甚至会直接影响到宝宝的身体健康状况。传统的音乐胎教能让准妈妈在较长时间内保持愉悦的心情，但宝宝只能单纯地感受音乐，得不到来自妈妈的信息，效果有时并不理想。另外，音乐播放设备的质量、音响效果如果不好，还会严重影响胎儿的健康。

张启林建议准妈妈改变传统音乐胎教形式，自己唱歌给宝宝听。俄罗斯已有音乐专家制作了准妈妈之歌，歌曲韵律大多取材于一些俄罗斯著名诗人充满童真的诗歌。目前这种胎教的效果超出预想，出生后，这些婴儿行走、说话的时间均早于未受训的宝宝，且前者 1 岁以内的患病率明显比后者低。

所以，与其天天听莫扎特音乐，不如唱曲调婉转、节奏稳定的民歌，如《茉莉花》等，这不仅有助于胎儿体格生长，而且还有益于智力发育。

## 一半人最关心准爸爸如何参与胎教

对胎教的费用投入，66% 的准妈妈预算在 500 元以内。不过，也有 10.5% 的人愿在胎教方面进行较大投入，达 2000 元以上。

值得注意的是，有 52% 的调查对象最关心父亲如何参与胎教。怀孕 46 周的黄女士说，宝宝特别喜欢爸爸。每天晚上 6 点是爸爸下班后和宝宝“聊天”的固定时间，只要爸爸的手摸摸宝宝或和宝宝说说话，宝宝就会动来动去，反应很大。可这个时候妈妈的手放上去，却没了动静。“爸爸的声音是胎教的好老师。”史德焕说，胎教不仅是妈妈承担的，而且还应由爸爸去实施。医学研究表明，胎儿在子宫内最喜欢也最适宜听到的是中、低频的声音，而男性的说话声及唱声正是以中、低频为主。因此，当妻子怀孕后，丈夫可隔着妻子的肚皮轻轻抚摩胎儿，和胎儿说说话，也可以哼唱自编的优美旋律。这些歌曲和旋律将成为日后父子之间的“联络暗号”。

（原载 2008 年 3 月 24 日《都市女报》第 4 版）

# 重视“两好一满意” 齐鲁医院措施多

王斌

## 开展“两好一满意”活动

山东省卫生厅近日召开电视电话会议，就在全省卫生系统开展“两好一满意”活动做了动员部署。根据卫生厅动员大会的精神，近日，齐鲁医院下发了关于在全院开展“两好一满意”活动的实施意见。

《意见》指出，“两好一满意”活动是医院认真贯彻落实党的十七大和省九次党代会精神，深入落实科学发展观的具体实践，是我们坚持以人为本，更好地实现好、维护好、发展好广大人民群众健康权益的具体行动，对于促进医院全面工作的科学发展、和谐发展和率先发展具有十分重要的意义。

活动分学习宣传、排查梳理、整改提高、检查总结四个阶段实施，计划用一年时间，以期实现服务意识和群众观念进一步强化、就医程序方便快捷、服务质量显著提高、创新意识和精神状态进一步提升、卫生行业形象明显改善的目标。

## “两好一满意”活动领导小组召开第一次会议

前不久，“两好一满意”活动领导小组召开第一次工作会议，对在全院范围内开展“两好一满意”活动进行具体工作部署。

会议由院党委副书记陈晓阳主持，党委副书记兼纪委书记车学洪在会上传达了医院党委制定的《山东大学齐鲁医院“两好一满意”活动实施细则》，并对该项活动进行了具体部署。

党委书记周日光在会上作了重要讲话，他从五个方面对活动的开展提出了具体要求：第一，全院干部职工要不断提高认识，把“两好一满意”活动开展得有形式、有气氛，让大家真正从思想上重视起来；第二，结合医院管理年，统一布置，统一管理；第三，责任到人，把“两好一满意”活动作为评选先进的标准；第四，结合实际情况，边整边改、不断完善、不断丰富实施方案；第五，要有严密的措施和严格的制度，查处服务态度不好的医务人员，实行一次投诉个别谈话，两次投诉全院通报，三次投诉立即下岗的制度。

陈晓阳在会上要求各党总支、直属党支部要认真学习贯彻落实“两好一满意”活动实施细则和党委书记周日光的重要讲话。要在全院范围内营造开展“两好一满意”活动的浓厚氛围；要广泛发动、深入宣传，让全院职工都重视起来；要树立典型、弘扬正气，对全院职工进行医德医风教育。要将“两好一满意”活动与医院当前工作相结合，使医院医疗、教学、科研、医院管理、文化建设等再上一个新台阶。

（原载 2008 年 5 月 1 日《当代健康报》第 17 版）

# 一位医疗队员的灾区救援日志

苏万东

5月12日，国际护士节。当天下午2时28分，一场发生在四川省汶川县的里氏7.8级强烈地震让全世界震惊。

根据省委、省政府的要求，山东大学齐鲁医院组建了一支以普外科牛军教授为队长的山东省应急救援队山东大学齐鲁医院分队，在第一时间赶赴四川地震灾区实施紧急救援。以下是医疗分队队员、齐鲁医院神经外科苏万东副教授的救援笔记。

**5月12日**

**临危受命，义不容辞**

我和普外科牛军教授、胸外科张洪福教授、呼吸科李煜教授、骨外科戴国锋副教授、骨创科潘新副教授都接到了医务处处长阎明的紧急电话通知：四川省汶川市发生了里氏7.8级特大地震，造成了重大的人员伤亡，省委、省政府责成卫生厅从我院相关科室抽调骨干人员，组成应急医疗队，在第一时间赶赴灾区实施救援。

我们感到任务的紧急性与重大性，恨不得立即赶赴灾区，都纷纷表示随时待命，听从上级指挥。

**5月13日**

**乘坐专机，紧急起飞**

上午8：00，我们乘坐省委、省政府安排的专机于9点紧急起飞。到达成都双流机场后，因机场飞机过多，无法降落，经过一段时间的空中盘旋后才安全着陆。

从成都到都江堰的高速公路上，可以看到周围的民房有部分坍塌，房上瓦片掉落明显。到达都江堰市，但见市里所有的楼房都已经清空了，市民在大街上临时搭起防震篷，大街上还有用雨布覆盖的尸体。

晚上 8 点，都江堰市人民医院。和当地领导联系后，立即把我们的救灾物资无偿地送给他们。此时的雨越下越大，我们在雨中搭起了齐鲁医院的帐篷。由于地震造成水、电、气中断，我们只能靠压缩饼干充饥，与外界联系的手机信号大部分时间也是不畅通的。受条件所限，大部分人员只能在车上过夜。四川的夜晚非常湿冷，我们都被冻醒了，但大家没有丝毫怨言。

**5 月 14 日**

**病人增多，深夜施援**

老天有眼，天晴了，这无疑有利于地震重灾区的救援工作，大家都很高兴。我们首先帮助兄弟单位的战友搭起帐篷，安排好临时住所，随后打起了山东省应急医疗救援队的旗帜，开始有秩序地排班救治病人。

随着到地震中心区道路的逐渐畅通，患者也逐渐增多，急救车队异常繁忙。我们主动向领队——山东省卫生厅应急办的李处长请缨随救护车到最前线去抢救病人。李处长表示要和当地急救办协调后，才能尽快送大家到最前线。

晚上 9：00，我们接到通知：离都江堰市人民医院约 15 公里的大酒店有危重病人。我队的牛军、张洪福、戴国锋教授随车赶到现场，同武警战士一起进行现场挖掘，特别是牛军教授身先士卒，奋力挖掘，虽然挖出的两人已经没有生命体征，但其家人感激涕零。

目前，我们仍然处于危险境地，今天就发生了四次可以明显察觉到的余震，坐在床上就能真切地感觉到震动。

**5 月 15 日**

**接到命令，转战绵阳**

……

（本文作者为山东省应急救援队山东大学齐鲁医院分队队员，由卢玉林、赵永鑫整理。）

（原载 2008 年 5 月 17 日《生活日报》第 10 版）

# 来自抗灾一线的短信手记

李海燕 吕军 赵永鑫

**【背景】**“叮叮叮……”，“5·12”国际护士节深夜，山东大学齐鲁医院普外科牛军教授、胸外科张洪福教授、呼吸科李煜教授、骨外科戴国锋副教授、骨创科潘新副教授、神经外科苏万东副教授组成强大的应急医疗队，在第一时间赶赴灾区实施救援。13日上午9时，医疗队乘坐专机赶赴灾区，前后方的短信互动由此开始，前后方的心，同在灾区。

**5月14日**

**前方：初抵前线**

短信发送人：苏万东、潘新

14日早上醒来，立即投入到繁忙的工作中。老天有眼，天晴了，这无疑有利于对灾区的救援，很高兴。先帮助兄弟单位的战友搭起帐篷，安排好临时住所，随后竖起了山东省应急医疗救援队的旗帜。开始有秩序地救治病人，但条件有限，无法开展手术等大规模医治，只能做些简单处理后再转走。

晚上9时，接通知，离都江堰市人民医院约15公里的大酒店有危重病人，牛军、张洪福、戴国锋教授随车赶到现场，同武警战士一起进行现场挖掘。

**后方：踊跃献血**

听说灾区血源不足，医院工程师张学峰14日在泉城广场排队等候4个多小时，终于献了400ml鲜血，简单吃了点东西后，下午2时40分，他拖着疲惫的身躯又全身心地投入到本职工作中。张学峰在献血现场碰到了许多同事，大家相视一笑。

**5月15日**

**前方：转战绵阳**

短信发送人：苏万东

来灾区后只能吃方便面，在等待开饭的时间，到商店里给大家采购内裤和袜子，在灾区，喝的水都不足，洗漱之类的卫生就更谈不上了。身穿迷彩服在大街上打出租车，司机很快把我送到超市，我给他车费，他说啥也不要，只是说你们帮我们抗震救灾，我送你是应该的。

**后方：请战书**

灾区缺少医务人员，曾经有着10余年急诊护理工作经验的放疗技师侯艳，积极要求到地震前线。保健门诊护士肖宇、靳传红主动到护理部报名要求参加救灾医疗队，保健八楼、保健十楼全体护士集体向护理部递交了请战书，表示随时做好准备奔赴抗震救灾前线。

**5月16日**

**前方：挺进平武**

短信发送人：戴国锋

15日晚11点到达绵阳后进行了短暂休整，立即挺进重灾区平武，因道路多处塌方，原有道路已被封堵，行走十分困难，在绕行9个小时后于16日上午10点到达集合地点。上午11点半，山东省卫生厅运来救援物资，并有两辆救护车从成都赶来集结，由平武县医院副院长给急救医疗队带路，包括引导车在内的8辆救援车队紧急奔赴平武重灾区。医疗队员在车上以压缩饼干和方便面来充饥。

**后方：踊跃捐款**

15日上午，医院外科总支在刚发出倡议半小时后就收到来自骨科的8100元捐款；妇产科的郑靖芳现在国外学习，得知消息后委托家人主动前来捐款。截至下午16时，全院募集捐款30余万元。

**5月17日**

**前方：紧急救治**

短信发送人：戴国锋

17日凌晨1：30，历时13个小时后山东急救医疗队终于到达平武县。随后，后兵分四路开始救治伤员。这里有50多个骨伤患者，还有内科患者。戴国锋和潘新是骨科专业，牛军和张洪福、苏万东分别是普外、胸外、脑外专业，这样可以同时开两台手术。由于缺乏基本材料和设施，处理只能因地制宜。大部分伤员都贫血，有的低蛋白，联系的红细胞和血浆明天才能到达。后方一行护送的医疗器材因道路阻塞难行还滞留在路上，预计明晨能到达，手术只有等血液和这些物资到达后开展。

**后方：请战还在继续**

周六，很少有人休息，请战还在继续。不少在外地学习的大夫也通过电话向医院请战，表示随时听从组织调遣。

（原载2008年5月18日《大众日报》第3版）

## 只要齐心协力，必能众志成城

# 战斗在抗震救灾第一线

苏万东

5 月 12 日深夜，我和普外科牛军教授、胸外科张洪福教授、呼吸科李煜教授、骨外科戴国锋副教授、骨创科潘新副教授分别接到山东大学齐鲁医院医务处处长阎明的紧急电话通知：四川汶川发生了里氏 8.0 级特大地震，造成重大的人员伤亡，中共山东省委、省政府责成卫生厅从医院相关科室抽调骨干人员，组成应急医疗队，第一时间赶赴灾区实施救援。大家感到任务的紧急性与沉重性，恨不得立即赶赴灾区，纷纷表示随时待命，听从上级指挥。

13 日上午 8 点，各位救灾人员接到紧急电话指示，到医院办公楼前紧急集合。在以院党委书记周日光和院长魏奉才为首的领导组的指挥下，我们乘车赶赴机场，同时救护车拉着医院准备的应急救灾物资随行。

副院长李新钢已先期赶到机场进行安排，我们在机场贵宾通道集合后和兄弟医院共 52 人组成山东省应急救援医疗队。山东省卫生厅厅长包文辉在现场作了动员讲话，同时成立了医疗队临时党小组。在候机厅里，省委、省政府领导要求我们把山东省 9300 万人对灾区人民的问候与关切之情带给他们，要求大家在第一时间给他们提供及时有效的医疗救治，并跟我们一一握手道别。与我们同机进川的还有武警消防突击队的战士，他们头戴钢盔，手牵搜救犬，让我提前感觉到现场紧迫的气氛，更感任务艰巨，责任重大，暗下决心：一定要最大限度地发挥我们的医疗技术，把全省人民和省委、省政府的心意带到灾区。

我们乘坐省委、省政府派山航安排的专机于 9 点紧急起飞，到达成都双流机场后，因机场飞机过多，无法降落，经过一段时间的空中盘旋后才安全降落。武警消防突击队首先下机立即赶赴重灾区。此时的成都下着中雨，道路湿滑，我们在机场待命 2 小时后，在四川省卫生厅的安排下，改变原有方案向都江堰进发。

在机场停留期间，我们看到武警官兵的车辆不停地向灾区运送物资，双流机场显得异常繁忙，见此情景，我们心急如焚，恨不得此时立刻赶到灾区前线。

从机场出来的路上实行交通管制，以便救援物资和人员尽快地到达灾区。从成都到都江堰的高速公路上，可以看到周围的民房有部分坍塌，房上瓦片掉落明显。我们在中途领到命令后到达都江堰市，但见市里所有的楼房都已经清空了，楼房有不同程度损坏，商铺空旷，市民在大街上临时搭起防震篷。据介绍，这里市中医院全部坍塌，广场附近的楼房三楼变成了一楼，大街上还有用雨布覆盖的尸体。

我们于下午6点到达都江堰市人民医院，和当地领导联系后，立即把我们的救灾物资无偿地送给他们。此时雨越下越大，我们在雨中搭起了齐鲁医院的帐篷。由于地震造成的水、电、气的中断，我们只能靠压缩饼干充饥，与外界联系的手机信号大部分时间不畅通，受条件所限，大部分人员只能在车上度过一夜，四川的夜晚非常湿冷，我们都被冻醒了，但大家没有丝毫怨言，因为我们有战胜困难救治患者的决心，因为我们此时只想怎样能快些到达重灾区抢救灾民。当晚，我们的领队向山东省卫生厅领导汇报了这里的情况，在得知了这里条件异常艰苦的具体情况后，相关领导时常来电询问我们的状况，领导对医疗队和灾区人民的牵挂让大家深受感动。

14日早上醒来，我们立即投入到繁忙的工作中。老天有眼，天晴了，这无疑有利于国家对地震重灾区的救援，我们都很高兴。我们首先帮助兄弟单位的战友搭起帐篷，安排好临时住所，随后搭起了山东省应急医疗救援队的旗帜，山东大学齐鲁医院的旗帜也同时高高飘扬在救灾现场。我们开始有秩序地排班救治病人，这里各类创伤病人都有，但由于条件有限，无法开展手术等大规模的医治，只能做些简单处理后再转走。

白天，军用直升机在低空中飞来飞去，辗转于地震中心区与抢救现场，救护车的声音此起彼伏，随着到地震中心区道路的逐渐畅通，患者也逐渐增多，更多的病人来到急救所。我们看到急救车队异常繁忙，我和潘新、戴国锋主动向领队——山东省卫生厅应急办的李处长请缨随救护车到最前线去抢救病人，争取在第一现场就能救治患者。李处长高度赞扬了齐鲁医院专家的模范带头作用，但同时表示要和当地急救办协调后，才能尽快送我们到最前线。

晚上9点，我们接到通知，离都江堰市人民医院约15公里的某大酒店有危重病人，我队的牛军、张洪福、戴国锋教授随车赶到现场，同武警战士一起进行现场挖掘，特别是牛军教授身先士卒，奋力挖掘，虽然挖出的两人已经没有生命体征，但其家人仍感激涕零。

目前，我们仍然处于危险境地，今天就发生了4次可以明显察觉到的余震，坐在床上就能真切地感觉到震动，但我们情绪依然高涨，特别是展涛校长在百忙之中发短信给牛军教授对我们表示慰问和支持，我们特别感动，决心以实际行动不辜负齐鲁医院、省卫生厅领导、省委省政府和全省人民对我们的期望，继续战斗在抗震救灾的第一线！

15日早晨，我们根据指示转战四川绵阳，进行救治工作。15日下午，我们在经过成都郊区时，由于来灾区后只能吃方便面，领队决定找个饭店吃点蔬菜和肉。在等待开饭的时间，我到商店里给大家采购内裤和袜子，因为从济南出发时时间紧迫，大家都没有带内裤和袜子，来到灾区后没有水，无法洗澡、洗脚，最多用纯净水刷一下牙，所以很难受。我身穿迷彩服在大街上打出租车，他很快把我送到超市，我给他车费，他说啥也不要，只是说你们帮我们抗震救灾，我送你是应该的。我听后非常感动，灾区人民的觉悟真高呀！我想只要我们团结一致，众志成城，在党和政府的领导下，就一定能够战胜天灾，重建家园。出租车司机的无私行动不就是这种精神的体现吗？

（原载2008年5月22日《当代健康报》第2～3版）

# 大爱铸医魂

## ——山东大学齐鲁医院援川抗震救灾纪实

佟霞 谢静 赵永鑫

**编者按：** 5月12日，得知四川发生特大地震后，山东大学齐鲁医院紧急抽调由骨科、胸外科、普外科、呼吸科、神经外科等专业具有临床经验的6名专家，迅速组成医疗应急救援队乘坐飞机奔赴灾区一线，开展医疗救助工作；5月18日医院再次派出ICU、感染科、血液净化科的3名队员奔赴前线；5月29日，齐鲁医院派出的第三批医疗救援队员已到达四川地震灾区，全力投入到紧张艰苦的医疗救援工作中。

5月24日以来，当一批批灾区伤员相继转入我省后，齐鲁医院连续派出多批专家组奔赴省内各相关医院，为灾区来鲁伤病员会诊。同时，医院腾出50张床位的爱心病房，随时准备迎接灾区转来的病员。

当记者采访在这次抗震救灾中齐鲁医院所作的突出贡献时，这些天来一直为组织全院抗震救灾工作绷紧了弦的该院院长魏奉才说，齐鲁医院作为公益性的百年老院和我省医疗技术的龙头，一直以来肩负着繁重的抗病救灾任务，医院常年配备应急医疗队，一旦接到上级下达的任务，携带药品、器械，随时奔赴省内外抗病救灾的前线。大难来临，为国分忧，无私奉献，发扬救死扶伤的人道主义精神，是齐鲁医院的一贯风格。

### 前线：天使浴血救伤员

当接到奔赴灾区的命令，齐鲁医院医疗队第一时间出发，在抗震救灾的第一线，他们为同胞疗伤止痛，与死神抢夺生命，无论多苦多累都任劳任怨。今天，让我们通过齐鲁医院几位赴川医疗队员的战地日记，再现一幕幕奋战在救灾第一线的白衣天使们感人至深的场景，感受奋战在救灾第一线全体医护人员直面生死的勇气和共克时艰的精神。

**场景一：坚持到底**

5 月 23 日医疗队到达四川抗震救灾已经是第十一天了，连日来的忘我工作使大家忘记了日期，也没顾得上看自己变成了什么模样。今天忽然觉得裤子肥了，走路总要不时地提提裤子，这才发现不知不觉中已把腰带紧到了最后一个卡口处，没法再紧了。

在医疗队由都江堰转往绵阳，又由绵阳转移到平武县城途中，队员们只能在车上吃方便食品，有的出现胃酸、腹泻，看见方便面、火腿肠就恶心。车过金鸡山驶入青川的盘山公路后，通信信号中断达 5 个小时，以致卫生部发出山东医疗救援队在山区失踪、去向不明的通告。冒着巨大的危险，我们还是勇敢地走过来了，成为第一支到达平武县城的医疗队。

医疗队第四分队到达的当天即进驻县医院开始了繁忙的工作，24 小时连续值班。7 天来查房 400 多人次，治疗 100 多人次，接诊患者 200 多人次。平武县是典型的高原气候，白天气温高达 37℃，帐篷里更高达 40℃ ~ 50℃，值夜班白天需要休息的同志根本不能进帐篷睡觉，只能坐在小小的树阴下打个盹儿，还要不断地随太阳移动寻求阴凉；夜间气温只有 10℃左右，过往的车辆轰轰隆隆从帐篷边驶过，仅能间断睡 3 ~ 4 小时。连日来的路途奔波和繁重的工作，使得队员们不仅身体疲惫，而且精神上也高度紧张，但是大家没有怨言，没有一个叫苦退缩，决心坚持到底，圆满完成山东人民交给我们的任务。

（节选自齐鲁医院第一批抗震救灾医疗队员戴国锋“战地日记”）

**场景二：尽情地哭吧**

5 月 19 日在重症加强治疗病房，一位情绪极为低落的重伤员引起我的注意。该伤员于 5 月 13 日由重灾区绵竹市转来，病情急剧恶化，5 月 14 日晚 11 时急症气管切开。伤员情绪低落、忧郁、悲观，拒绝与医护人员和志愿者交流，这与大地震导致的创伤后应激障碍有关。由于该伤员接受了气管切开和右手骨折石膏固定，语言交流极为困难，我决定先以自己的实际行动感动这位伤员，亲自给他吸痰、喂水、喂饭，耐心与他交流，观察和了解他的情绪变化。

5 月 21 日在交流中得知，他与家人失去了联系。他眼中充满渴望，这目光给我留下深刻的印象。我立即告诉他，我准备送你一部收音机，你可以随时了解灾区的情况。令我感动的一幕发生了，他的眼中流下感激的泪水。我接着告诉他，你知道吗，我们的温家宝总理在地震发生后不到2小时就到达灾区，指挥抗震救灾。他开始抽泣，我接着说，胡锦涛总书记也来了，他再也无法控制自己，眼泪哗哗流下。我说，人民解放军、武警、消防、医务人员正在灾区抢救人民的生命，全国、全世界的人民都积极为灾区捐款捐物，我们医疗队就是肩负山东全省人民的重托，为灾区服务。他开始嚎啕大哭，泪流满面。由于气管切开，他不能发出哭声，但此时此刻，无声胜有声！

哭吧，尽情地哭吧！

5月23日9时，经过全体医护人员的精心治疗，我们成功拔除该名伤员的气管套管，他终于可以说话了。我将收音机郑重地交给他，这时，他再次流下感激的泪水。

在此期间，中国之声大型直播节目“汶川紧急救援”深深地吸引着他，抗震救灾中发生的感人事迹深深地感染着他。特别是当他通过收音机听到温家宝总理重返地震灾区的消息，他再一次流下激动的泪水。下午4点半，他终于告诉我们他的姓名及家庭住址，我们立即将他的联系方式向相关部门作了汇报。

5月24日一进病房，远远看到他正认真收听收音机，脸上充满灿烂的笑容。在此，祝愿他早日痊愈出院，早日与家人团聚，重建幸福家园。

（节选自齐鲁医院第二批抗震救灾医疗队员丁士芳“战地日记”）

**场景三：孩子，希望**

5月26日“六一”儿童节就要到了，这是世界上所有孩子的节日，也是汶川大地震灾区所有孩子的节日。

上午我来到血透室，继续为静秋小朋友做血液透析。来自绵竹市富新镇的小静秋今年13岁，校舍倒塌时被砸伤，因肌肉长时间被挤压导致挤压综合征，进而又引起急性肝肾损害、高钾血症，病情危重。经过我们医疗队和当地医院的积极救治后，静秋的病情明显好转，但身体和心灵上的创伤仍使他对外界事物冷漠，夜间经常惊醒。引血上机后我和他聊天，鼓励他要乐观、勇敢。正说着，一位老师带领着五位戴红领巾的小朋友走进了病房，他们拿着自己画的图画等礼品送给了小静秋，原来他们是眉山师范学院附属小学艺术团的小朋友，当得知这两天就有大部分伤员要转运到其他省继续治疗后，他们连夜赶制礼物，排练节目，提前和病房小伤员一起过儿童节。小静秋和小朋友们一起合唱《让我们荡起双桨》，在悠扬的歌声中，小静秋终于露出了笑容。我发现，很多病房内都可以看到艺术团的小朋友和小伤员一起欢度儿童节的场景。

回到驻地，我想起了天真可爱、刚会说话的女儿，我给家里打了个电话，老婆说女儿真的想我了，天天拿着我的照片喊爸爸。我真想飞到女儿身边亲她一口，对不起了，女儿，爸爸不能陪你过儿童节了，因为爸爸在千里之外要坚守岗位，要让灾区的小朋友们过得幸福快乐，因为他们也是祖国的未来和希望……

（节选自齐鲁医院第二批抗震救灾医疗队员孙怀斌“战地日记”）

## 后方：全院涌动爱心潮

四川汶川发生“5·12”地震灾害后，牵动着全国人民的心。齐鲁医院全体干部职工纷纷组织各种活动用不同的方式表达关切之情：自愿捐款、义务献血、主动请缨去抗震一线等。大家团结一心，众志成城，用实际行动表达着对灾区人民的关心。

齐鲁医院积极响应山东省对口支援绵阳的号召，在医院首批为灾区募集捐款达377855元的情况下，22日上午全院职工再掀捐赠热潮，仅半天时间募集捐款494343元。令人感动的是，已经赶往一线的医疗队员也特意发来短信表示，要为灾区人民再献爱心。

连日来，齐鲁医院已派出多批多位医疗专家赴省内多个城市为灾区来鲁伤病员会诊。转来我省的灾区患者绝大多数为骨科或伴有骨科伤患，部分需要进一步手术治疗。5月24日上午，齐鲁医院伤病员救治专家组成员到山东大学第二医院参与会诊相关患者；24日下午，接到紧急通知后，齐鲁医院又派出四名专家于当晚8点赶赴青岛，并于次日对分布在青岛大学医学院附属医院、市立医院等6家医院70余位灾区患者进行会诊评估，进一步完善诊断和治疗方案。25日，齐鲁医院又派出专家到济南市第四人民医院参与灾区伤病员的会诊。5月30日，医院在各相关专业抽调100名专家教授组成我省首批“百名专家组”，在全省范围内对来鲁的震区伤员进行巡诊、会诊治疗，今后医院将进一步建立完善的应急救援队伍，继续向灾区派遣医疗队员进行救助工作。

另外，根据省卫生厅有关指示，齐鲁医院已做好接收四川地震灾区伤病员的各项准备工作。医院成立了以院长魏奉才为组长的领导小组，并设立了医疗救治组、后勤保障组、宣传报道组、心理辅助组、亲属接待组等，确保在接到收治伤员通知时，能够立即开展救治工作。同时，医院及时成立了以院党委副书记陈晓阳为组长的心理辅助组，在医院接收到伤病员后，他们将积极配合爱心病房开展伤病员的心理援助工作，及时对患者进行心理干预。

（原载2008年6月12日《生活日报》第22版）

# 爱心大救援
## ——来自山东大学齐鲁医院汶川地震灾区救援队的报告

李义福 吕军 谢静

5 月 12 日 14 时 28 分，时间永远凝固在这一时刻，四川汶川 8.0 级特大地震发生了……当生命遭到灾难威胁的时候，四面八方的援手瞬间向这里集聚，在那坍塌的废墟上升起了生的希望。这希望来自于全国各地，来自于各行各业，也来自于齐鲁医院“白衣战士”们的无私爱心。

6 月 2 日晚，齐鲁医院首批赴川参加抗震救灾的 6 名医疗队员，同山东大学其他医疗队员和志愿者们，在山东大学科学会堂参加了主题为“和灾区人民并肩战斗的日子”的大型访谈，讲述了他们在地震灾区面对重重困难救死扶伤，与灾区人民结下深厚情谊的感人故事……

## 来自齐鲁医院汶川地震灾区救援队的报告之行动篇

### 千万里我们牵挂着你

通过电视和网络，人们的目光被紧紧地凝聚在了那一片片废墟之中，耳边萦绕着灾区孩子震后余生的哭喊声。灾难，夺走了多少人的生命，摧毁了多少家庭的幸福，震惊与剧痛无以用言语表达。作为医务工作者，齐鲁医院的“白衣天使”们纷纷要求奔赴一线，为挽救同胞生命尽一份爱心。

### 医护人员主动请缨

“5・12”是国际护士节。“白衣天使”们都沉浸在节日的欢庆气氛中，以各种形式庆祝着属于自己的节日。

“四川汶川发生大地震了。”下午3时左右，有人通过网络得知了这一震动人心的消息。党委书记周日光、院长魏奉才迅速召开专门会议，立即全面做好抗震救灾各项准备工作。各职能处室和临床科室按照要求，精心组织，周密部署，做好了随时派出医疗救灾人员的各项准备。

灾情就是命令。听说医院要组建应急救援队，不少科室和个人向院党委写来了请愿书，要求赴川抗震救灾，尽自己的一份责任和爱心。骨外科全体医务人员，第一时间在请战书上签字表示决心，放疗科党支部在请愿书中写道：我们为每一个死难者流泪，作为医务工作者，对于生命，我们有着更敏感的认识和理解，当听到地震灾情发生时，遇难者数字和坍塌的废墟展现给我们的一个个躺倒的原本鲜活的生命和一个个在废墟下被扭曲的躯体更加形象，也令我们更加焦急。血液科马曰霞、普外科张宗利、高压氧科韩玉芹、急诊科赵伟等也纷纷主动请缨到灾区一线。神经内科张宗军和在北京学习的神经外科王东海则通过电话向组织请战，表示随时听从组织调遣。药剂科全体职工在请战书中决心以实际行动支援灾区工作。仅短短的一天时间，医院就收到500多名医护人员写来的请愿书。这分明是齐鲁医院人一颗颗无私奉献的爱心啊！

**临危受命急赴灾区**

时间就是生命。“丁零零……”5月12日深夜，普外科教授牛军、胸外科教授张洪福、呼吸科教授李玉、骨外科副教授戴国锋、骨创科副教授潘新、神经外科副教授苏万东几乎同时接到医务处处长阎明的紧急电话通知：省委、省政府责成卫生厅从我院相关科室抽调骨干人员，组成应急医疗队，在第一时间赶赴灾区实施救援……这几位专家教授立即感到任务的紧急性与重要性。一种强烈的责任感和爱心驱使他们恨不得立即到达灾区，救援遭受重大地震灾害的同胞。

5月13日上午8时，医院专车把6位专家陆续送到机场，他们乘坐省委、省政府安排的专机于9时紧急起飞。骨外科副教授戴国锋回忆说：“因事出紧急，我几乎没有带任何随身物品和衣物就坐上了飞往四川的专机，开始进入抗震救灾的工作中。”

到达成都双流机场后，因机场飞机过多，无法降落，经过一段时间的空中盘旋后才安全落地。晚上 8 时，他们到达都江堰市人民医院。此时的雨越下越大，他们便在雨中搭起了帐篷。由于地震造成水、电、气中断，他们只能靠压缩饼干充饥。四川的夜晚非常湿冷，他们都被冻醒了，但没有丝毫怨言。他们想得最多的是，如何才能尽到自己最大的努力，挽救更多的灾区伤员。

### 情系同胞爱心绵绵

只要灾区需要，我们全力以赴。5 月 18 日，齐鲁医院前往灾区开展医疗救援工作的第二批医疗卫生救援队出发。这次医院派出三名队员，他们是重症监护室（ICU）副主任医师丁士芳、血液净化中心主治医师孙怀斌、感染管理科副主任护师王书会。他们与省内其他医院的医护人员共计 60 名乘机前往灾区开展医疗救援工作。

5 月 28 日，医院紧急抽调第三批急救队员赶赴一线。他们是骨外科副主任医师孙刚、神经外科主治医师黄齐兵、骨外科主管护师刘巧慧、ICU 主管护师高伟 4 名队员。这 4 名队员与山东大学第二医院等 4 家医院共 11 名队员一起赶赴地震重灾区之一的平武县，与山东省第一批应急医疗队员汇合，继续在平武展开医疗救助工作。

前方将士冒着危险抢救生命，后方职工心系灾区情真意切。全院职工在首批为灾区募集捐款 37 万元的情况下，5 月 22 日上午，医院再次掀起捐款热潮，仅半天时间又募集捐款近 50 万元，支持灾区同胞重建家园。有许多同志，听闻灾区急需抢救用血，多方打听献血地点，排队献血，用他们的话说：“说不定，我这点血就可以救活一名灾民，只要灾区人民需要，我一定会尽全力！”放疗科工程师张学峰在泉城广场排队等候 4 个多小时，终于献了 400mL 鲜血。

## 来自齐鲁医院汶川地震灾区救援队的报告之救援篇

### 同胞生命我来挽救

一个个受伤的肢体，一个个受伤的心灵，在他们的抚慰中得到康复。在救灾一线，他们冒着余震危险，克服断水、断电的困难，每天只吃方便面和压缩饼干，一切都是为了生命！齐鲁医院的“白衣天使”们用精湛的技术和过硬的作风，挽救了一个个濒临死亡的生命，创造了一个个奇迹。

**抢救两岁孤儿**

5月13日晚，齐鲁医院医疗队在雨中赶到都江堰市人民医院。医疗队员与当地部门沟通后，冒雨在院外的大街上搭建帐篷，立即投入到抗震救援的工作中，在不到两天的时间里，他们救治伤者近200人。当天晚上，被送到齐鲁医院救治所的伤者特别多，大部分情况都比较严重。几位专家按照分工精心救治。期间，由两名武警战士和两名志愿者抬来一个两岁的儿童。这个患儿的家人都在地震中遇难，正在抢救现场的国务院领导得知情况后，立即安排武警战士紧急送到齐鲁医院所在的急救所，并指示一定要把孩子救好。牛军教授顾不上一天的劳累，亲自上阵。他仔细检查了患儿的病情，见患儿右侧大拇脚趾已经坏死并流着脓，他立即给患儿做了必要的处理后，紧急转移到成都大医院进行了拇趾截除手术……送走这个可怜的孤儿，牛军教授累得腰都直不起来了。

根据统一安排，齐鲁医院的6位专家在灾区每天的工作，就是收到伤员后，伤势轻者立即进行清创缝合，遇到伤势重的，通过抢救使伤员的生命体征稳定下来，然后转入其他医院。据介绍，这里被送来的伤员多是挤压伤，这种挤压伤很危险，因为伤员多是经过几十个小时之后救出来的，受挤压部分的细胞很容易坏死，而被救后进行输液，就容易冲破血管导致中毒。担负前期救治任务的队员们，自感责任重大，工作艰苦细致，一丝不苟。

**会诊急症病人**

5月18日下午3时，齐鲁医院ICU副主任医师丁士芳、血液净化中心主治医师孙怀斌、感染管理科副主任护师王书会随山东省第五批赴川医疗队到达眉山市。晚8时，医疗队接到眉山市第二人民医院血液透析科救援电话，这个医院下午接收了一位从彭山县人民医院转运至该院的中年妇女，病情复杂，医疗队安排山东大学齐鲁医院丁士芳和孙怀斌与青岛大学医学院专家共同会诊，讨论是否对患者进行血液透析治疗。

专家组成员立即到达医院，仔细询问病史、查体，结合化验结果，进行细致讨论，考虑患者肋骨骨折合并胸腔积血，加之患有重度贫血，决定暂不进行急症血液透析，先纠正不利因素，明日再讨论确定是否血液透析。

晚10时四位专家返回驻地，这是医疗队第一次参与对地震灾区伤员实施救治，5月19日，以丁士芳、孙怀斌为主的6人专家会诊组，重点对前一天晚上的急诊会诊病例进行讨论。这位中年妇女根据昨晚会诊意见接受治疗后，病情趋于稳定，相关指标好转。专家组认为应继续纠正不利因素，保守治疗，并向山东医疗队领队汇报，需要继续治疗并安排专人随诊，及时调整治疗方案，此方案得到院方肯定。

## 实施紧急手术

5月22日中午12时15分，山东省赴川医疗队的队员们正在吃午饭，突然接到眉山市中医院的求救电话，一位病人需要急症会诊救治。医疗队立刻指派齐鲁医院副主任医师丁士芳为组长，组成专家组前去会诊。

这个男性患者50岁左右，右肺占位性质不明确，为明确诊断，前一天在CT引导下行经皮肺穿刺活检术。手术后出现气胸和皮下气肿，放置胸腔闭式引流后，皮下气肿仍进行性加重，整个胸壁、颈部、颜面部及眼睑肿胀，患者感到呼吸困难并逐渐加重。经专家组讨论，决定立即行胸部X片检查。经透视拍片后，肺部压缩不严重。以丁士芳为主的专家组经充分讨论，尽管病变证实为活动性肺结核，有被传染的危险，但仍决定立即手术，把积聚在皮下组织内的气体排出，解除颈部压迫导致的呼吸困难，防止继发性感染。

血液净化中心主治医师孙怀斌等医生密切配合，在患者右侧胸壁上部切开长约2cm切口至皮下组织。把颈部、胸壁的皮下组织内的气体自切口挤出后，患者感到呼吸通畅，胸部疼痛也减轻了。患者家属激动地哭出了声，连说“感谢”。

## 紧张忙碌的一天

根据抗震救灾指挥部安排，山东省赴川医疗队危重病组和肾病组，以眉山市第二人民医院为基地，对全市收治地震灾区伤员进行救治。

5月22日，副主任医师丁士芳作为危重病组的副组长，早晨起床后第一次协助眉山二院ICU科主任向怒涛查房。他们认真分析每位伤员病情，仔细调整治疗计划，并重点对一位68岁男性伤员进行讨论。这个伤员因地震伤导致ARDS，呼吸机治疗6天，已具备撤离呼吸机指征。经过充分有效吸痰后给他成功撤离呼吸机、拔出口腔气管插管。

上午10点半，丁士芳代表医疗队对一位右股骨粉碎性骨折合并支气管哮喘的女性伤员进行术前会诊。这个伤员70岁，有20余年支气管哮喘史，已经处于急性哮喘发作（中度）和阵发性快速房颤。由于患者病情复杂，为尽早解除伤员病痛，丁士芳在特别向齐鲁医院心内科副主任黎莉电话请教后，制定了更详尽的治疗计划。

中午12点丁士芳返回驻地。开始吃饭时，医疗队再次安排他任组长的专家组立即到眉山市中医院，对一位肺穿刺活检术后突然发生气胸和进行性皮下气肿的患者急症会诊。通过讨论分析，大家认为需拍胸片指导治疗。根据检查结果，他们立即对患者实施手术，取得了满意疗效。这时已是下午两点，他们不顾劳累，立即返回眉山二院继续抢救伤者。

回到医院后，大家重点对上午已经试脱机的患者进一步强化呼吸道管理。队员们反复给他吸痰后，患者病情稳定。同时，还安排专人对一位失去所有亲属联系的伤员进行心理干预，经过心理指导，伤员的情绪逐渐好转。

## 来自齐鲁医院汶川地震灾区救援队的报告之情感篇

### 感动我也激励你

危难之时见真情！天塌了，地陷了，再大的困难由我们共同支撑，一起来承担！你、我、他结成一条心，这心汇聚成一股巨大的爱流，手牵着手一同往前走，不可阻挡。灾区人民不再哭泣，不再孤单，他们感激，他们付出，他们用爱回报着来自四面八方的爱。

**“你帮我们抗震救灾，我送你是应该的”**

5 月 15 日下午，山东医疗队在都江堰转战绵阳的途中，经过成都郊区，领队决定找个饭店吃点蔬菜和肉，他们来灾区后由于条件所限，只吃方便面好几天了。等待吃饭的间隙，神经外科副教授苏万东想到给大家采购内裤和袜子，因为他们在济南出发时太紧迫，大家都没有来得及带换洗衣服。到灾区后又没有水，根本无法洗澡、洗脚，最多能用纯净水刷一下牙，所以都觉得浑身不舒服。

苏万东身穿迷彩服在大街上打出租车来到一家超市，下车时他给司机付车费，没想到司机怎么也不收，只是说：“你们来帮我们抗震救灾，我送你是应该的。”苏万东听后非常感动，他想，只要我们团结一致，众志成城，在党和政府的领导下，就一定能够战胜天灾，重建家园。出租车司机的无私行动不就是这种精神的体现吗？

**“孩子辛苦了，谢谢你们，谢谢你们喽”**

山东大学齐鲁医院第二批赴川医疗队到达眉山驻地后，亲身感受到了眉山人民对救援人员表现出的极大热情。5 月 19 日上午，血液净化中心孙怀斌在内科病区给一名重症患者会完诊后，刚下楼梯，就碰到一位正在上楼的老大娘。老人家看到孙怀斌的“白大褂”上带着红袖章，上面写着“卫生救援队——山东应急”，便一把拉住他，硬是往他手里塞了一塑料袋东西，嘴里说着还能听得懂的一句四川话：“孩子辛苦了，谢谢你们，谢谢你们喽。”边说边急匆匆地下楼了。孙怀斌打开塑料袋一看，是当地特产——枇杷，尝了一个，他顿时觉得心里甜滋滋的。

5 月 19 日中午，趁吃饭的时候，丁士芳来到医院旁边一个印务中心发邮件。他要把今天的工作生活情况发回医院，向领导们汇报。印务店的女老板知道他是齐鲁医院医疗队的队员后，停下自己手头正在忙活的工作帮他打印、拷贝照片、发邮件，还热情地给他们沏茶倒水。发完邮件，女老板就是不要钱，并说：“你们都是恩人，我感激你们还来不及呢，这点小活怎么能收你的钱？”在丁士芳的执意要求下，她象征性地只收了 1 元钱，并表示可以随时来她这里发邮件。

### “哥哥，别停下来呀，我还要听你唱歌”

5月19日14：28，救灾一线救援队举行默哀仪式，沉痛哀悼地震中逝去的生命。仪式结束后，血液净化中心孙怀斌回到齐鲁医院救援队所服务的眉山二院。在骨伤病区会诊后他刚要离开，却突然听到有歌声伴随着二胡的声音从旁边一间病房传出，他寻着声音轻轻地推开房门，眼前的一幕叫他惊呆了：中间床位上躺着一个大约4岁的小男孩，他的左下肢已截肢，右下肢打着石膏，额头上缠着纱布，但在他的面容上没有露出丝毫的痛苦，反而不时地露出微笑。在床的右侧坐着一个十三四岁的男孩，他正拉着二胡，嘴里唱着“祝你生日快乐……”。看见孙怀斌进来，他停止了唱歌，站了起来。

“你是他哥哥吗？”孙怀斌问他。

“不是，我不认识他，只知道他父母在地震时死去了，我来给他唱歌拉二胡，这样他就不哭了，不害怕了。”男孩诚恳地对孙万斌说。

“哥哥，别停下来呀，我还要听你唱歌。”床上躺着的小男孩紧紧盯着床旁的小哥哥，慢慢地说。

孙万斌的眼睛顿时模糊了，转身轻轻地带上了房门，他不想打扰他们……

### “我们都是志愿者，来灾区尽一份爱心”

在地震灾区时时刻刻都会见到志愿者们忙碌的身影，他们为灾区人民默默地奉献着自己的力量。这些来自四面八方的志愿者们挂在口头上的一句话就是：“我们都是志愿者，来灾区尽一份爱心。”

从成都来眉山市的路上，在很多运输救灾物资的运输车上贴着志愿者的条幅；送医疗队员们去眉山市的两辆大巴和一辆行李车司机都是当地的志愿者；在眉山市第二人民医院照顾灾区伤员的大部分也是志愿者，他们给病人买吃的、喝的、用的，像亲人一样照顾着这些刚从死亡边缘被拉回来的伤员。

最让人感动的是在医院里有无数这样的志愿者在行动。他们向素不相识的灾区伤员伸出温暖的双手，喂饭、梳头、理发、端屎端尿，还协助伤员们翻身拍背，跟伤员谈话交流，让他们感觉不到孤独，并鼓励伤者勇敢地面对不幸，树立信心，众志成城，战胜灾害。

灾区到处都是志愿者的身影。都晚上 10 点钟了，血液净化中心的孙怀斌返回医疗队驻地时，发现仍有大量志愿者在医院陪护病人。面对此情此景，他感动万分：一方有难，八方支援，素不相识的志愿者在抗震救灾中手牵手、心连心，作为救死扶伤的“白衣卫士”，我们更应该发扬不怕脏、不怕苦、不怕累的精神，为救治灾区伤员无私奉献！

（原载 2008 年 6 月 18 日《大众日报》第 8 版）

## 他参加过唐山地震、斐济地震和汶川地震三次救援

# 牛军：灾难彰显医生本色

魏然

### 第一个进入唐山灾区的医疗队员

“我出生于1953年，同那个时代的很多人一样，下乡、参军，直到1975年转业到济南市第五人民医院工作，才算安定下来”，牛军淡淡一笑，“没想到还不到一年，唐山大地震就发生了”。

当时山东医疗队组织了800多人，是第一支到达唐山的医疗队。

“那时候我们从济南坐火车到天津，再坐飞机去唐山，由于消息闭塞，谁也不知道发生了什么事情，快到唐山机场了，大家从飞机上看到房子、桥梁都塌了，铁路都拧了，才知道唐山地震了，大家面面相觑，都被吓蒙了。”接下来的两个小时，医疗队一直在飞机场待命，没有人组织，现场乱成一团。

“可能是年轻气盛吧，我想不能总在这里干等啊，就带了2个护士，背了一大箱药品，和救援的解放军一起冲进去了。可以说我是第一个进入地震灾区的医疗队员。”说到这里，牛军微微闭了下眼睛，缓缓吸了一口气，“唐山地震发生时人们都在睡梦中，天气热，地震以后，街上很多逃出来的人都没穿衣服。当时我就把自己的衣服脱下来给他们穿，自己白大褂里只穿内衣。现场急救时，由于物资还没进去，我们只能就地取材。没有导尿管，就用电线，把芯抽出来，给伤员导尿；打青霉素之前没法做过敏实验，伤员家属大喊‘打吧，命都要保不住了，不用做实验了！’等待救治的伤员排了很长的队，我们没走出100米，药箱里的药就全部用完了，解放军又把他们带的药给我们。我们干了整整一夜，一点儿药也没有了，只能给病人作些简单处理。直到这时，我才发现，周围的废墟下都埋着人，不断有‘救命’声传出来，从没听过那么绝望的声音，从没见过那么惨烈

的场面。”

一口气说到这里，牛军才停下来。喝了口茶，突然想起什么来似的笑笑，“第二天上午医疗队才进来，还有人说我们是逃兵，直到解放军来给我们请功。”牛军说，当时只知道拼命救人，没怎么觉得害怕。

“其实当时情形挺乱的，国家的救援力量不如现在。根本没有瓶装水，只能把池塘的水烧开来喝，没有不拉肚子的，震后第七天从北京开来几辆水车，挂着‘毛主席送来幸福水’的标语，大家才有干净水喝。吃的东西很少，飞机空投下沧州大饼，人们都上去抢，解放军不得不维持秩序。”牛军轻轻摇着头，像是不愿回想。

唐山救援的经历，对牛军职业生涯的触动很大。“之后考大学，我有意识地选择普外科，因为普外科最实用，尤其在重大自然灾害面前，最需要普外科医生。”

## 斐济救援中的中国面孔

48 岁那年，斐济大地震，当时牛军已经在澳大利亚工作多年，是业内认可的普外科及腹腔镜专家。

“在国外组织医疗救援队，完全靠自愿报名，去的医生全部是志愿者性质。原则上只要 50 岁以下的医生，但是也有很多 60 多岁的医生执意要去。那时觉得自己有地震救援经验，就报名去了。”牛军说，乘飞机到了斐济才发现，这个南太平洋岛国基本没有自救能力，救援主要靠国际社会，美国、新西兰、马来西亚、日本等等好多国家的救援队都到了，简直就是个联合国，自己这个中国人在其中一点也不显得突兀。

“斐济救援比这次四川地震救援的难度要小很多。那里的房子都是那种热带草房，砸不死人的。可怕的是地震引起了海啸，海岸四五公里范围内全被淹没了，巨大的冲击力把人撞出去，骨折、胸腹部伤的特别多，急需普外科医生。”

时至今日，虽然一直不知道是谁负责组织指挥，牛军却对那次救援体现出来的专业和秩序念念不忘。“由于是岛国，飞机和船运输都很方便，救援队没有吃喝等生活上的顾虑。专业急救队员负责急救和转运病人到医疗点，骨伤伤员包扎固定好后用大型运输机送到澳大利亚、新西兰、马来西亚、新加坡等地，我们普外科医生就地能开展手术，军舰开到岸边就是一座设备齐全的医院，很多伤员送到军舰上紧急治疗后再转走。每一个环节都衔接得很好，只用了 3 天就全部救援完毕。”牛军感叹地说，给他留下深刻印象的不仅是组织有序，而且还有救援的人性化。尽管已经没有危险了，但还是要求每位救援队员必须穿上救生衣，先保护好自身的安全，不能再有人受伤。

## 在四川与死神擦肩而过

说起这次去四川救援，牛军用手扶了扶银丝眼镜，叹了一口气说：“我知道四川道路难走，蜀道难难于上青天嘛，但是没想到那么难。救援难度比唐山地震、斐济地震大太多了。”

“5 月 16 日上午，都江堰的情况比较稳定了，指挥部要求我们开往距离震中更近的绵阳市平武县。如果说抢救伤员是苦和累的磨炼，那么转战路途上就是生与死的考验了。”说起从绵阳到平武的途中经历，一直淡定自若的牛军也禁不住用了“害怕”一词。

“近路经江油到平武只需 3 个小时，但已经不通了，我们必须绕道青川，翻过四座山。曲折蜿蜒的山路上，不少路段都被山体滑坡堵住大半，仅容一辆车通过。房子那么大的石头比比皆是，很多汽车被砸在下面。余震不断，我们时不时抬头看前方的山体，一发现有烟尘，马上停车或加速通过。在一个很陡的转弯前，我们发现前方有车，就停下来狂按喇叭，提醒他注意，但是一路碎石，那辆车根本刹不住，朝着我们直冲过来，在尖锐的刹车声中，那辆车紧贴着我们拐了过去，再往前 10 厘米就会把我们撞入万丈深渊。车里年轻护士尖叫一片，脸色惨白。我也吓得一身冷汗，心想是不是要交代到这里了，这是我第一次和死神靠得那么近。”14 个小时后，牛军在平武与四川抗震救灾指挥部联系时，才知道再晚一会儿，指挥部就要上报卫生部，说这支山东医疗队失踪了。

平武的灾情非常严重，由于路难走，病人都转不出来，当地县医院已经没有能力抢救伤员了。山东是第一支到达的医疗队，牛军作为队长，带领着医疗队第四分队 21 人接管了县医院，当时县医院院长脸色苍白地对他说：“别看我好像在坚持，但我的内心已经崩溃了，好不容易挖出来的人，送到县医院救不活，我实在受不了。你们来了就好了……”

“我们实行 24 小时排班，首先对全院伤员摸底大查房，逐一做出治疗方案，由于没有电、缺少仪器设备，队员们都是靠最基本的望、触、扣、听来检查和判断病情，采取及时果断的治疗措施挽救了很多人的生命。仅用了一上午，整个县医院就开始正常运转了。我们来之前，县医院天天有伤员去世，我们接管医院后，平武县没有出现一例伤员死亡。绵阳市市长亲自来县医院感谢我们，说我们创造了奇迹。”说到这里，牛军的眼睛闪闪发亮，“我觉得非常骄傲，庆幸自己是一名医生。”

“三次地震救援都给我留下深刻印象，在大自然面前，人的确太渺小了。经过这种灾难，让我这个见惯了生老病死的医生更珍惜生命，因为每个人的生命都是唯一，都是一个家庭的全部。”牛军的眼中隐隐有泪光闪动。

## 硕士论文“换来”博士学位

踏入医学殿堂 30 多年，牛军在普外学科这个充满挑战的领域里不断探索。1983 年，牛军以优异成绩考取山东普外学科创始人李兆亭、寿楠海教授的硕士研究生。“当时我的主攻方向是肝内胆管结石治疗，反复研究如何在不损伤任何组织的前提下取石。这是一个世界性的难题，国内外资料也证明确无理想的治疗方法。”

那段时间，牛军说自己就像着了魔，天天想。突然一天，他想起当年在部队帮助地方煤矿生产时的情景，用“水枪”采岩石夹缝中的煤块。“肝胆管中的结石不也正像岩石夹缝中的煤块吗？可不可以也用一种‘枪’把结石破碎并将它们冲出来呢？”这种大胆的设想让牛军激动不已。经过反复琢磨和近两年无数次的实验，他独创的纤胆镜碎石清洗器终于问世，可以在直视下通过粉碎、清洗，成功地清除肝内复合型泥沙结石。用于临床效果非常好。这一科研成果不仅解决了长期困扰肝胆外科治疗的难题，而且还成功揭示了东方人特有的肝胆管结石结构特点，为进一步研发防治措施奠定了基础。

“当我以此项成果作为硕士论文提交专家评阅时，中国科学院学部委员裘法祖教授认为，论文已达到博士论文水平。当时我国的博士教育刚刚起步，国家对博士学位的授予十分严格。国家教委就把这篇论文和成果提交当时的全体外科学部委员评审。专家几乎一致同意建议国务院学位委员会破格颁发博士学位。”在当时山东省还没有医学博士点和博导的情况下，牛军成为山东首位医学博士。

## 能为家乡做点事也是一种幸福

打那之后，牛军越发感到知识的无涯。1993 年，作为当年英联邦皇家外科科学院优秀外科医师奖学金的唯一考取者，牛军来到澳洲纽卡索大学附属玛特医院肿瘤临床外科和乳腺外科工作。

凭着卓越的才华，牛军后来受雇于著名的悉尼大学艾菲王子医院和协和医院普外科，同时兼职于澳大利亚国家肝移植中心。因工作出色，被多名外科前辈向总部设于芝加哥的国际外科科学院提名，经一年多的临床技能审核、考试、面试及两级投票，被国际外科学院（美国），澳大利亚外科学院授予“普外科专家”资格，颁发在 128 个国家认可的普外科专家资格证书和国际外科医生护照。

“国外的生活、事业虽然顺心，但那毕竟是人家的国家。所以当导师希望我回来，带一带大学和医院的普外科专业时，我马上就同意了。而且我总觉得齐鲁医院就像一锅老汤，底蕴浓厚，越煮越有味道，在这里一定会有我的用武之地。另一方面，我也希望陪陪 80 岁的老父亲，尽尽为人子之孝。”牛军说，能为家乡做点事，也是一种幸福。

2005 年 5 月，牛军回来了。短短两年，他凭着精湛的外科手术技艺和一丝不苟的工作作风，完成了数百例疑难复杂手术。并充分利用多年在国外建立的广泛学术联系，数次组织、主持国际学术交流会，极大地促进了山东省普外科领域与国际学术界的交流与提高。

（原载 2008 年 6 月 20 日《大众日报》第 9 版）

# 穿越时空的天使之爱

## ——山东大学齐鲁医院前线后方抗震救灾侧记

严连生 谢永清 张忠田

2008年5月12日，在那个刻骨铭心的时刻之后，四面八方的援助中，有一支队伍是身穿迷彩服的白衣天使，他们来自山东大学齐鲁医院。

在那些日子里，他们在前线面对重重困难救死扶伤，展示了山东医疗工作者极高的职业素养、过硬的技术水平和严谨的工作作风，并与灾区人民结下了深厚情谊；在后方，齐鲁医院上下全力抗震救灾、全力支持前线，显示了一个百年老院的人文关怀。前线与后方，谱写了很多感人篇章……

**前线：**

### 临危受命，两个第一

“随时待命，奔赴灾区！”5月12日夜，山东大学齐鲁医院普外科牛军教授、胸外科张洪福教授、呼吸科李玉教授、骨外科戴国锋副教授、骨创科潘新副教授、神经外科苏万东副教授接到了医务处处长阎明的紧急电话通知：汶川地震造成了重大人员伤亡，省委、省政府责成卫生厅从齐鲁医院相关科室抽调骨干人员，组成应急医疗队，在第一时间驰援灾区。

“紧急出发，机场集合！”5月13日早8时，刚刚上班的他们接到命令，赶往机场。一个多小时后，他们6人作为山东省首批50人医疗队成员，紧急飞往成都，踏上了救援之途。

一踏上灾区的土地，大片露天的防震篷、坍塌的民房、大街上用雨布覆盖的遗体，触目惊心的景象“一下子激发了我们作为医生的沉重的职业使命感”，苏万东事后回忆说。

5月13日晚上8时，他们从成都来到了都江堰市人民医院，在雨中搭起了齐鲁医院的急救帐篷。他们是第一支到达都江堰的地方医疗队。3天后，他们接到指挥部通知，火速赶往重灾区平武县，又成为第一支到达平武的外省医疗队。

5月17日凌晨1时30分，齐鲁医院6人随山东医疗队终于到达了平武。平时取道绵阳、江油去平武只需要三四个小时，但由于地震塌方，公路损坏，医疗队不得不走一条上世纪50年代的山路，绕过广元、青川，翻过4座山，整整走了13个小时!

这是惊心动魄的一路。潘新回忆，他们的大巴车被一块大石头挡住了去路，在稍作倒车摆正车头的当口，半个后轮在山路上悬了空，而路边就是万丈深渊。但是，他们想到的不是自己的安危，“不怕苦，不怕累，就怕浮在表面不能干事儿！”潘新说。

查房、分科、处理……在大巴车上略微眯了一会儿后，齐鲁医院6名医生在凌晨展开了工作。“没想到你们这么个干法，一点儿也没大医院、大专家的架子。这回我们放心了！把病人全交给你们处理吧，我们协助！”平武县医院的同行说。

大约10天后，齐鲁医院派出的第三批救援人员孙刚等几人随队来平武接替受命离开的他们。两车在南坝相遇，却只能擦肩而过，因为陡峭的道路不允许他们下车见一面。但是，他们在心中默默完成了这神圣的接力。

**后方：**

## 1天之内500份请战书

在后方，惊闻汶川地震的消息，齐鲁医院上上下下迅速行动起来了。

地震发生后，医院党委和行政部门迅速召开专门会议，立即全面做好抗震救灾各项准备工作。各职能处室和临床科室按照要求，精心组织，周密部署，做好了随时派出医疗救灾人员的各项准备。

听说医院要组建应急救援队，不少科室和个人向医院党委写来了请战书，要求赴川抗震救灾。血液科马曰霞、普外科张宗利、高压氧科韩玉芹、急诊科赵伟、在北京学习的神经外科王东海、骨外科全体医护人员、保健八楼和保健十楼全体护士……短短一天时间，医院就收到500多名医护人员写来的请战书。

虽然被派去前线的只能是少数人，但后方职工细心地为他们打点行囊。第一批派出的 6 名医生，因为时间紧急，几乎没带任何个人用品，医院为他们连夜准备了行李箱，里边有生活洗漱用品、换洗衣服、防护用品、雨衣雨鞋和帐篷。“无论从医疗物资，还是个人用品，我们齐鲁医院的装备是最齐全的，令其他医院的队员们非常羡慕。”戴国锋说。

“我们药剂科虽然不能上前线，但我们能为医疗队的出发准备些药品——都是下班后接到医院紧急通知赶回医院准备的——大家心里多少也感到一点宽慰。”药剂科的同志说。

捐款则自发地开始了。离退休职工从家赶来，门诊医生从岗位赶来；下了夜班的、出差在外的和在国外学习的则电话委托同事代捐，连保洁员都参与了捐款。截至 5 月 15 日，全院上下捐款 36 万余元。

放射科工程师张学峰听说灾区血源不足，他在泉城广场排队等候 4 个多小时，终于献了血。

“钱不在多少，力量也许有限，但我们的心情是一样的：灾难当头，我们以这样的方式手掬一捧烛光、一瓣心香，为深陷黑暗的生命照亮，为等待营救的同胞祈福。”放射科的医护人员在医院网站上深情地写道。

## 前线：
## “把最好的医疗技术提供给灾区”

由于地震的破坏，灾区医疗条件根本无法与平时相比。牛军等第一批医疗队到达平武县人民医院时，X 线机已不能使用，也没有 CT。这时，齐鲁医院专家们丰富的临床经验派上了用场。

有一例胸部挤压伤伤员，由于伴有创伤性湿肺，送来时就出现休克，呼吸困难，情况非常危急。张洪福教授根据丰富的临床经验指示立即进行气管插管治疗，伤员病情很快得到缓解，为进一步转院治疗提供了保障。

牛军教授带领一名队员对普外科伤员全面管理，对一例危重外伤性急性胰腺炎伤员，密切观察，及时治疗，使其转危为安；苏万东副教授为多名头皮裂伤伤员进行现场缝合，最大限度地阻止了病情的进一步恶化；在缺乏医疗仪器的情况下，潘新、戴国锋医生单凭经验和手感判断伤情，对伤员进行石膏夹板等妥善固定，避免了骨折可能导致的刺破血管、刺破皮肤。没有牵引设备，他们就用砖头和绳子为伤员缓解疼痛……

凭借着高超的医术和严谨的作风，以齐鲁医院这 6 名医生为主的山东应急医疗队第四队很快成了平武县人民医院的依靠。该医院在感谢信中写道："在平武的 10 多天时间，你们收治了 2000 多名伤员，无一例死亡。"

6 月 1 日，齐鲁医院第三批派去的骨外科主管护师刘巧慧也随小组来到平武县医院，"我感受到了病人对齐鲁医院的信任，他们排着队点名要我们治疗。他们期待的目光让我感到无比幸福！"一位 81 岁的老太太，住在深山里，余震中摔伤腰部，儿女们抬着她奔波几十里山路慕名找到山东医疗队，第三批医疗队员黄齐兵不仅给予及时治疗，而且还多次亲自翻山越岭到这位老太太家中看望。

在眉山市第二人民医院，齐鲁医院 ICU（重症加强护理病房）副主任医师丁士芳在担任山东省第二批赴川医疗队危重病组副组长期间，也创造了在医疗设备和条件简陋的情况下，ICU 收治重伤员无一例死亡的佳绩。

在平武县人民医院，山东应急医疗队是唯一一支 24 小时轮流值班的外省医疗队；在眉山二院，他们主动承担了骨科伤员换药工作。地震伤员骨折病变复杂，部分伤口感染，个别伤员换药时间长达两个小时。拍背吸痰、搬运伤员、喂水喂饭……山东应急医疗队成员在当地医院都是专家、科主任，甚至是医院院长，但在这里却连带护士的活儿都干了。

齐鲁医院的几位医护人员，就像山东省卫生厅驻川抗震救灾指挥部在感谢信中写道的，和其他山东医务人员一起，展现了极高的职业素养、过硬的技术水平和严谨的工作作风；带去了山东人民对灾区人民的深情厚谊，也带去了最好的医疗技术。

### 后方：

## 大力支持，深深牵挂

5 月 22 日上午 10 时 30 分，身在后方的齐鲁医院心内科副主任黎莉教授接到前线医疗队员丁士芳的电话，他们正在对一位右股骨粉碎性骨折且哮喘发作的70岁老太太进行术前会诊。由于这位老人已出现了阵发性快速房颤，病情复杂，所以特地向黎莉电话请教，以便制订更有效的治疗计划。就这样，借着无形的电波，相隔数千里的前后方的智慧融合在一起了。

齐鲁医院后方医护人员随时准备着为前线提供支持。预备队很快成立，随时待命去接替他们；已退休在家的护士蒋兰英表示，如果病房护士参加救援医疗队人手不够，她可以义务到病房帮忙……

齐鲁医院第一批派往灾区的医疗队成员苏万东在日志中写道："入川5天来，山东省领导经常给我们打电话进行慰问，卫生厅还给我们发来慰问信，山东大学校长展涛每天给队长牛军发短信并通过他向我们山东大学的队员进行慰问，医院领导、同事和朋友也每天给我们发短信或打电话。所有的这一些都让我们感到温暖，极大地鼓舞了我们的士气。"

医院第三批派往灾区的骨外科副主任医师孙刚，赴川4天来收到近300条短信。"我真没想到会牵动那么多人的心。我深深地感到自己肩上的责任重大，只有尽自己最大努力多做一些事情，才不辜负大家对我们医疗队的期望。"

在齐鲁医院网站上，前线医生发回来的"战地手记"每天都引起全院职工的密切关注，点击率空前。有时候，他们只是一条短信，或一幅照片，却把必胜的信念、平安的信息、深深的感动传递到每一个人心中。

### 前线：
## 不畏艰苦，一心救援

到灾区后，由于断水、断电，齐鲁医院的医疗队员们只能喝凉矿泉水，吃方便面和饼干充饥。5月14日晚到平武时，热情的当地人用煤气罐烧开了水，他们终于吃上了热水泡的方便面。"有媒体的记者把我吃方便面的过程录了像，我真想向他们要过来，留做终生纪念。"苏万东在日志中写道。

"饮用水还可以保证，但洗脚、洗澡简直就是天方夜谭。"苏万东记道，"由于多日缺乏食盐，我们在绵阳市购买的一大箱榨菜，被大家从绵阳到平武的路上吃得精光。”

在都江堰的第一夜，因为下雨，队员们是在车上度过的，“冻得连救生衣都披上了”、在平武县的前 3 天，他们天天提着帐篷换地方睡觉，最后安身在县城马路的辅道。有的帐篷只能容一个人爬着进去，被褥全是湿的，生活用品只能放在帐篷外。

“平武是典型的高原气候，白天气温高达 37℃，帐篷里高达 40℃ ~50℃，根本进不去人，有人带的巧克力都化成了水。下了夜班，只能不停地追着小小的树荫打个盹儿。夜间气温只有 10℃左右，过往的车辆轰轰隆隆从帐篷边驶过，仅能间断睡 3~4 小时。”戴国锋写道。

还要提防余震和恶劣天气。在路上，乒乒乓乓的石头落在车顶上的情况常有；在驻地，“上厕所都不敢关门，为的是余震发生时随时冲出去。”有一次，狂风把医院第三批派往灾区的医疗队员刘巧慧的工作帐篷连根拔起，孙刚教授的小帐篷也被刮出百米远，队员们不得不互相挤到稍微大点的帐篷里，在瑟瑟寒风中度过一个不眠之夜。

在艰苦的环境中，平日的同事变成了相濡以沫的战友。医院派出的第三批医疗队员高伟和刘巧慧用她们女性特有的细心照顾着同事。有一次，她们买来一些小葱，并准备好了甜酱，让队员们吃得津津有味。洗饭盒时她俩发现大多数饭盒、勺子没有姓名，容易交叉混用，就用彩笔标示上。

5 月 22 日是首批医疗队副队长张洪福的 58 岁生日。队员们在帐篷里席地而坐，以水代酒为他庆祝生日。这个队里最老的“老兵”，腰椎间盘突出的老毛病又犯了，但他始终忍着，让大家又敬佩又心疼。但是，他没有以自己的健康为意，许的愿却是：祝愿灾区的人民幸福安康，祝愿灾区的明天更美好！

艰苦的环境让许多人发烧、腹泻、感冒，但没有一个人掉队。该 24 小时轮班就轮班，有人下了夜班也不走；医院第二批医疗队员孙怀斌不仅用医术救治伤者，而且还各自捐款捐物。第二批医疗队员丁士芳还在医疗救治活动之余，为当地医院举办了“机械通气期间并发气胸的病因诊断与治疗”“人工气道致命性并发症”等讲座。

**后方：**

## 传递关爱，传递感动

勇士们在险象环生的前线，后方的家属们更是无时无刻不忍受着煎熬，但他们没一个拖后腿。“无论多么危险，你一定要服从安排！一定要安全回来！我和孩子等着你！”丁士芳的妻子得知他奔赴北川时，在电话中哭泣着对他说。

在后方，医院党委和行政部门关心、感谢这些勇士们的家属。5月19日，齐鲁医院党委书记周日光带队走访慰问，先后来到医疗队队长牛军、副队长张洪福和队员李玉、戴国锋等人家中，详细询问了他们在生活和工作中有没有什么困难，向他们给予医院工作的大力支持表示感谢和慰问。

慰问中，医院了解到，牛军的父母都已年迈，但仍全力支持牛教授奔赴灾区前线；第一批队员李玉及第二批队员王书会的孩子今年都要参加中考，但队员都是主动请缨，舍小家顾大家，全力支持医院工作和灾区救助工作。

关爱和感动，就这样在前线后方之间传递，汇成了一股巨大的精神力量。5月22日上午10时，医院再次举行捐款仪式，仅半天时间医院就募集善款49万余元。

后方的同事们继续牵挂着他们。负责与前线联系的医院宣传部，最能感觉到这种担心。“有时真恨不得自己上前线去看看他们怎样了，”宣传部一位工作人员说，“第一批医疗队从绵阳转战平武时，通讯信号一度中断达5个小时，以致卫生部发出山东医疗救援队在山区失踪、去向不明的通告。我们无不胆战心惊！”

**前线：**

## 血脉亲，不了情

齐鲁医院第二批医疗队员丁士芳和一个伤员的故事在山东医疗队里传为佳话。

5月19日，在眉山二院重症加强治疗病房，一位情绪极为低落的重伤员引起了丁士芳和队员们的注意。这位伤员于13日由重灾区绵竹市转来，病情急剧恶化，进行了气管切开和右手骨折石膏固定，拒绝与医护人员和志愿者交流，拒绝透露自己的住址和家庭生活。

经过讨论分析，他们认为这与大地震导致的创伤后应激障碍有关。丁士芳作为医疗队危重病组的副组长，带领大家制订了极为详尽的心理干预治疗计划，并亲自给这位伤员吸痰、喂水、喂饭，耐心与他交流。两天后，他的情绪有所好转，脸上开始出现笑容。

“5月21日，在交谈中，当我问到‘你想知道外面的情况吗？’他眼中充满渴望，这目光给我留下深刻印象。我立即告诉他，我准备送你一部收音机，你可以随时了解灾区的情况。令我感动的一幕发生了：他眼中不再漠然，流下了感激的泪水。”丁士芳在手记中写道。

正是这部小小的收音机让这位伤员渐渐振作起来，也慢慢敞开了心扉。他终于告诉丁士芳，他五六岁时父母双亡，成为孤儿，结婚后抚养两个养子，整日劳作，却生活艰辛。让他备感伤心的是——如今，发生大地震后，竟然没有一个家人来看望他！

大家认真倾听，陪着他流泪，不停地宽慰他。最后，他终于说出自己叫詹进成，家住哪里。丁士芳立即发动同事、亲友开展了“寻亲大行动”，通过网络、民政部门、红十字会等各种渠道找詹的家人。

6月5日晚11时35分，丁士芳终于在网上获知了其家人的联系方式，当时詹已转入了福州市第二医院治疗一周了。当电话铃声响起，丁士芳非常自豪地说：“我是山东医疗队的丁士芳，来自山东大学齐鲁医院。你父亲恢复得非常好！目前正在福州市第二医院治疗！”

詹转院前，丁士芳为检测其胸腔引流液是否感染，将该液体进行了培养。结果出来了，却联系不上詹了。又是费尽周折，6月5日，丁士芳在网上获悉，詹去了福州市第二医院。便立即与其主管医师取得联系：“詹进成胸腔引流液培养结果为耐苯唑西林金黄色葡萄球菌。”

接到这个遥远电话的时候，那位福州医生一定感受到了这位山东医疗队员对地震伤员永不间断的关爱。

**后方：**

## 不解之缘，不竭力量

在青川，齐鲁医院感染科副主任护师王书会所在医疗队的5位女医护人员被孩子们亲切地称为“山东妈妈”。6月7日，她们就要离开时，一个孩子写了封感谢信：“明天你们就要走了，我感到既高兴又难过。高兴的是你们终于可以回家团聚了，可以洗个澡，吃上可口的饭菜，睡个安稳觉，不再睡地铺了；难过的是你们走了，我没了安全感，没了精神支柱。有你们在身边，身体不舒服的时候，就可以问问你们；有空的时候，你们能跟我聊聊，让我的心情不再感到压抑，精神也不感觉紧张。你们总是那样慈祥、乐观，就像妈妈一样关心我们这些孩子……谢谢你们，山东妈妈！”

在眉山二院，队员们听说会有大批伤员可能转到济南治疗，非常兴奋，纷纷将自己详细的联系方式告诉伤员：“到了山东，就是到了自己的家！无论在哪家医院治疗，我们都会去看望你们！”分手的时刻，队员和伤员依依不舍，一遍遍鼓励，一遍遍安慰，一遍遍嘱托……

在后方，齐鲁医院多次就接收伤病员工作展开详细的安排部署；派出多位医疗专家为灾区来鲁伤病员进行会诊。他们不仅在济南，而且还奔波青岛、烟台等地，对山东省内多家医院的震灾患者进行会诊评估，进一步完善诊断和治疗方案，贡献自己的智慧和心力。

一支青年志愿者服务队也组建起来了，发出号召一天时间，报名参加青年志愿者服务队的职工人数已超过200人。

“灾区救援使医院上下凝聚了极大的精神动力，这在今后我们的工作中也是宝贵财富！”在6月2日的首批医疗队凯旋欢迎仪式上，齐鲁医院党委书记周日光说，“救援工作不是个临时任务。将来，我们愿意长期帮扶平武县人民医院，在灾后重建和提高灾区人民医疗水平上继续作贡献。”

一段刻骨铭心的日子，一份生命相许的真情。齐鲁医院前线后方的白衣天使们，在未来的岁月里，还将和遥远的灾区人民再叙旧情、再续前缘。

（原载2008年6月26日《健康报》第4版）

# 大爱无边
## ——抗震图片展播

严连生 谢静 赵永鑫

2008年5月12日，四川汶川发生8级地震，突如其来的灾难不仅牵动着全国人民的心，而且还深深牵动着山东大学齐鲁医院全体医务人员的心，他们立即行动起来：派遣医疗队赴灾区一线；主动请缨、捐款献血、坚守本职；为接收震区伤员特设“爱心病房”；组成“百名专家组”赴全省已接收伤病员的医院进行会诊巡诊等。

此时，他们明白，作为医务工作者，灾区需要他们，需要他们这些有着丰富临床经验的医务工作者施以援手！于是，一封封请战书雪片般地落在院党委书记周日光和院长魏奉才的办公桌上：

> 是党和人民培养了我们，我们和党、政府、全国人民众志成城，骨科全体医护人员已经准备好，随时听候组织召唤，奔赴救灾第一线！
>
> ——摘自骨外科请战书

> 救死扶伤是医者的本职与应尽义务，我们必不辜负党和政府的支持、人民群众的信任！康复科全体人员已做好充足准备，随时听候组织安排，为灾区人民重返家园、回归社会贡献自己的力量！
>
> ——摘自康复科请战书

> 作为一名从事急诊抢救专业20余年的护士，并经过了中国红十字会救护专业知识的培训，深感身上责任重大，非常想亲临抗震救灾的前线，为抢救灾区人民的生命安全贡献我自己的一份力量，也把我们医院护士的关心和爱心带给灾区的人民群众。
>
> ——摘自急诊科请战书

5月13日，齐鲁医院紧急抽调普外科主任医师牛军、胸外科主任医师张洪福、呼吸科主任医师李玉、骨外科副主任医师戴国锋、神经外科副主任医师苏万东、骨外科副主任医师潘新赶赴机场参加山东省组织的救灾抢险医疗队，前往四川地震灾区；5月18日早上6点30分，医院第二批赴四川抗震救灾医疗卫生救援队出发，此次医院派出ICU副主任医师丁士芳、血液净化中心主治医师孙怀斌、感染管理科副主任护师王书会三位专家与其他医院的医护人员共计60名乘机前往灾区开展医疗救援工作；5月28日，医院又紧急抽调了由骨外科副主任医师孙刚、神经外科主治医师黄齐兵、骨外科主管护师刘巧慧、ICU主管护师高伟等科室的4名医护人员组成的第三批医疗队，赶赴四川参加救灾抢险……齐鲁医院“大医精诚”的精神感动着四川灾区！

大爱无边，让我们一起来回顾齐鲁医院人对灾区人民无私的爱吧！

## 来自山东大学齐鲁医院部分抗震救灾人员手记摘录

**5月14日**

天晴了，这无疑有利于地震重灾区的救援工作，大家都很高兴。我们首先帮助兄弟单位的战友搭起帐篷，安排好临时住所，随后树起了山东省应急医疗救援队的旗帜，开始有秩序地排班救治病人。

随着到地震中心区道路的逐渐畅通，患者也逐渐增多，急救车队非常繁忙。我们主动向领队、山东省卫生厅应急办的李处长请缨随救护车到最前线去抢救病人。李处长表示要和当地急救办协调后，才能尽快送大家到最前线。

晚上9时，我们接到通知：离都江堰市人民医院约15公里的大酒店有危重病人。我队的牛军、张洪福、戴国锋随车赶到现场，同武警战士一起进行现场挖掘，特别是牛军教授身先士卒，奋力挖掘，虽然挖出的两人已经没有生命体征，但其家人仍十分感激。

目前，我们仍然处于危险境地，今天就发生了4次有明显震感的余震，坐在床上就能真切地感觉到晃动。

在不到两天的时间里，我们共救治患者近200人，受到了患者和当地医务人员的好评，离开时，和我们合作过的医务人员纷纷和我们合影留念。

——来自神经外科苏万东

**5月18日**

晚上，这里下起了小雨，风力很大，根本没办法支起我们的小帐篷。在营区附近的电力公司帮我们在临近马路边找了一间小房子来放行李，县指挥部则想办法用竹竿撑起一个小帐篷，一部分人挤在里面休息，但是我们并没有盖的东西，虽然已近6月，但这里的夜格外的冷。夜里1：07分又发生了一次较强的余震，随后又有几次小的余震，运送物资的车队现在还在路上，真为他们担心。我们几个值班的医疗队员因为下雨回不去了，跟医院的职工们挤在一起睡，由于白天抢救伤员，大家累得也顾不上男女有别了。

——来自骨外科戴国锋

我院第二批赴川医疗队到达眉山驻地后，感受到了眉山人民对我们的到来表现出了极大的热情。

19日上午我在内科病区给一名重症患者会诊完后，刚下楼梯，就碰到一位正在上楼的老大娘，她一把拉住我，硬是往我手里塞了一塑料袋东西，嘴里说着我还能听得懂的一句四川话——“孩子，辛苦了，谢谢你们，谢谢你们喽。”递给我后，她就急匆匆下楼了。我低头一看，是当地特产枇杷，尝了一个，甜在了心里。

——来自血液净化中心孙怀斌

**5月26日**

凌晨7点40分，我与妻子通电话，她非常担心我的安全。特别是当她从抗震救灾第一线返回队员中得知面临的生死危险时，这种牵挂与日俱增。当得知我报名准备奔赴北川时（不知如何泄露的消息，因为进入北川道路的滑坡、泥石流使人们随时面临死亡，为此我一直瞒着家人），我的妻子哭泣着对我说，无论多么危险，你一定要服从安排！一定要安全回来！我和孩子等着你！为了不让家人担心，我告诉她，我非常安全！

——来自ICU丁士芳

**6月4日**

今天接诊一位81岁的老太太，住在深山里，余震中摔伤腰部，儿女们抬着她奔波几十里山路慕名找到我们医疗队。初步检查诊断为腰椎骨折（X线机不能用）。建议她住院治疗观察，但老太太坚决不肯，口中念念有词。语言不通，我也听不太懂。儿女们解释说：现在大家都很忙，不麻烦政府了，开点药，我们回去吧。多么朴实的灾区人民！看着老太太痛苦的面容，想想烈日下几十里的山路，恨不能立刻把自己变成一剂良药，让老太太马上康复！

（原载2008年7月7日《济南时报》A16版）

# 医学“风景”需要增添人文“景观”
## ——中国首位人文医学博导陈晓阳教授谈如何构建和谐医患关系

晨露

【**专家档案**】陈晓阳，博士，教授，中国首位人文医学博士研究生导师。现任山东大学齐鲁医院党委副书记，山东大学人文医学研究中心主任，山东大学医学院医学伦理学研究所所长。新疆医科大学名誉教授、国家教育行政学院兼职教授、武汉理工大学管理学院兼职教授；欧洲医学哲学与卫生保健学会（ESPMHC）会员，美国生命伦理与人文学会（ASBH）会员；受聘教育部教学指导委员会委员、中华医学会医学伦理学分会常务委员、中华医学会医学史分会委员、中国卫生思想促进会医学教育分会常务理事、中国卫生思想促进会医学科研分会常务理事、中国自然辩证法研究会生命伦理学专业委员会筹委会副主任委员、山东省人文医学研究分会理事长、山东省心理卫生协会副会长、山东省行为医学专业委员会副主任委员、山东省生殖医学研究中心伦理委员会主任委员、山东大学医学院医学伦理委员会主任委员、山东大学医学院学术委员会委员、山东大学医学院学位委员会委员、《医学与社会》杂志编委、《医学与哲学》杂志编委。

在美国纽约东北部的撒拉纳克湖畔，镌刻着特鲁多医生的名言：“有时是治愈；常常是帮助；总是去安慰。”这与其说是概括了医学之功，不如说是坦言了医学的局限。这种局限性既来自生命现象的复杂性和不确定性，也来自医生作为人而非神的特性。医学不能治愈一切疾病，也不能治愈每一个病人，但医生的职责就是帮助病人、温暖病人。从这个意义上讲，医学不仅是维系人类自身价值并保护其生产能力的重要手段，更是人性的传递、情感的延伸。医学是最具人文精神的学科，医生是最富含人情味的职业。医学的本质是人学，抽去了人文精神，医学就失去了灵魂。技术与人文是医学的两翼，缺一不可。没有技术，医学没有躯干；没有人文，医学没有灵魂。一座医学的高峰，必然是技术与人文的交汇点。

## 技术是医患关系发生的土壤

**记者：**随着医学科学的发展和医疗卫生体制改革的不断深化，市场经济对道德关系的影响和科学技术对传统观念的挑战，人们的价值观、伦理观受到很大冲击，由此引发了一系列有关医护人员社会公众形象和医疗护理质量与服务问题的争议，乃至诉讼法律。医患关系的不和谐与医护人员技术水平到底有多大的关系？

**陈晓阳：**医疗服务救死扶伤、治病救人，从一定意义上讲，决定着患者的生死存亡。医务人员和患者之间有一个共同目标就是要战胜疾病，保障健康和生命安全。医患之间必须互相信任、互相尊重、互相理解、互相帮助。但现在的医患关系，相互缺乏信任。在这个时候，就更不能忽略医护人员技术因素。医患关系是医护人员在医疗护理行为中与患者建立起来的人际关系。医患关系的基本内容可分为技术关系和非技术关系，技术关系是非技术关系的基础，是维系护患关系的纽带。

技术关系是建立医患关系的基础。以医护技术为例：夜间，某医院急诊室一突发心脏病的患者被家属匆匆送入，病人处于清醒状态，主述胸前区剧烈疼痛，面部表情十分痛苦，全身大汗淋漓。经心电图证实，病人被初步诊断为急性心肌梗死，急需建立静脉通道。护士甲迅速为病人准备药物，第一时间端着治疗盘来到病人身边，此时在病人身边的家属的眼睛都集中在护士身上。静脉穿刺一次、两次，都未成功。病人和家属焦急的心情无法言表；护士乙见状，匆忙赶来帮忙，终于使静脉穿刺获得成功。看着救命的液体流入病人的血管内，大家都松了口气。当护士甲再次来到病人身边，为病人及家属讲解心脏病的有关知识时，病人对护士甲所言就会表示出明显的怀疑。可见，在护士不能为病人提供良好的专业性技术服务的情况下，就很难建立相互信任的医患关系。可怕的是，病人常常从一个技术能力不强的护士或医生身上，推测该医院整体护理和医疗服务质量的水平，一旦出现不满意的问题，其最初的静脉穿刺技术失败就将成为导致护患关系紧张的导火索。可见，技术关系是医患关系的基础，医疗技术不过关往往是医患关系不和谐的最初诱因。

## 非技术细节影响医患关系

**记者：**看来医疗技术确实直接影响医患关系的形成。还有，我们常听到一些患者们抱怨：正在诉说症状，医生就强行打断；欲对治疗发表看法，医生已先入为主开好药方等等，对这些现象您怎么看？

**陈晓阳：**我也不否认在医疗服务中存在一些缺憾和不足，在一些环节和方面还有待于进一步改善。但我也想借此机会向大家叙述一个医院里常见的场景：病房中，医护人员正在紧张地抢救一位年轻的生命，由于病情突然发生恶化，病室外的家属正处于极度的痛苦和深深的焦虑中，他们把所有的希望都寄托在医护人员身上，随着他们的进进出出，家属揣摩着病人病情的发展。随着时间一分一秒地过去，病室里安静下来，家属已预示到最坏的结局。病人因抢救无效宣布死亡，家属来到病人的床边，医护人员停止了操作，站在病人床前，向死者微微鞠躬，然后转向家属说“对不起，我们已尽了最大的努力，但还是没有能挽留住他的生命，请原谅。为了避免惊扰其他病人，请尽量保持安静向患者告别。”说完，医护人员缓步退出，给家属与死者留下一个单独告别的空间。由于医护人员对死者的尊重所表现出来的高尚的医德，令家属感到了心灵的震动，尽管抢救无效，家属仍容易理解医护人员。虽然看似简单的职业道德行为，却使医护患关系在这里得到了升华。

非技术关系是改善医患关系的条件，它涉及价值判断、伦理道德、法律关系等方面。在医疗行为中，如果医疗行为没能体现出与患者相向的价值观念，就很难建立良好的医患关系。体现伦理道德的医护行为，会为服务对象所感受、认可和接受，又将成为化解医患矛盾的可靠方法。尊重病人、理解患者，是构建和谐医患关系的关键。

医学发展史证明，只有医务工作者充分尊重患者的知情权、选择权，建立良好的医患关系，才能使患者积极支持、配合诊疗工作，才能推动医学事业的发展。在构建和谐医患关系中，医疗机构和医务人员是主导的方面。只要我们善待患者，加强沟通，设身处地地为患者着想，为患者提供温馨、细心、爱心和耐心的服务，就会赢得患者们的尊重和认同，和谐的医患关系就一定会建立。同时，患者的宽容也会促进医患关系，乃至医学的良性发展。1926年初，梁启超先生因尿血病住进北京协和医院，医生误诊为他的右肾生瘤，于是便做了手术，但右肾取出后，发现并无肿瘤。对于这一手术，当时社会上和梁启超先生的家人多有责言，但梁启超先生本人却十分通情达理，他提出责任不在医院。梁启超对协和医院误诊的宽容，主要是考虑到当时西医刚进中国，医术还不成熟，而老百姓对西医还缺乏认识，协和医院是当时中国最先进的西医医院，如果大加鞭挞，最终吃亏的是老百姓。在一定程度上，患者的这种胸怀和雅量，也是促进医学进步的“加速器”。

## 医生角色的多重期待

**记者：**毕竟像梁启超先生这样宽容的患者并不多见。现代医学技术的发展让患者越来越觉得医生就应该“妙手回春”，希望医生每句话都能引起他们的共鸣。现实中，患者觉得医生冷漠，医生觉得自己很委屈，为什么会出现这样的现象？

**陈晓阳：**医生的社会角色与职业责任一直是公众所关心的问题。“悬壶济世”“救死扶伤”是千百年来公众对医生角色与医生职业责任的认同与期盼。“一心赴救”“不计名利”也是千百年来医生自觉的道德诉求与角色定位。然而随着当今市场经济的发展和医疗制度的变革，多元化的利益主体对医生产生了相互冲突的角色期盼与角色要求。医疗制度变革时期各利益群体对医生角色的期待在医疗制度变革时期，医生处于患者、医院、政府以及医药供应商等诸多市场主体交织而成的关系网络之中。这种市场主体的多元性和关系网络的复杂性决定了医生具有多重角色。患者、医院、社会等各方面对于医生都存在一个期盼值。

当今的医疗技术和医疗服务水平已经大幅度提高，人们的健康水平和健康意识也有了很大提高。观念、文化和政治上的种种变化，使得今天的许多患者已不再是被动者，他们能够在医疗过程中提出更多的见解并作出理性的决定。在患者的心目中医生不仅是仁慈的利他主义者，而且还应尊重患者的知情同意权，主动帮助和鼓励患者参与医疗过程的导师。

说起医院，它对医生的期待也发生了变化。在我国医疗制度变革中，医疗服务出现市场化倾向，医院的职责功能多重化。医院不仅要履行治病救人的基本职能，而且还要重视经济效益，注重成本核算，增加医院收入。所以医院对医生的期待不仅是创造更多的社会价值，而且还包括创造更多的经济收益。说到医院就不能不说到政府。政府希望医院和医生承担保障人们健康的责任。例如SARS期间、汶川大地震期间，无数的医务工作者响应政府的号召，奔赴防病治病第一线。这表明政府对医生的角色期待是承担一定社会责任的公益人。基于公益人的角色定位，政府期待医生发扬无私奉献、全心全意为人民服务的精神，希望医生能够自洁自律，抵制各种不良社会风气。

再说说医药厂商对于医生的期待。如今的医疗保健服务早已不仅仅是济世的手段，同时也是谋利的工具。在医药供应商的眼中，医生应当成为最重要的销售环节之一。医药供应商期待医生成为他们的伙伴和合作者，因为医生的医疗行为决定药品、医疗器械的销售、流通的结果。正是由于医生的医疗行为和医药供应商的利益产生关联，于是出现了医疗器械提成，药品提成等不合理行为。

引起社会广泛关注的胡卫民事件，就是当前医疗制度变革时期医生角色冲突的集中反映。据媒体报道：湖南省娄底市中心医院胡卫民医生，被当地群众亲切地誉为“为民医生”，因看不惯医院的“绩效”方式，无法忍受医院的所作所为，多次发出与医院“不和谐”的声音而备受医院的排挤、恐吓，愤然辞职，在社会上引起了轩然大波。随着暴露的问题越来越多，人们的关注程度也越来越高，胡卫民的个人辞职事件已经演变成了“胡卫民现象”。“胡卫民现象”的浅层讨论早已由热变冷，但“胡卫民现象”背后深层次问题却值得每个人反思。

## 做人文医生促和谐医患关系

**记者：**看来众多的期待把医生变成了一个矛盾漩涡的中心，医患关系在某些时候不和谐是不是与医生自我定位有一定关系？

**陈晓阳：**正是这种不同的角色期望引起医生的角色冲突。政府要求医生能够依据党的方针政策行医，使全体人们得到全面健康。而医院希望医生努力工作，增加医院的收入，办成高水平的医院。社会、患者则关注并要求医生主要是实实在在地提高医疗质量，并希望通过医生的自律来降低医疗收费的水平，从而提高人们医疗保障的程度，并以此作为衡量医生好坏的标准。来自各方面的相互矛盾和冲突的要求，使医生产生无所适从的角色冲突感。医生的角色冲突有很多是由他人、社会等外在因素造成的。因此，通过调整社会各方对医生角色的期待，可以实现医生角色冲突的社会调控。第一，增进患者对医学复杂性的认识，使人们能够理解：医学是高投入、高风险、高技术的职业，从而避免产生不合理的过高的期望。第二，要将医院的分类管理政策落到实处，使公立医院成为真正意义上的非营利性医院，使医院对医生的角色要求同患者对医生的角色期待相一致。这就要加大政府对公立医院的财政投入，从而改变公立医院过度考虑经济收益的局面。第三，合理药品定价机制，加强对药品流通秩序的监管，从而消除药品经销商对医生不正常的角色期待。总之，通过政府主导下各方利益关系的调整，明确医生的权利与义务，是可以缓解医生所面临的角色冲突的。

值得一提的是，西方医学从上世纪初传入我国到现在，已经取得了很大的进步，对疾病认识越来越深入，但却缺少了对“人文”的关注。一是医学技术化，不把病人当人，只看作疾病的载体，医疗技术施与的对象。由此而产生了一系列后果，包括把病人与亲情隔离开来的医院体制，医患之间的没有交流，对于病人的体验毫不关心，等等。二是医学商业化，也是不把病人当人，而只看作消费的主体，尽可能多赚钱的机会。作为医生必须明白，医学不只是科学，更是人学，医生所面对的是整体的人，应该确立以患者生活为中心的治疗目标；医疗权是基本人权，医疗公正是社会公正的重要方面，病人权利应该得到法律的切实保障。我们需要明确一个很简单的真理：病人不是病，而是人，是有着自己的全部生活经历和心理体验的活生生的个人。

如果说过去我们需要在传统的人文“画布”上绘上科学“风景”，那现在则更需要在科学的“风景”上添些人文“景观”。我们期望涌现越来越多林巧稚、张孝骞式的医生，也呼唤社会和公众尊重、理解医生，构筑良好、和谐的医患关系。

（原载 2008 年 7 月 17 日《当代健康报》第 7 版）

# 高难度手术在齐鲁医院获得成功

## ——记山东省内首例心脏冠状动脉搭桥术同期颈动脉狭窄内膜剥脱术

田玉清

日前，齐鲁医院实施心脏冠状动脉搭桥术同期颈动脉狭窄内膜剥脱术领域获得成功，这是山东省内首次独立完成的此类高难度手术。

近日，一名71岁的重症冠心病合并颈动脉严重狭窄的患者，由医院心外科毕研文教授主刀施行“同期微创非体外循环心脏跳动下冠状动脉搭桥手术和颈动脉狭窄内膜剥脱术”，目前该患者康复出院。

该患者因反复发作心绞痛而不能活动住院，查体时发现双侧颈部有血管杂音，此患者原有多次脑缺血发作，经血管造影证实供应心脏血液的冠状动脉左、右主干均有严重狭窄；供应脑部血液的双侧椎动脉已闭塞，双侧颈内动脉95%狭窄，患者随时会发生严重的脑梗塞和心肌梗死而危及生命。对于这类患者，若先行冠状动脉搭桥手术极易发生脑梗塞及昏迷，先行颈动脉内膜血栓剥脱术则极易发生心肌梗死而危及生命，应该做同期手术治疗。同期手术治疗手术技术要求高且风险很大，目前这一治疗技术仅在北京、上海少数大医院开展。毕研文教授在美国进修期间已有数十例同类手术经验，手术组经过认真讨论精心准备，采用颈动脉转流技术保证术中脑部供血，剥除堵塞颈内动脉的增厚内膜血栓长达5厘米，用补片加宽修补。然后采用微创非体外循环心脏跳动下行冠状动脉搭桥手术。术后患者恢复顺利，出院后能自由活动，未再发生心绞痛及其他不适。

据悉，冠心病和颈动脉狭窄病变都是由动脉粥样硬化引起的，因此它们经常同时发生。动脉粥样硬化内膜增厚、斑块、甚至钙化而使管腔变窄，影响血流通过，使远端的脏器缺血，发生在颈血管严重者会发生脑梗死，发生在冠状动脉严重者则会发生心肌梗死。在接受冠状动脉搭桥的病人中，同时合并严重颈动脉病变的大约为10%，而且年龄越大发生率越高。有颈动脉狭窄的病人也大约有15%左右合并有冠心病。对这类患者其中一种疾病进行手术时，另一个经常成为术后严重并发症的导火索。颈动脉有严重狭窄是冠状动脉搭桥术后发生脑梗塞及昏迷的主要原因，手术后脑并发症为7%～20%，而死亡率为7%～14%；而且搭桥手术后的前4年，每年还会有4%的病人发生脑梗死。因此，对颈动脉狭窄的病人一定要给予充分重视，否则治好了心脏，大脑出了问题可能会造成终生残疾甚至死亡。同期手术不仅使病人免受第二次手术的痛苦，更重要的是可以减少两个手术中以及两次手术之间发生心肌梗死或脑梗塞的可能，提高手术效果，减少手术花费，减少手术并发症及死亡率，改善患者的生活质量。

（原载2008年7月1日《当代健康报》）

# 齐鲁医院：用信息化便利病人

山东大学齐鲁医院是一个具有118年历史的老医院，却有着日新月异的年轻神经：这就是医院信息化。从购药到诊疗，从病人管理到内部办公，如今，信息技术已成了该医院的“生活必需品”，医生、护士、药房、管理人员，离了它，谁都难以正常开展工作。

在齐鲁医院看来，医院信息化是改善管理、规范流程的重要手段，更重要的是可以提升医疗服务、便利病人。

## 控制流程规范管理

“齐鲁医院的信息化和整个山东的医疗机构一道，都是2000年后，特别是SARS以后获得大发展的。实行传染病的网上直报，和后来的医保系统联机要求，这都是促进医院信息化的重要外部因素。”齐鲁医院信息网络中心主任李勇告诉笔者。

从内部而言，将管理、医疗过程标准化、信息化，最大可能地避免人为操作的随意性和可能产生的漏洞，进而提升医院效率、控制消耗、提高竞争力，这是建设现代化医院的内在要求。

以病人收费管理为例，病人最关心的是自己花了多少钱，该不该花，收得准不准确。靠手工开单时，不可能做到太明细，很多医院往往以“治疗费”这样的项目粗线条带过，让病人一头雾水；实施了电脑收费以后，病人每天吃了几片药、用了几根棉签都列得清清楚楚。更重要的是，由于系统只提供国家收费标准规定的项目，杜绝了人为巧立名目收费的可能性。

信息化还有利于保持政策一贯性。仍以收费系统为例，整个齐鲁医院只有一个收费数据库，除了指定部门，谁也无权改动收费项目和价格标准。政策有变化时，系统一改，整个医院都能立即贯彻，并保持一致。

信息化还是避免不规范操作、解决“看病贵”问题的重要手段。以药品采购为例，齐鲁医院在2001年省内首批进行药品集中招标采购的基础上，2006年5月，又在全省率先启用了自行设计的“网上药品引进与淘汰系统”，使药品引进采购完全在网上进行。

网上购药，从头到尾，医药代表与院方的医护人员不见面，最大可能地拒绝了人为因素。医药代表或公司先在系统注册登记，把药品的有关信息发到系统上，系统管理人员每天查阅初审，再由医院随机挑选产生的17名专家组成评审团进行评审，评审团成员根据药品质量、价格等标准进行投票，投票结果当场公布，得票多的药品将被医院购进。

药品管理、成本核算、院务管理、绩效管理……在齐鲁医院建设现代化医院的征程上，信息化立功不小。

## 提高效率方便病人

从仅注重医院内部管理到以病人为中心的临床医疗管理，是近年来齐鲁医院信息化工作随着逐步深入而发生的转变。

排队挂号是病人就医时常遇的一大烦心事。2005年，齐鲁医院开通网上预约挂号系统，给病人提供了一种便捷的渠道。病人可以在医院主页上查到每位专家的门诊时间，提前一周在网上挂号，看病当天在规定时间内到医院门诊挂号处取号。如遇专家门诊时间临时有变，预约者还可以提前一天得到医院的变更通知，免得白跑一趟。

电子处方是提高病人就医效率的另一举措。电子处方不仅比手写快，对住院病人来说，而且还可以立即传输到药房，在护士下楼之前，药房可能已经提前把药配好了。

病历的保存对许多粗心的病人来说也是一件难事。很多人因此造成了重复检查、重复化验。齐鲁医院对住院病人的病程记录、医嘱现在都做到了电子化。对二次住院的病人，虽然纸质病历已经存入病案室，但电子病程记录可以迅速调出来供医生参考。

“天书”处方和医嘱曾经是医院的一大“景观”。实行了电子处方和电子医嘱以后，在齐鲁医院，习惯龙飞凤舞、写英文的那些医生受到了规范。这样的处方和医嘱打印出来以后，无论病人以后去哪里就医，当地医院都可以方便地识别参考。

## 辅助提升医疗质量

从管理信息系统走向临床信息系统进而实现区域化的医疗信息网络，让信息技术更多地为支持医生诊疗、提高医疗质量服务，是医院 IT 的发展趋势，也是齐鲁医院信息化部门近年来努力的方向。

山东大学齐鲁医院的静脉输液配置中心作为全国最大的配置中心之一，几年来为齐鲁医院临床医疗质量和效率的提高起到了重要作用。而静脉输液配置中心的信息化是这一系统能够高效运行的基础和重要保证。

电子处方不仅方便了病人，而且还大大减轻了医生的劳动强度，使他们能省下更多的精力钻研医术。“以前手写处方，几十种常用药，每一种药的商品名、化学名，一盒有几片，一片有几毫克，都要背下来。加上经常有新药出现、旧药更名，非常费神。”齐鲁医院心内科副主任黎莉教授告诉笔者，“如今，只要在电脑上输入药名，包装、剂量等信息就会自动显示出来。不用背，开方也更规范了。”

除了支持电子处方，齐鲁医院的门诊医生工作站还支持医生录入检查、检验申请单，支持检查、检验结果查询。有些科室还推行了检查检验报告单网上传输，病人不用等待和传递纸质报告单，这边鼠标一点，那边的主治医生就看到了。

另外，医嘱电子化后，病房里每个人的信息都在医生的电脑里，不用近床就可方便地调阅，使医生的判断、分析、讨论变得更加快捷。

除了医生工作站，齐鲁医院还在部分科室准备上 PACS 系统（医学图像存储与传输系统）和检验信息系统（LIS）辅助提高医疗质量。前者能把超声、内窥镜、影像等设备与视频设备互联，不用胶片，医生可以在屏幕上将病人的历次“片子”

自由地调节大小、调整位置、变化明暗，进行最有效的对比；后者与检验设备和医院信息系统互联，能直接显示病人的病历、检验结果等综合信息，帮助医生决策。

## 远程医疗造福外地患者

不用舟车劳顿，就可以享受到大医院专家教授的“坐堂门诊”，这是不少地处偏远、苦于当地医疗资源不足的外地患者所期望的事。2003 年，齐鲁医院投资数百万元成立了“山大齐鲁远程会诊中心”，目前已在全省各市建立起了覆盖几十家医院的远程会诊医疗网络。每年都有近 300 名患者受惠。

“通过大屏幕，我们可以看到外地的患者和他的主治医生，和他们‘面对面’交流。主治医生先把患者的情况介绍给我们。同时，现场有专门的设备可以清晰地看到患者的病史资料、影像资料（X 光片、CT 片等）、检查结果。如果需要听诊，我们会让当地医生现场完成——如果当地医生基本功过硬的话，和我们在现场的效果差不多。”多次参加远程会诊的黎莉教授告诉笔者。

其实，2003 年，远程会诊中心成立不久，就在 SARS 风暴中发挥了重要作用，实现了对 SARS 防治的快速反应，发挥了其安全、快速、准确、便于区域合作交流的优势。

远程会诊网络还是一个“看不见的培训班”。遇有重要、典型的会诊，齐鲁医院会通知网络内的其他医院收看，为这些市、县级医院的医护人员提供学习机会。同时，借助这套系统，齐鲁医院还积极开展专题讲座、学术交流等。

“远程医疗投入大，收益小，从经济效益上看几乎‘只赔不赚’。但我们追求的是社会效益：因为大医院有指导帮助下级医院的责任。”齐鲁医院信息网络中心主任李勇说。如今，除了对下级医院，齐鲁医院还和北京协和医院等上级医院的远程医疗中心实现了互联，使山东患者也有条件享受到国内权威专家资源的服务。

“我们的目标是在山东及周边地区建立起完善的远程医疗系统网络平台，实现资源共享、信息互通，为广大患者提供更多的便利。”李勇说。

（原载 2008 年 9 月 4 日《大众日报》第 15 版）

# “医乃仁术”的人文解读

刘兆阳

第二届全国医院人文管理发展论坛9月6～8日在济南举行，山东大学齐鲁医院党委副书记陈晓阳博士在论坛上作了题为《弘扬医学人文精神，培养医学职业情感》的演讲，深刻诠释了在当下重塑医学人文精神的重要意义。

## 从真实的例子谈起

事情源于一根鱼刺。一个月前，山区农妇出现了发高烧、右腿肿胀等症状，她辗转就诊了当地几家医院，医生们怀疑为软组织恶性肿瘤、炎性包块、败血症……今年5月，这名农妇来到济南求医，此时她本人几乎要休克过去，右腿即将坏死。医生最终发现了“罪魁祸首”——一根长约4厘米的鱼刺。

“就是这根鱼刺折磨了俺一个多月，差点夺走了俺一条腿，花了近3万元。地里荒废了一季的庄稼。”这名农妇说。

这个事例理应引起医学界的广泛思考，医学的宗旨和要义究竟在哪里？

“医乃仁术”是中国传统医学和医德传统的基本命题。当今的医学，已经远远不是《黄帝内经》《伤寒杂病论》那种时代的医学了。20世纪以来，医学也发生了巨大的变化。庞大的现代化医院里，令人目不暇接的诊断治疗仪器和设备在临床治疗中发挥着重要作用，提供了多种有效治疗手段。尽管种种医学奇迹漫天飞来，但并没有改变“医乃仁术”的内在规定性。医学不是谋利的手段，不是扬名的阶梯。医术是一种爱人之术，是一种救人之术，是一种帮助人解除疾病痛苦之术。

## 人文关怀的缺失

“尽管医学在20世纪已经取得了辉煌的成就，但现在对医学失望和怀疑的气氛却更浓。”陈晓阳讲道。

一个在诊室里常见的例子是，医生匆匆了解病情之后便开出一堆检单：“检查去吧！”当然，所有的检查完成后，医生会认真审单，作出诊断，然后给予处方，但初诊场面是十分无为的。病人走出诊室，抱怨就骤然升起，对医生的不信任也从此深入心底。从医学人文的角度分析，医生只重视仪器设备的检测与观察，忽视现场的观察与描述，忽视体验层面的叙说，对症状的理解指向生物化、平面化、片面化，而漠视疼痛背后丰富、立体的社会心理、文化人类学内涵。

“医学需要新的转向，需要重新定义其目的，需要人文精神的关注。”陈晓阳呼吁。

## 重塑医学的人文精神

陈晓阳认为，医学理当是科学技术与人文关怀融合的最好结合点。“医学在任何时候都不能忽视人，不能脱离人。不论医学发展到分子、亚分子什么层次，不管医学分工把某一医生划分到多小的局部，或者医疗设备在我们面前堆积如山，我们都不能忘记医学的服务对象是人，是有生命的人。”

他提出，医学人文精神应是以人道原则为指导，重视病人的价值，对病人的生命与健康、病人的权利和需求、人格和尊严的关心和关注。将病人看作生理、心理和社会三方面统一的完整的人，而不是一架生命器官的组合体；应借助人文学来理解、解释疾病、病人，以及病痛、死亡等等问题；应重视临床医疗的技艺性和艺术性，而不是简单地、过量地采用科学技术；还应注重医患情感交流，对病人心理健康进行细微化的关怀。

“医生需要丰富的职业情感，医学需要人情味。”陈晓阳说，“一些医生之所以受到病人的爱戴，不仅仅是因为他们有高超的医术，更重要的是他们具有对病人高度负责的精神，怀有一颗仁爱之心。”

（原载 2008 年 9 月 11 日《大众日报》第 14 版）

# 精细化管理 人性化服务 铸百年名院品牌

## ——山东大学齐鲁医院创建“全国医院管理年活动先进单位”纪实

严连生 谢鑫 田梅

2008年8月28日，在北京召开的“深化医院管理年活动暨全国医政工作会议”上，山东大学齐鲁医院院长魏奉才捧回了“2005～2007年度全国医院管理年活动先进单位”的奖牌。这是国家卫生部对齐鲁医院管理年活动开展以来所取得的成就的充分肯定，全国只有为数不多的医院获得了此项殊荣。

“医院管理年”活动是国家卫生部自2005年起在全国卫生系统开展的重大活动，旨在提升我国医院管理水平，促使其以病人为中心、提高医疗服务质量。齐鲁医院以此为契机，以查促改、以评促建，下大力气建章立制、改善就医环境与流程、提升医疗质量与服务水平，赢得了患者和社会的广泛赞誉。

### 刚性制度——构建严格管理框架

制度建设是规范化管理的前提条件。

每天早晨7：30之前，齐鲁医院耳鼻喉科的医生们便来到了病房，关掉手机，与夜班医师交接病人、换药、下医嘱。科主任潘新良教授也要到场，他让医生把出院病历摆到桌面上，公开点评；细心地检查前日的化验单有没有粘贴到病历上，并到化验单领取处，看看谁的病人的化验结果还留在那里，就证明他没有及时看化验单。

“确保8点钟交接班完毕，护士即可按医嘱实施治疗，以免贻误治疗时机；避免个别医生对化验单‘光开不看’，也是怕延误病人病情。”潘新良说。

值班与交接班制度、病历质量管理制度，都是与病人利益、医疗质量紧密相关的核心医疗制度之一。按照“医院管理年”活动要求，齐鲁医院从2005年起，结合医院实际，细化了纲领性的《加强医疗质量管理的规定》及首诊负责制、三级医师负责制、病房质量评定制度、院内外会诊制度、疑难危重病例讨论制度等13个核心医疗制度。以此为支柱，医院对既有制度进行了全面修订增补，形成了一套厚厚的《医院管理制度》，分医疗、护理、门诊、行政、药品使用等五大分册，搭建起了比较完整的医疗质量管理体系。

同时，齐鲁医院严格执行依法执业规定，加强人员资格和医疗技术准入管理。在职人员未达到执业资格、未取得注册者，一律不得独立进行医疗活动；进修医生、研究生不许独立值班；大型医用设备、器官移植技术、介入技术、人工关节等高新技术的准入和临床应用管理也相当严格，以维护患者安全。

有了制度，关键看落实。从院长到职工，齐鲁医院把《医院管理评价指南》《医院管理年活动检查表》中的指标层层落实到人，并成立了专家检查组，对40多个临床科室进行每周抽查和大规模全面检查，检查结果以“医疗质量简报”的形式向全院通报；各科室建立以科主任领衔、分工明确的医疗质量控制小组，形成一个上下呼应的严密质控网络。

有了规矩，才成方圆。“一开始，我们集中查某科出院病历首页，对存在的问题进行了严格处罚，责任到人、到科室。责任明确了，行为就规范了，再也没出现类似情况。”医务处负责人说。

另一方面，齐鲁医院进行了广泛的宣传活动，法规制度教育、“三基三严”训练、技术大比武等活动开展得轰轰烈烈。“仅2006年，全院讲座就达42次，几乎每周一次。全院职工利用周六、日不间断地学习，计学分。这一举措提高了全院职工规范行医的意识和基础医护水平。”齐鲁医院业务副院长李新钢教授告诉笔者。

目前，按照2008版《医院评价指南》精神，齐鲁医院正在制定《医疗质量与安全管理和持续改进方案》《医疗风险防范、控制、追溯及医疗责任追究制度》《患者病情评估制度》《危重病人报告制度》《危重病人抢救流程》等20余项核心医疗制度，将医疗质量管理体系不断推向完善。

## 硬件改造——打造优质就医环境

齐鲁医院门诊楼建于1972年，设计年门诊量30万人次，而2007年的年门诊量已达157万人次，医疗用房紧张拥挤的状况日渐突出。几年来，齐鲁医院想尽一切办法扩建硬件设施、优化医疗用房布局、整合工作流程，最大限度地保证了病人的医疗安全。

受硬件条件影响，急诊室曾是齐鲁医院的一个薄弱环节。房屋面积小、破旧、布局不合理，抢救室位于角落，没有收款处、药房，病人须跑到门诊楼大厅交费取药。2006年，医院对急诊科进行了彻底改造，投资数千万元，增加了重症监护室、急诊外科病房、急诊X线检查室、急诊收款处、药房等，扩大并调整了监护室、观察室、治疗室、输液室的布局，建起了急诊绿色通道。同时，增设了呼吸机、监护仪、除颤器、心脏按压复苏器、洗胃机等抢救设备与仪器，提高了急危重症患者的抢救成功率。

改善很大的还有胃镜室。原来，胃镜室只有两间小房，胃镜和肠镜诊室用帘子隔开，诊疗和消毒靠在一起。2006年，齐鲁医院投入大量财力，在放射楼二楼加盖了一整层，划分了胃镜、肠镜等多个诊室和储镜室、学术交流室等。将诊疗和消毒分区，购进成套消毒设备，增加了各种内镜的数量并引进胶囊胃镜、电子胃镜、超声胃镜等先进设备。现在，齐鲁医院的胃镜室可谓国内一流，也是全国内镜专科培训基地。此外，齐鲁医院还花大力气进行了检验科的改造，将生化、免疫等各种检查全部分区，引进了LIS系统（实验室信息系统），将各种标本用条码扫描，检查结果都输入计算机，保证了标本和结果的准确性、试剂的安全性和快速传输。

口腔科也是防控院内感染、保证病人安全的一个“重镇”。齐鲁医院引进新的消毒设备、一次性包装隔离设备，加强分区隔离，最大限度地防止病人交叉感染。

医疗废物处理和医疗器械消毒也和病人安全息息相关。2005年，齐鲁医院还投入大笔资金，新建了医疗废物暂存站，每日将医疗垃圾严格分类后送济南市医疗废物处理站处理，投入达到每日每床2元；为规范消毒、灭菌，医院专门新建了设备一流的消毒供应室，将全院医疗设备统一消毒、统一配送，不仅能满足本院需要，而且还能为其他医院提供帮助。

## 流程优化——提高诊疗效率

流程优化是提高管理效率的重要手段。齐鲁医院以此为基点，重新设计了患者的就医流程，大大提高了诊疗效率。

6点多钟来到医院，排队挂号、排队交款、排队取药、再排队看病……这是齐鲁医院原来常见的景观。为了改变这一状况，近年来，齐鲁医院整合门诊服务流程，将挂号与收款处合二为一，所有收款处都能挂号，并在门诊三楼、第二门诊、急诊、小儿科等处增设收款窗口，增加微机台数。同时，通过建立HIS系统（医院信息管理系统），实现挂号、划价、收费、处方“一卡通”，提高了结算效率，大大缩短了病人的候诊时间。

同时，医院还不断对门诊科室布局进行改造，并在门诊设立清晰、规范的就诊流程指示标志，各科室、服务标识做到了规范、清楚、醒目、易懂；采取门诊医师及收费窗口弹性值班，设立了便民门诊和夜间专家门诊；开展365日不间断服务，节假日能够正常办理入院手续。

为解决门诊医技检查难的问题，医院成立了专门的抽血中心，并增加人员及设备投入，延长工作时间，取消预约项目，保证患者能当天做完相关检查。现在，全院已基本做到了上午就诊，当天完成辅助检查。

流程优化、效率提高，对急症病人更为关键。齐鲁医院在急诊室硬件改造的同时，着力于优化布局、改善急诊流程。将原来处在角落、须拐弯才能进去的抢救室移到急诊室大门口，并且有侧门通向重症监护室，正对面则是各科医生诊室；原来须绕到门诊大厅去找的收费处、药房也被“请”了进来。流程顺畅了，抢救速度大大提高，为病人赢得了宝贵的抢救时间。

医院还通过一系列内部规章制度，保证了急诊会诊迅速到位，急诊、入院、手术“绿色通道”畅通，提高了急危重症患者抢救成功率。如规定急诊工作的各科人员必须服从急诊科的统一管理，对急诊的会诊请求各科室必须有求必应等。

各临床科室也根据自己的实际情况想了很多优化流程的办法，便利病人就诊。“这几年，医院还打破过去一个病房专属一个医生的做法，不管哪个房间，只要有空床位，病人就能住进来，变‘病人找医生’为‘医生找病人’。这样，既缩短了病人的排队时间，在一定程度上也缓解了‘住院难’的苦恼。”齐鲁医院医务处处长阎明说。

## 合理用药——减轻病人负担

“农村患者种一亩地一年就挣个二三百块钱，却可能因为你的疏忽，用了一支不该用的药，这一亩地就白种了。所以，用药一定要慎重！”齐鲁医院心内科副主任黎莉教授常跟科里的医生们这样说。

为减少患者负担，降低医疗费用，齐鲁医院明确提出：不惜减少医院收入，推进合理检查、合理用药、合理使用抗生素。医院对每个临床科室针对病人不同情况具体规定了药费比例。

齐鲁医院建立了特殊抗菌药物使用申请、医生处方权限资格检查、临床药物筛选、临床药师参与查房等一系列制度并严格执行，最大限度地保证用药的经济性、合理性、重要性。开展处方点评，每月抽查 100 份门诊处方进行点评；实行药品、器械、耗材的统一招标采购，开展单品种用药总量监控，每季度对用药单项总量前 10 位的品种进行公示，首位淘汰；在微生物实验室配备全自动细菌鉴定仪器，提高抗菌药物临床合理应用水平。2008 年，结合省卫生厅开展的“两好一满意”活动，在全院开展了合理用药、合理收费的竞赛活动，有效地减轻了病人负担。

“几年下来，医院的药费收入比例明显下降。2005 年是 52%，现在医疗用药降到了 37%，比以前降了 10% 以上。”齐鲁医院副院长高海青说。

在齐鲁医院，全院的收费项目和收费标准都进行计算机网络管理，建立了完备的价格公示制、查询制、费用清单制，常年通过电子显示屏幕、触摸屏、住院费用明细清单等途径向社会和病人公开；有专门部门负责受理患者对违规收费的投诉。

## 双向沟通——减少医患纠纷

尊重和维护患者知情权与选择权是社会进步的表现，也是减少医患纠纷的重要措施，齐鲁医院对此高度重视。医院每年举办“医患沟通学习周”，请专业人员就医患沟通的重要性、沟通与医患纠纷的关系、沟通方法与技巧等进行了讲座；并将医患沟通列入医疗质量管理督察的重要内容进行检查。

齐鲁医院对术前谈话人员的级别及签字、麻醉医师术前看病人、写完入院记录交陈述者复审并签署“记录属实”等均作了明确规定；重大手术向病人或家属充分解释手术过程、风险、愈后恢复情况及费用，取得同意及签字，并履行审批手续。

医院通过各种方式加强医患情感交流，如每年两次的社会监督员座谈会、每月一次的病人满意度调查、出院病人定期随访、工休座谈会、医院网站论坛医患互动等；各病房每两周举行病人与家属代表座谈会，倾听意见。规范医患沟通内容、形式，做到了交流用语通俗、易懂，取得了良好的沟通效果。

2007 年，医院抽调 5 名专职人员组成随访办公室，对所有出院病人（考虑到病人住院时对发表意见可能有所顾虑）进行电子邮件、电话或信函随访。每月将随访结果和征求的意见报告院领导。

为使患者的投诉能得到及时、稳妥处理，齐鲁医院公布投诉信箱、电话，保证 24 小时接听畅通。建立健全了“防范纠纷小组—法规处—医院领导小组”三级负责制和三级预警机制，对纠纷处理努力做到早发现，早处理；建立健全医疗争议、医疗事故报告制度、报告流程；建立医疗投诉反馈机制，不但教育落实到个人，而且还要拿出整改意见，检查整改结果，以便改进服务。

## 柔性服务——追求病人满意

一切的管理，最终目的都是提高服务水平，提高患者的满意度。

“从‘以医生为中心’‘病人求我’到‘以病人为中心’‘我满足病人’，这是医院管理年活动的主旨之一，也是我们近年来一直努力去做的。”齐鲁医院业务副院长李新钢教授说。

在齐鲁医院普外病房，笔者看到每张病床床头都挂着一张小牌子，写着该病人的主治医师、住院医师、教授、护士长等都是谁。“这是给病人备忘的。病床资源共享以后，一个病房都可能有好几个医师主管，有的病人记不住。有了这小牌子，他们只要对对牌子和医生胸卡就能认准了。”齐鲁医院普外科主任胡三元教授说。

为保护病人隐私，医院对诊室布局进行了合理化改良，对皮肤病和性病门诊等有关科室建立单独诊疗室；对绝大多数门诊检查床装了帘子。为尽量让病人舒适就医，医院在门诊普遍设立了健康宣传栏、服务台、饮水桶、磁卡电话、轮椅等服务设施，并在院内开通了电瓶车供病人和家属免费乘用。

目前，结合省卫生厅“两好一满意”活动要求，齐鲁医院各临床科室不断完善服务细节，亮点频出。ICU在病房外为家属设立了等候区、流动厕所并及时清理；干部保健科为行动不便的患者开设“家庭病房”，定期组织医护人员巡访；妇产科印制温馨就医流程卡发放给每位入院病人；血液科对入院病人做到“入院有人接、住院有人管、出院有人送”，对生活困难的病人实施帮扶工程；小儿内科五病房为患儿们开设“童趣园地”让孩子们尽情涂鸦……

“下一步，我们要以2008版《医院管理年评价指南》为标准，进一步排查找准问题；要不断提高认识，把良好氛围进一步扩大；坚决克服‘差不多’情绪，认真抓好零投诉和病历书写、合理收费、规范用药等竞赛，以竞赛活动为载体，把医院管理年活动提高到一个新水平。结合‘两好一满意’活动，形成医院服务质量持续改进的长效机制，树立好齐鲁医院的自身形象和社会形象。让患者满意，让社会满意。”齐鲁医院院长魏奉才说。

（原载2008年10月9日《大众日报》第16版）

## 山东省医疗队援助坦桑尼亚40周年，三位老人讲述过去的故事

# 重温40年的岁月与记忆

石念军

2008年11月7日，南郊宾馆俱乐部一楼会议室，一场跨越40年的表彰隆重举行。

1968年，我省向坦桑尼亚派出了第一支援助医疗队；迄今，累计有32批医疗队、1048人次医疗队员援助坦桑尼亚和塞舌尔……当天，来自全省各地的医务人员齐聚一堂，接受表彰。

借此机会，记者听几位援坦老医务工作者讲起那过去的故事。

## 吴承远：操刀坦桑尼亚第一例开颅手术

山东大学齐鲁医院神经外科教授、博士生导师吴承远，是1982年赴坦桑尼亚援助的一员。

“当年有个机会去澳大利亚深造，正好省卫生厅决定派医疗队赴坦桑尼亚援助其建立神经外科，需要有英语基础的人去，就选上了我！”吴教授回忆。

坦桑尼亚地处赤道，是发展中国家，国家经费困难，根本无力进口造价昂贵的CT等仪器和先进的开颅器械。中国援坦医疗队的任务就是帮助它的首都医学中心建立神经外科。

怎么建立？吴教授和同事只能因陋就简，白手起家。

3个月之后，也就是到了当年的10月初，住在首都姆辛比利医院内科的一位病人阿白荻·萨鲁姆，出现严重昏迷，生命危在旦夕……会诊专家认为，应马上做开颅手术，清除颅内血肿。吴承远根据自己在国内的临床经验，认为可以进行手术。

这是坦桑尼亚国内第一例开颅手术！中坦双方专家都非常慎重。

“应该说，当时的思想压力、心理压力，远超过了技术上的压力。”吴教授说，利用医疗队仅有的简易器械，他们足足用了两个多小时，顺利完成了手术。

经过一周治疗，病人神志完全清醒。这个手术在当地社会上引起了较大轰动，病愈出院的萨鲁姆先生还特意在坦桑尼亚英文日报《每日新闻》上撰写文章，感谢中国医生的救命之恩。

吴教授回忆，在达累斯萨拉姆近两年的时间内，他们总计收治脑部疾病病人1000多人次，共进行脑瘤、颅内血肿清除等手术60余次。从此建起了坦桑尼亚的第一个神经外科。

“当时坦桑尼亚卫生部长萨隆迪教授说，‘其他国家的专家是帮助坦桑医生钓鱼，而中国专家是把钓鱼的方法教给了非洲医生。’”现在想来，吴教授很是骄傲。

## 赵兰芳：坦桑尼亚总理请我喝“烧答”

今年已经72岁的赵兰芳女士，是山东省淄博市淄川区医院的退休老专家。31年前，她作为中国援非医疗队队员踏上了坦桑尼亚的国土。历时两年，于1979年9月，圆满完成了党和人民交给的任务。

赵兰芳说，自己是第五队第二批中国援非医疗队的一员，到了坦桑尼亚之后，被安排到索科日内总理的家乡孟杜里医院。这里的医疗技术十分落后，当地人民由于缺医少药，生了病往往不能得到及时治疗，中国医疗队的到来自然深受他们的欢迎。

索科日内总理在百忙之中亲自为中国医疗队举办宴会，欢迎中国医生的到来。宴会上，总理把几位中国医生介绍给参加宴会的各位部长。因为有前几批医疗队很好的工作业绩，中国医疗队给坦桑尼亚政府和人民留下了深刻的印象。在祝酒时，索科日内总理说，中国，坦桑尼亚好朋友。为感谢“彩娜/莎菲”（注：China-safa中国好医生），今天我请你们喝“碧饴”（啤酒）。由于赵兰芳不胜酒力，总理破例让她喝“烧答”（汽水）。在这次宴会上，赵兰芳真切感受到了中坦两国人民的深情厚谊。

在以后的日子里，中国医生作为总理家中的保健医生，经常到总理家中为总理及其夫人还有他的亲属看病，与他们一家结下了深厚的友谊。每逢当地重要节日，索科日内总理要把中国医生请到家中做客，给中国医生做好吃的。每当有重大活动时，总理总是忘不了中国医生。李先念副总理在出访坦桑尼亚的时候，索科日内总理还特意安排中国医生与李先念总理聚会。这些都给赵兰芳留下了十分美好的回忆。

中坦两国这种兄弟般的感情，让赵兰芳至今难忘。在中国医生援助期满即将回国的时候，总理还送给赵兰芳一套用斑马蹄子制作的精美台灯，还有当地人佩戴的项圈等礼品。这些礼物赵兰芳一直珍藏至今。

## 李俊芝：被一句话感动了40年

山东省立医院妇科专家李俊芝主任是1968年9月份参加援坦医疗队的第一批人员。“当时是乘远华轮去的，在远华轮上足足呆了半个月。”

李主任说，当时去，大家对坦桑尼亚的语言不像英语那样还有点基础。那个时候一窍不通，就在船上学了几个字母拼音，就是简单的问话。因此，去了之后有语言障碍，也出了不少笑话。问病史的时候，人家说带着我的对象，“比比央古”是“我的夫人”、“比比亚库”是“你的夫人”……我们的大夫就问，比比央古比比央古怎么着了，人家就说“比比央古”、“比比亚库”这么说才对呢。

“有一天夜里，突然一个医院里来电话，说有一个急症需要我们去抢救，去了一看一个妇女处于休克状态，检查有内出血情况，血压很低，要马上做手术。可是那个时候没有血源，那儿也没有血库。”李主任记得，当时咱们的翻译刘永奎同志是O型血，他说我是O型血，为了抢救非洲朋友，他毫不犹豫地献出了自己的鲜血。

“这个人好了以后也是非常感激，她说我身上流的是中国人的血，我永远忘不了中国人。”转眼40年过去了，这一句话至今深深印在李俊芝的脑海里。

（原载2008年11月8日《生活日报》第6版）

# 这里的护士站静悄悄

## ——山东大学齐鲁医院实行静脉药物统一配置

王海勇

在山东大学齐鲁医院呼吸科进修的李然（化名），刚到病房上班就发现了一个让他感到奇怪的现象：早晨医生查完房下达医嘱后，应该是护士站最繁忙的时刻。但在这里，却不见护士忙着取药和配药。路过护士站，也听不见在这个时间应该有的“砰砰”的开启药瓶的声音。

可是才一转身的工夫，李然医生发现，所有需要输液治疗的住院病人都已打上针了。李然感叹道：“速度也太快了吧！”但谜底很快就被揭开了。因为这里的护士根本就不负责配药，差不多所有住院病人静脉输入的药物都由医院的静脉药物配置中心负责配置，护士只负责给病人打针和巡视。

“在这里干护士确实比在别的医院轻松很多，可是责任很大。因为你不那么忙了，医院对你的服务水平的要求也高上去了。”护士小杨这样说：“以前在医院病房值班，上午是最忙的时候，护士没有一点空闲时间。医生查完房下医嘱后，护士要先到药房取药，再按照医嘱配药。最忙的时候，护士开药瓶开到手发酸。先打上针的病人要换药了，后面的病人还没打上针呢！病人和家属要是有点事问，我们也顾不上搭腔。”另一名护士补充强调：“现在，上午主要的事情就是巡视病房，为病人答疑解惑。护士要懂得病人的心理，要知道更多的东西。病人问的问题就是再专业，你也不能一点答不上来。护士要比病人想得更周到才行。”

在该院肿瘤中心病房工作的护士有另一番说法：“劳动量减少倒是小事，对我们来说，最大的好处是不必再担心那些化疗药物对身体造成伤害了。”在开启任何一种药品的瓶子的时候，都难免会形成气溶胶。呼吸道吸入和皮肤接触气溶胶，尤其是治疗肿瘤的化疗药物形成的气溶胶，长时间吸入对健康的影响是很大的。

在医院，有几类岗位的医护人员按国家规定享受职业津贴，肿瘤中心的医护人员和最容易受到放射线辐射的影像医生都在其中。长期从事这类工作的医护人员，染色体出现异常的并不少见。

受到医护人员褒扬的静脉药物统一配置工作究竟是怎样进行的？

我们随同医院工作人员来到位于实验中心一楼的静脉药物配置中心。

穿上隔离衣，套上鞋套，戴上消毒后的医师帽，沿着主要工作运行的路径，记者在静脉药物配置中心走过了一条“U”字形路线：从医院药房取出药物和液体，从配置中心的后门送进去。药物和液体被分拆后送到专用的配置台，配置台上方是生物安全柜。在这里，专门负责配药的人员抽取药液，进行配置。在中心的另一边，各病房医生开出的处方被从前门送进配置中心。两名临床药师对处方进行审阅，将合格的处方输入计算机，按一天一张的数量打印出一张张的单面胶输液笺。每张输液笺上都有病人姓名、科室、床位号、药物、液体等详细信息。“这是用来贴在输液袋上的。”陪同我们采访的是静脉药物配置中心的护士长米文杰。她是在2003年6月竞争上岗中被聘为护士长的。2005年、2006年，米文杰先后两次被评为“山东省青年操作能手”，并荣立三等功一次。

在静脉药物配置中心，记者看到，这里共分四个区：工作区和生活区、示教区、卫生区。抗生素及细胞毒性药物配置间、普通及肠外营养药物配置间、成品间、二级库、示教室、护士更衣室、护士休息室、药师更衣室、药师休息室、工人休息室、浴室等环绕在四周。在配置中心马蹄形布局的中心地带，是7台生物安全柜和7台水平流层台。记者看到，有工作人员正身着“猴服”配置药物。以这样的装备和设施，配置间至少能达到万级层流环境标准。一问，果然如此。

“配置间达到了万级层流环境标准，可同时供28名医护人员进行静脉输液用药的无菌配置。”“海归”专家、静脉药物配置中心主任、药剂科副主任刘新春说。说话间，我们看到配置好的药物被逐袋贴上单面胶输液笺后，由专人分放到指定的药物框内，然后被分送到各病房。

患者的反映怎么样？

记者追踪配置的药物一直到保健病房，因为这里的病人多数是就医经验丰富的老病人，对医护人员比较挑剔。我选了一位看上去年龄最大的病人问：“您输的药是医院静脉药物配置中心配的，不是在病房护士站里配的，您知道吗？”这位82岁的老爷子慢腾腾地回答道："是吗？我说怎么这几天医生开了药以后护士打针特别快呢！这样更好，我更放心。"他邻床的79岁的病人接过话茬："问我吧！别看他年龄大，其实他不如我来得多。我才是老病号，因为我每年这个季节都要来医院打针。我觉得现在比以前好。为什么呢？我是过敏体质。以前在这个季节打针，不管在哪家医院，我总是特别容易发生过敏反应，要么就是输液反应。夏天嘛，药物变质快，这也能理解。可是三年了，在这里输液，我一次输液反应都没发生过。"他指点着对面病房的几个病人说道："那个老太太，还有里面那个离休的，都是听了我的介绍专门来这里输液的。"

无疑，静脉药物配置中心的建立，不但体现了"以病人为中心"的理念，而且解决了现在医院管理中很多难以解决的问题，比如临床药师审方、护士全方位护理等。好处是显而易见的：在工作方面，真正将临床药师制度落到了实处，杜绝了不合理用药现象，保证了患者的用药安全；同时，提高了药剂师的专业知识和技术水平，推动了临床药学的发展；通常，病房护士劳动量最大的工作是药物配置，该中心的建立使护士有了充裕的时间护理病人，病区护士可集中精力做好护理，提高护理质量；对于医护人员而言，更是加强了防护，可免受毒性药物的伤害。

静脉药物配置中心是"舶来品"，英文为PharmacyIntravenousAdmixtureService，简称PIVA，是指在符合国际标准、依据药物特性设计的操作环境中，由受过培训的药剂人员严格按照操作程序进行静脉营养液、细胞毒性药物和抗生素药物等的配置，为临床医疗提供优质服务，集临床与科研于一体的机构。

1963年，美国俄亥俄州立大学附属医院成立了世界上第一个静脉药物配置中心。到20世纪60年代末，建立中心的工作逐步扩展到世界各地。到1999年，美国几乎所有的政府医院都建立了这样的中心。我国于20世纪末，由上海首先提出建立和发展PIVA。之后，建立PIVA的工作逐渐在全国各地开展起来。山东是最早开展PIVA工作的省份之一。齐鲁医院PIVA是目前全国第二大、山东省第一大PIVA，在全国属设备最全的中心之一。

"开展PIVA工作的目的是根据《药品管理法》和《医疗机构药事管理暂行规定》的规定，发挥药师专业技术的作用，实施合理用药，保证临床静脉输液成品的质量，保障病人安全、有效、经济用药，保护病人的用药权益，保持病区环境的清洁与舒适。”高海青副院长说。

齐鲁医院静脉药物配置中心平均每年配置液体约120万袋，其中普通液体约117万袋、化疗药29200袋、肠外营养液1825袋，账物相符率达100%。开展静脉药物配置工作的病房有38个（包括ICU、CCU病房），同时有20个病房开展了临时医嘱的配置。服务床位1530张，平均每年病房收超净台费4533740.5元，节约空针费约125万元，节约药品费90余万元。

取得了显著社会效益和经济效益的静脉药物配置中心，建立的路其实走得并不容易。最早提出建议开展这项工作的高海青副院长曾于2001年7月带领护理部、药剂科、制剂科相关人员赴上海市第六人民医院参观学习。回院后，他们就建立PIVA的问题进行了论证。在这期间，山东省立医院已开始建造PIVA。

2003年5月，刘新春完成在美国的进修回国后，医院让他具体负责静脉药物配置中心的筹建工作。为了做好这项工作，院长出面召集护理部、财务处、总务处、药剂科、国有资产办公室、审计处等处室多次召开协调会。医院还通过公开招标选择施工单位，共有上海百特、天津大家、青岛华仁三家公司参与竞标，最终上海百特公司中标。

2003年9月，高海青副院长代表医院与上海百特公司正式签订合同，由该公司负责施工并购买7台生物安全柜、7台水平流层台。

医院还委派刘新春副主任赴北京、上海、江苏、湖北等地参观学习。刘新春副主任研究了国内外这个方面工作的开展情况并查阅了大量资料，起草了《静脉药物配置中心岗位职责》《静脉药物配置中心规章制度》《静脉药物配置操作规程》《细胞毒性药物安全操作规范》《静脉药物配置中心教育与人才培养》等一系列文件，并征求了护理部、药剂科的意见，形成了正式文件。与此同时，还起草了《静脉药物配置中心工程进展及使用表》《静脉药物配置中心总报价表》等一批业务管理规章制度，为静脉药物配置中心的建立和今后的使用做好了理论和文字准备。

2003年11月23日，医院和护理部委派米文杰主管护师到上海参观学习。回院后，米文杰协助刘新春筹建中心。经过几个月的时间，整体设备到位，工程提前完工，经山东省计量科学研究所检测，中心完全达到设计要求。2003年10月20日，中心向医院写出了第一份《调配人员申请》并附《中心人员结构和上岗时间示意图》。2003 年 12 月 25 日，医院与大冢药厂签订协议，大冢药厂出资 60 万元，帮助中心购买家具。

2004 年 1 月，多名被调入中心的副主任药师、主管药师、主管护师被送往上海参观学习。同时，护理部为 PIVA 招聘了 15 名护士。至此，静脉药物配置中心的筹建工作全部结束。2004 年 2 月 26 日，中心面向临床全面展开工作，在神经外科进行试点。由于准备工作做得充分，试点一次成功后医院很快就开展了保健八、保健九、保健十、保健十一、东四、西五、西六、西八、西九等病房的静脉药物配置工作。2004 年 2 月 28 日，医院宣布静脉药物配置中心正式成立。该中心属独立业务科室，由医院直接管理。

“由医院直接管理为我们顺利开展工作提供了有利条件。山东省开展这项工作较早的还有省立医院和济宁市第一人民医院，这些中心管理、设置都不同，有的配置中心是药剂科下辖的一个组。”刘新春副主任说：“建立静脉药物配置中心其实不是药物从病房配置到集中配置这么简单，而是临床药事管理和护师管理的重大转变。近年来，随着医药科学技术的迅速发展和医院药学学科的逐步形成，医院药学、护理学科科研、教育工作的地位和作用发生重大变化。医院药学、护理学工作已从保障供应型向服务型转变，尤其是临床药学地位的确立和临床药物治疗学的巨大变化，使医院药学学科面临新的机遇与挑战，迫使医院药学工作者不断提高技术水平，以适应新形势的要求。目前，我国从事医院药学工作和医护技术工作的人员学历较低、知识结构不尽合理，与发达国家相比还有较大差距。一方面，国家应对药学院校的专业设置进行必要的调整；另一方面，在职人员也应调整自己的知识结构，从而适应现代化的医院药学。”

齐鲁医院静脉药物配置中心健康发展的基础无疑是科研。据不完全统计，该中心已派职工参加全国学术会议 30 人次；有在读研究生 1 人，在读本科生 10 人，在读大专生 25 人；已立项和正在进行的科研项目有 9 项，获科研奖 1 项（山东省科技进步奖三等奖）；主编了由人民卫生出版社出版的专业书《实用抗肿瘤药物治疗学》《静脉药物配置中心与静脉药物治疗》；发表论文 10 篇，其中核心期刊论文 8 篇。这对于仅有十几名药师、20 名护士的团体来说，是个不俗的成绩。

任何一项事业的健康发展都需要有科学的管理。为便于PIVA更好地开展工作，刘新春、米文杰等用四个月的时间，整理、完善了从筹建到合同签订及规章制度、操作规程、岗位职责、人员配备、培训等的31个文件，共计10万余字，并作为内部技术资料加以保存。其中相当一部分拥有自己的知识产权。在这期间，山东大学校长展涛两次亲临中心，对中心今后的工作提出了指导性意见。

"为完善管理工作，医院多次委派中心的工作人员赴北京、上海、保定等地针对工作中遇到的问题进行重点学习，回来后因地制宜地进行改革，并逐步向其他临床科室推广经验。"刘新春说："没有最好，只有更好。"

（原载2008年11月《山东卫生》）

# “救命药”将百分之一的希望变成百分之百的现实

## ——齐鲁医院爱心大营救挽回患者生命

赵永鑫 吕军

“谢谢你们提供的药救了我儿媳妇。”11月27日上午，专程从即墨市赶到齐鲁医院的李先生，一见到医院药品采购供应科的韩玉萍医生，再也按捺不住感激之情。“当时大夫说俺孩子就只有百分之一的希望能救活，是你们给俺孩子提供了救命的药，才让那百分之一变成百分之百的现实啊！”李先生紧握着医生的手激动地说。医生救死扶伤天经地义，李先生为何要这么兴师动众？事情还得从几天前说起。

23日凌晨2时，新婚不久的即墨市26岁女教师胡磊洗完澡后突感肚子疼，随即被送往当地医院。医生打开腹腔后发现，其脾脏破裂，大量出血。医生尝试多种止血方法，都没有见效。因为大量失血，胡女士生命体征已经非常微弱，最后医生开出了两种止血剂——纤维蛋白原和凝血酶原复合物。但找遍青岛，也没有找到这两种救命药，这样的事实令危在旦夕的年轻生命更加命悬一线。

救命急需凝血药物，生命在与死神和时间赛跑。胡磊的家人只好寄希望于济南，齐鲁医院党委书记周日光、院长魏奉才得知此事后，高度重视，亲自打电话给医院药剂科主任周文、药品采购供应科主任刘向红，要求克服一切困难，千方百计争取时间将病人急需的药品找到。经过药品采购供应科的多方联系，药品终于拿到了。在交警的护送下，仅用了2小时40分钟，救命药就被送到抢救室，胡磊的命这才得以保住。胡磊的公公李先生介绍，胡磊现在可以开口说话了，身体各项指标都已恢复正常，呼吸机和插在身上的管子都已撤掉，脱离了危险。看到儿媳妇一天天康复，李先生专程到山东大学齐鲁医院表示感谢。“因为当时拿药拿得急，医院破例没收费，只开了个欠条，我得把钱补上。”

刘向红介绍说，胡磊需要的两种药物在临床上都很稀缺，尤其是纤维蛋白原更是奇缺。由于该药属于生物制剂，制造该药的原材料又很缺乏，所以近两年该药一直处于缺货状态。医院的药库里，也仅存两支。接到通知后，我们立即启动了应急预案。虽然药品紧缺，但人命关天，还是把仅有的两支药物，从冷藏室拿出来。当得知胡磊因这仅有的“救命药”现在已经脱离危险，家属前来表示感谢时，刘向红笑了笑，“服务病人、服务临床都是我们应该做的，只要大家满意就是对我们工作的肯定。”

（原载 2008 年 12 月 11 日《现代医院报》第 1 版）

## iHolter实现远程24小时监测，大大降低心血管急性事件发生率

# 技术联姻打造患者“贴身保镖”

王亚楠

晚上 11 点，当医护人员敲开桑女士家门的时候，“iHolter 报警，22 时 54 分出现长达 7.2 秒停搏！”由于医护人员处理及时，防止了一次即将发生的心源性猝死。

放松的睡眠对于正常人是最好的休息，却有可能在不知不觉中带走患者的生命。iHolter 的出现改变了这一切：它是一个智能远程移动监护预警器，在睡眠时开启自动模式，就可以随时监护患者心电各项指标，一旦出现异常立即向监护中心报警，确保能够立即联系患者家属、联网医院，给予指导自救或救治措施，大大降低了心血管急性事件发生率、死亡率、致残率。

日前，在山东大学齐鲁医院、山东移动通信济南分公司、山东优加利信息科技有限公司联合主办的心脏移动监护产品（iHolter）新闻发布会上，记者得知，这一成果已初步实现产业化。自 2005 年齐鲁医院心脏远程移动监护中心成立至今，已经远程监测 16000 多例次各类心血管病患者，紧急抢救了 300 多例心血管急性事件。随身佩带 iHolter，24 小时的贴身看护，使患者的异常能早期发现，及时救治，大大提高了药物和介入手术的疗效，减少了 20% 左右的医疗费用。

齐鲁医院副院长高海青教授告诉记者，该技术涉及到移动网络、自适应分析、医疗数据处理等多个技术领域，是该院和山东优加利信息科技有限公司产学研合作自主创新的先进技术，也是亚洲地区唯一一个成熟的移动心脏监护推广项目。2005 年被国家科技部列为重大国际科技合作项目，去年 10 月通过国家科技部的大样本临床应用研究成果鉴定，并获得中国发明专利权和欧洲、日本、韩国、以色列等 8 个国家地区的国际专利权。

记者看到，iHolter 仅为手机大小，通过导线连接贴于心脏部位的电极片，患者可以在 iHolter 的显示屏上随时查看自己的及时心电指标信息，并设有紧急求救

键。电极片为耗材，使用进口电极片一天费用为10元左右。

据优加利公司负责人介绍，iHolter自动搜寻接入移动通信网络，并连接心脏监测公共服务平台和山东大学齐鲁医院的心脏远程监护中心，只要有移动信号覆盖，就能实现对患者的远程监护。据透露，经过进一步研究改进，iHolter即将推出GPRS定位服务，这样，一旦出现突发状况却联系不到患者家属时监护中心可直接就近协调“120”等先行救治。

（原载2008年12月15日《大众日报》第7版）

# 2009年

# 山东大学齐鲁医院：风雨兼程 30 年

严连生 吕军 赵永鑫

在山东大学齐鲁医院一百多年的历史中，改革开放以来的 30 年，时间段上并不占优，但对医院的发展和变革来说，这是风雨兼程的 30 年，是变革求新的 30 年，是医院发展最快的 30 年，也是患者受益最多的 30 年。

一百多年来，齐鲁医院从一家教会诊所发展成为今天以医术精湛、人才荟萃、设施先进、服务优质著称的大型三级甲等综合医院，成为齐鲁大地上集医疗、教学、科研和预防、保健为一体的重要的医疗中心之一。

一个多世纪以来，齐鲁医院历经曲折，发展壮大并取得不凡的成绩，依靠的是几代齐鲁医院人博施济众的医疗品德、苍生为重的大医风范和求精进取的职业精神，更靠的是 30 年来改革开放的不断深化与发展。当我们翻开齐鲁医院历史的画卷，回眸 30 年来医院的建设与发展，改革作为如今辉煌成就背后的强大动力，其推动力量愈发显著。

## 变革篇

### 百年名院，30 年间迅速提升

山东大学齐鲁医院始建于 1890 年，前身为美国、英国、加拿大三国基督教会兴办的教会医院，先后称华美医院、共合医院、齐鲁医院、山东省立第二医院、山东医学院附属医院、山东医科大学附属医院。2000 年 10 月，山东医科大学、山东工业大学、山东大学合并成立新的山东大学，医院正式更名为山东大学齐鲁医院。

30 年改革开放，中国发生了翻天覆地、沧海桑田的变化，一个繁荣富强、在国际上具有重要地位和巨大影响的社会主义中国已屹立在世界东方。伴随着改革开放的伟大进程，山东大学齐鲁医院依旧矗立在时代的潮头，与时俱进、奋发进取，在医院规模、仪器设备、技术水平等方面，都发生了翻天覆地的巨大变化。

“齐鲁医院是一所具有118年悠久历史的老院，近60年人民医院阶段的发展，远远超过了原教会医院阶段的62年。特别是改革开放30年来，我院发生了巨大的变化。”山东大学齐鲁医院院长魏奉才回忆说。20世纪80年代初，时任卫生部副部长顾英奇来院视察时，曾用三个“不堪”来描述当时的齐鲁医院——“医院老，破旧不堪；地方小，拥挤不堪；布局不合理，混乱不堪”，是他“所见到的部属院校附属医院中最差的一个”。而如今，这里已经成为建筑新颖、宽敞明亮、布局合理、管理有序、四季花香的花园式初步现代化医院了。

30年沧桑巨变，不仅仅在医院的外部环境建设上得到了印证。在医院规模上，医院占地面积由1980年的55亩，增至如今的130亩。病房床位从30年前的600张增至1700张，增加了近两倍，而且全部换成了性能更好的进口病床。新建的病房大楼、药剂楼、磁共振高压氧楼、CT楼、（总务）供应楼、锅炉房、肿瘤防治研究中心等新型建筑及设施，已接近或达到国际水平。

30年来，为满足人民群众日益增长的医疗卫生服务需求，医院陆续引进了一大批现代化仪器设备，为提高医、教、研质量创造了优越条件。医院先后投入使用了系列数字式人体检测设备：两台高档16层螺旋CT，亚洲首台GE公司的双梯度3T磁共振，全国首台西门子公司的DR，德国神经导航系统，国内首台飞利浦公司高档三维心脏彩色超声诊断仪，西门子公司适性调强高能放疗加速器，德国拜尔公司高档全自动生化分析仪，省内首台日本超声电子胃镜，省内首台以色列胶囊式内窥镜等，设备资产达数亿元人民币。

除了医院规模、医疗设备等“硬件”的健全完备，齐鲁医院高度重视人才建设这一医院发展的“软件”。改革开放30年来，医院的人才结构发生了根本变化，医师、护理队伍的整体素质有了质的飞跃。在1500人的医师队伍中，具有硕士、博士学位者占60%以上，在现有科室主任中，几乎全是出国留学回国人员。30年来，齐鲁医院的经济效益不断提升，数字的变化也许能够最为直观地反映30年来医院日渐增强的实力。30年辉煌发展，也让齐鲁医院获得了显著的社会效益。该院门诊人数从1980年的51万人次（不含急症）增至目前的168万人次；年住院病人数达到51700人次，比1980年的9380人增加了4.5倍；手术人次数增至28800人次，是30年前的3倍多。平均住院日由1980年的23.1天下降至12.5天；死亡率由1980年的4.2%，下降至1.41%。长期存在的看病难题，如今在齐鲁医院已经基本得到了解决。

**理念篇**

## 重新定位，一切为大众健康

改革开放30年，是齐鲁医院建院史上最为辉煌的30年。而正是医院的改革探索，才推动着医院建设步入了飞速发展的新时期、让这家百年名院达到了前所未有的辉煌。

改革的深入与发展，一次又一次地加强与更新了医院服务理念；而医疗服务理念的变迁，也推动着改革的不断深化。“医道从德，术业求精”是山东大学齐鲁医院的院训，秉持“以人为本”的价值观。30年前，谈及医疗机构，老百姓怎么也不会想到和“服务”二字沾上边，在群众心目中，作为社会事业机构的医院，一向是以一张冷冰冰的脸示人，在医院就诊很难享受到医院带来的热情服务，医院的“冷脸”引起老百姓的不满。齐鲁医院在改革过程中，首先就是将观念从“重医疗轻服务”转变为“以病人为中心”，彻底改变了“见病不见人”的落后服务观念，在处理医患关系时主动将自己摆在一个“服务者”的地位。近些年来，齐鲁医院在医疗的全过程中，始终坚持尊重病人．关爱病人，方便病人，服务病人。“以人为本”的医疗理念，不仅成为齐鲁医院提高医疗服务质量和水平的出发点和落脚点，而且也是市场经济下对医院的本质要求。

“医道、医德、医术、医风”是构成医院文化的四大基本要素。在构建医院文化的过程中，齐鲁医院始终将以病人为中心的服务理念贯穿始终，以为病人服务作为考察医道、医德、医术、医风的基本要求。在齐鲁医院，所谓好医生，不仅医术要高超，而且要善待病人，关心病人，爱护病人；所谓好医风，不仅要杜绝收受红包等各种百姓深恶痛绝的不正之风，更要形成一种关爱患者、一切为患者着想的良好风气。

“看病难、特检难、住院难，找好医生难”，是多年来困扰着患者和医院的突出问题，并且对医患关系产生了负面影响。而解决这一突出难题，就是对病人负责、减轻病人痛苦、为病人服务的一条重要途径。齐鲁医院从这一难点出发，制定了“医院改革管理办法及实施意见”和“岗位责任制管理办法”，以“定额管理，超额提成”为基本模式，明确各科室及医务人员个人的工作数量、质量、效益直接同科室和个人经济利益挂钩。齐鲁医院还在全省率先开设“专家（教授）门诊”，实行“急危重症加床制”，病房实行责任制护理，极大地调动了医护人员的积极性，医疗质量、服务态度、教科研工作都得到了快速的提高和发展。随着医院实力的不断增强，“看病难、特检难、住院难”的现象，在山东大学齐鲁医院已经一去不复返，病人也对医院的服务水平赞不绝口。

“齐鲁医院建立了强调社会效益，注重社会责任，同时也不忽视经济效益的经营思想。医院管理的视角不再局限于医疗机构内部，已从单纯考虑医院自身的发展转变为更加关注人民群众的整体利益。在医院服务功能上，从单纯的医疗救治，转变为重视预防保健，重视医院感染管理，重视支援农村和基层，重视扶贫、支农、救灾，医院越来越注重履行其社会责任。”魏奉才院长这样解释齐鲁医院的医疗服务理念。

2008年5月12日，汶川大地震发生后，齐鲁医院积极配合省卫生系统，按照省委、省政府和卫生部的统一部署，先后组建了三批医疗救援队共13人，奔赴四川抗震救灾一线。都江堰、绵阳、平武、眉山、青川等地，留下了齐鲁医院人奋力施救的身影。13名医疗队员团结协作，救死扶伤，为抢救受灾群众的生命作出了重大贡献，赢得了震区人民的衷心感谢，得到了上级领导和当地政府的充分肯定，对新时期山东白衣战士的精神风貌作出了新的诠释。

“名师摇篮，民生福地”是齐鲁医院的核心价值，齐鲁医院在30年的改革过程中找准了定位，锐意进取、不断创新，时刻以一种前瞻性的眼光不断地对医院的服务意识、内部管理机制进行大刀阔斧的改革，让医院的发展紧紧围绕大众的健康发展事业，紧紧贴近人民群众的需求，给百姓带来越来越多的福音。

### 成就篇

## 铸就辉煌，医教研跨越发展

医疗、教学、科研是山东大学齐鲁医院的中心工作。该院多年来在临床开展了一系列新技术新疗法，医疗服务水平不断攀升，造福了广大患者。经过医院几代人的勤奋工作与共同努力，山东大学齐鲁医院不仅形成了门类较为齐全的专业体系，而且还涌现出一批高水平和各具特色的科室，如耳鼻喉科、妇产科、神经内外科、心血管内外科、小儿科血液病科、普通外科、消化内科等。

在为患者提供优质医疗服务的同时，该院也为我国医疗卫生事业培养了一大批在国内外享有较高知名度的专家教授，如尤家骏、赵常林、孙鸿泉、高学勤、于复新、孙桂毓、朱汉英、张振湘、江森、王天铎、侯宝璋、杨仁中、张茂宏、宋惠民、张运等。在多平面经食管超声心动图的临床应用、导管介入技术诊断治疗冠心病、先心病及瓣膜病、复杂疑难心律失常的介入性治疗、冠心病、先心病及瓣膜病的手术治疗等诸多领域，山东大学齐鲁医院都处于国内外领先水平。

齐鲁医院现有临床业务、医技科室 60 个，国家级重点学科 2 个，省部级重点学科（实验室）5 个，省卫生系统重点学科（实验室）8 个。有高级专业技术人员 594 人，其中中国工程院院士 1 人，泰山学者 5 人，国家和省部级突出贡献奖专家 13 人，百千万工程人才 1 人，享受国务院政府特殊津贴 76 人，山东省卫生系统杰出学科带头人 14 人。医院设有国家临床药理基地和博士后流动站，设有“泰山学者岗位”5 个和山东大学临床一级学科博士点，博士生导师 94 人，硕士点 33 个，硕士生导师 174 个。

作为山东大学的附属医院，齐鲁医院肩负着临床理论授课的重任，学科涉及内科、外科、妇产科、儿科、眼科、耳鼻喉科、皮肤科、中医科、针灸科、医学影像、老年医学、肿瘤医学、康复、高压氧、腹腔镜、危重医学、核医学等专业。近年来，该院积极探索新形势下的教学管理模式，培养出了一大批适应现代社会需求的复合型医学人才。2000 年以来，共培养毕业本科生 1670 余人，研究生 2350 余人，目前在读研究生 980 余人。圆满完成了山东大学医学院的各项临床教学任务，受到了教育部评估组专家的一致好评。齐鲁医院除了创造宽松的科研环境、不断增大科研投入外，还设立了多项科研奖励基金，建立了院内青年专业技术拔尖人才管理制度，项目科研经费的 1% 由课题主持人支配，等额重复奖励各获奖课题等制度。到目前为止，齐鲁医院共在研国家自然科学基金课题 68 项。近五年共主持国家 863 科研项目 2 项，“973”主要基础研究分项目 1 项，科技部重点国际合作项目 1 项，卫生部重点临床项目 3 项，其他省部级和厅局级科研项目 506 项，连续 2

年获得2项国家科学进步奖二等奖，省部级奖励126项，仅2006年就获得国家纵向科研经费4806万元。居全省卫生系统前茅。

改革开放以来，随着现代科学技术、特别是信息科学的发展，齐鲁医院逐步加强了对外学术交流活动，先后派出400多人次的专业技术人员出国进修、攻读学位、考察、访问和参加国际学术会议，并与美国犹他大学医学院、康涅狄格大学医学院、肯塔基大学医学院、澳大利亚昆士兰大学、日本和歌山县医科大学、俄罗斯新西伯利亚循环病理研究所等建立了较为固定的院际交流关系。近年来，医院多次承办大型国际学术会议，接待众多世界知名医疗机构来院进行学术交流活动，促进了医院医疗、教学和科研整体水平和实力的提升。通过与海外医学院的交流，如今的齐鲁医院已经具有了全球眼光，不仅医疗、研究水平在向国际先进水平靠拢，而且医院各项制度也逐渐和国际标准接轨。

近年来，齐鲁医院先后被评为“全国卫生系统先进集体”“山东省卫生系统先进单位”“山东省文明医院”“山东省出国人员管理先进集体”“山东省老干部保健先进集体”，济南市绿化、卫生、计划生育、安全保卫先进集体，部分科室还多次荣获“全国青年文明号”、“巾帼建功示范岗”的称号。这一系列荣誉，无疑都是30年来齐鲁医院不断进取、再接再厉所取得的成绩的结晶。

回顾齐鲁医院30年的发展与改革，审视如今的成就与辉煌，在以病人为中心、以质量为核心的办院宗旨和人文建院、科技兴院、创新强院的理念指导下，齐鲁医院将秉承优良传统医风，以博爱的精神服务大众，以精湛的医术施惠于民，发扬仁爱和诚信的中华文化传统，使医院保持良好上升的发展态势，实现医院自身发展和服务社会双重职责的齐头并举，去铸就医院新的历史、续写医院新的辉煌。

（原载2009年1月23日《大众日报》第6版）

# 我省 2008 年度科技最高奖颁出 张运、赵志全分获百万重奖

李飞 刘海鹏

20 日上午，全省科学技术奖励大会在济南隆重举行，山东大学齐鲁医院张运院士和鲁南制药集团股份有限公司赵志全研究员 2 人获 2008 年度山东省科学技术最高奖，奖金为每人 100 万元。

省委书记、省人大常委会主任姜异康出席会议，并向获奖者张运、赵志全颁发 2008 年全省科学技术最高奖获奖证书。省委副书记、省长姜大明讲话，省委副书记刘伟主持会议。山东大学齐鲁医院张运院士代表获奖者发言。

张运现任山东大学副校长、山东大学医学院院长、齐鲁医院心内科主任、中国工程院院士。他在国际上首先建立了应用多普勒超声技术诊断心血管疾病的一系列新方法，使大多数的心脏病患者避免了创伤性的心导管检查，实现了诊断学的革命。张运教授先后承担国家“863”等重大科技计划项目 30 余项，这些研究成果在国内外的推广应用，产生了重大的学术影响和社会效益。

赵志全研究员现任鲁南制药股份有限公司董事长兼总经理，国家手性制药工程技术研究中心主任。他率先在国内组织成立了“国家手性制药工程技术研究中心”。围绕感染性疾病、心脑血管疾病、肿瘤等严重危害人类健康的常见病和多发病，重点开发具有自主知识产权的创新药物，先后开发新药 40 多个，有 26 个实现了产业化，累计实现销售收入 102.9 亿元，利税 31.5 亿元，为山东省医药经济的发展作出了突出贡献。

大会还为荣获山东省自然科学奖、技术发明奖、科技进步奖的科技工作者颁发了证书和奖金。法国国家科学研究中心马赛结构生物学微生物学研究所细菌化学实验室吴龙飞研究员和荷兰兹沃勒神经外科中心史迪克教授 2 人获得了 2008 年度山东省国际科学技术合作奖。

据介绍，2008 年，山东省共取得重大科技成果 2330 项，获国家科技奖励 26 项。

（原载 2009 年 2 月 21 日《齐鲁晚报》A02 版）

# 张运：当年常感愧疚不安

刘海鹏　李飞

“获山东省科技最高奖不是一个终点，甚至不应该作为一个中间点，而是要作为一个起点。”不论是代表获奖者发言，还是接受记者采访，张运都把自己的获奖归功于“一个伟大的时代提供了让人成功的环境和条件”。

2008年度山东省科技奖励大会后，刚获得2008年度山东科技最高奖的山东大学副校长、医学院院长的张运很快被记者围住，当大家请他坐下接受采访时，57岁的他执意要站着，因为“大家都站着，我不能一个人坐”。

张运告诉记者，上世纪80年代初期，他刚回国时，没有一个像样的实验室，有时因为要在动物身上做实验，气味很难闻，大家只能到男厕所去做，现在他和自己的团队已经拥有一个4000平方米的实验室。当年实验室刚起步时，没有1分钱的科研经费，是他骑着自行车去省卫生厅要了2万元经费，而现在的科研经费已达到1.3亿元。科研经费和实验室规模都处在全国前列，在张运眼中，这是他和自己的团队取得成功的有力保障。

“作为一名心血管医生，我希望能为更多的患者带来福音。”张运告诉记者，当年他出国学习时，每当想到许多心脏病患者等待入院做心导管检查，一排就是数年，以致终因不可逆转的心血管并发症而失去手术治疗的机会，他经常会感到愧疚和不安，也立志要学到技术，帮助更多的人。

1983年，张运到多普勒超声技术的发源地挪威深造。曾在工厂当工人的张运有着深厚的工科基础，他把流体力学的原理很好地运用到多普勒超声技术领域，很快掌握了多种超声心动图技术和定量诊断方法，并实现不打开病人胸腔进行诊断的技术。回国后，张运全力投入到多普勒技术的推广和应用中，因此使我国心脏病诊断技术迎来一场根本性的变革，不仅不用再插导管，而且只需要几分钟，就可完全没有损伤性地给病人作出诊断。

由于心内科学基础理论和临床应用研究方面的杰出成就，2001 年，49 岁的张运当选中国工程院院士，实现了山东省医药卫生界院士“零的突破”，并成为山东省最年轻的院士。

（原载 2009 年 2 月 21 日《齐鲁晚报》A02 版）

# “救命信号”横跨亚欧大陆

## ——心脏远程监护网络成功为赴欧考察人士实施监测

王亚楠

在国外发生心脏问题，如何及时得到分析诊断？近日，山东大学齐鲁医院心脏远程监护网络成功为我省一知名企业家实施横跨亚欧大陆的心脏远程移动监测，助其圆满地完成了出国考察任务。

该企业家赴欧洲进行商务考察谈判，随身佩戴了山东大学齐鲁医院的心脏远程监护预警器（iHolter），在繁忙的商务洽谈工作过程中，iHolter 捕捉到了其心脏电生理数据出现的异常变化，立即预警，连接山东大学齐鲁医院心脏远程监护中心，发送心电监测数据。经山东大学齐鲁医院医生分析诊断，确定该用户出现急性心肌缺血情况，即时在线回复了处理意见，指导其用药，快速有效地控制了病情发展。

次日凌晨，该企业家因疲劳过度，在睡眠过程中 iHolter 再次监测到急性缺血症状心电数据，自动预警并通过移动网络，向齐鲁医院发回心电监测数据，山东大学齐鲁医院值班医生分析诊断后，立即在线唤醒该企业家，指导用药，30 分钟后该企业家遵照医嘱再次发回心电监测数据，恢复到正常。iHolter 一路保障此人顺利完成了出国考察任务。

据山东大学齐鲁医院副院长高海青教授介绍，iHolter 是我国自主创新发明的心脏远程移动监测技术，也是同类产品中唯一应用移动互联网络的，在全球移动互联网范围内，能够跟踪监测患者心脏的电生理异常变化，及时发现危及生命安全的问题，可有效降低心血管急性事件发生率和死亡率。

据了解，在 5 年的临床应用中，iHolter 帮助成功抢救了大量患者。去年，为我省赴西藏人士提供了监测服务。本次欧洲漫游移动监测是目前距离最长的数据传输。

（原载 2009 年 2 月 26 日《大众日报》第 6 版）

# “服务” “质量”奉献社会 “群众满意”留在医院

## ——山东大学齐鲁医院“两好一满意”活动纪实

**【2008年齐鲁医院重要新闻辑录】**

●全方位投入抗震救灾活动，派出三批赴川医疗队，全院职工为灾区捐款捐物百万元。

●黎莉获得“全国医德标兵”称号，李刚获中华医学科技奖，胡三元获“恩德思医学科学技术个人杰出成就奖”，牛军获第五届“中国医师奖”，并当选为奥运会火炬传递手。

●荣膺卫生部“全国医院管理年活动先进单位”称号。

●张运当选美国心脏病学院院士，并获山东省最高科学技术奖，当选“改革开放30年山东十大青年楷模”。

●百名医师赴桓台开展“情注三农”大型义诊活动。

●为新农合捐款20余万元，获好评。

2008年我省卫生系统开展了轰轰烈烈的“两好一满意”活动。“服务好，质量好，群众满意”，如同一阵温暖的春风，吹拂着齐鲁医院的每个角落，滋润着患者的心田。活动开展以来，齐鲁医院在多方面取得了可喜的进展，涌现出大量的先进模范和典型单位。

“两好一满意”让齐鲁医院这所百年名院的旗帜飘扬得更加鲜艳夺目。

### 爱在行动中，爱在细微处

细微处见精神。细节容易被人忽视，但也最能反映一个人、一个团队的工作状态。医疗护理工作是个细致入微的活儿，护士的一个动作，一句话，甚至一个表情都可以给病人带来不同的感受。

“医院只有从细节服务入手，做到以质量为核心，以病人满意为标准，真正把‘以病人为中心’的思想贯穿于工作的全过程，落实到每个医疗服务的环节上，才能为患者提供温馨、细心、爱心和耐心的服务。”齐鲁医院院长魏奉才强调细节温暖人心，细节感动病人。

在胸科病房里，有位患者向高俊田护士要一个装衣物的小橱子，当时病房里没有。高俊田没有简单地说没有，而是耐心地给病人作介绍，她说：“实在对不起，现在病房里暂时没有小橱子，不过，您不要着急，我会马上给您联系。您先回床休息，联系好了，马上给您送过去，您看好吗？”看似轻描淡写的几句话，化解了患者的焦虑，赢得了理解。

在“六一”儿童节，儿科七病房的全体医护人员为小宝宝们庆祝。医护人员请来专业摄影师为宝宝们摄影并制作成精美的图片和有纪念意义的展板挂在病房；为家长开设婴幼儿保健课堂和宣传栏，提高家长照顾患病婴儿的能力；设立住院患儿家长接待日，由资深医师为家长解决各种问题，并认真听取家长的意见和建议，作为病房进一步建设和发展的宝贵资料。

我们知道，医疗救治遵循严谨规范的程序，程序是重要，但程序针对的是常规的情况，对特殊情况自然也应该灵活对待。根据患儿的实际情况作出判断，而不是刻板地按照程序，儿科六病房就是这样机智应变的。如接待肺炎心衰的患儿需要的不是对其入院宣教，而是以轻柔敏捷的动作为患儿安置舒适的体位，给予吸氧并通知医生，然后遵医嘱给予治疗，而后开始宣教，给患者安全感，并在所有的护理工作中融入温馨语言服务，输液前询问患者及家属的意见，并在穿刺中询问患者的感受。

利用业余时间进行术前访视、术后回访，详细为患者讲解术前、术中、术后的注意事项，消除患者的疑虑，使患者轻松地接受手术，是第一手术室的细心之处。为了防止患者在术中坠床，他们自行研制了改良式手术约束带，广泛应用于手术中，保证了术中患者的安全。为了能让患者感觉舒适，他们还研制了俯卧位体位垫，购进了大量硅胶床垫，有效地防止了术中压疮的发生；为了给术中病人保暖，他们自己制作了小棉被。“事事为病人，时时想着病人”，第一手术室全心全意为患者满意而努力。

在第二手术室，有些病人因手术和麻醉的需要，不允许穿衣，而手术间的冷气很容易使患者着凉，护士长马凤英特意请人制作了能护脚的小薄被和能护肩的小肩背，既不影响手术，又很好地保护了病人。“你们想得可真周到啊。”是病人普遍的感受。一句句暖人心的话语，一个个体贴入微的动作，很快消除了病人的紧张和疑虑，从而使其安然接受手术，保证了手术的顺利进行。

细节决定成败。一件件琐碎的小事，无不浸透着齐鲁医院医护人员的心血和智慧，折射出百年名院热忱待人、严谨做事的风范。

“梅花香自苦寒来，宝刀锋自磨砺出。”2008 年 4 月 15 日，在省卫生厅组织的全省 44 家三级综合医院护理技能大赛中，齐鲁医院护理代表队荣获全省团体一等奖。护士王霞获个人一等奖，并由卫生厅授予“山东省青年岗位能手”称号。

## 一切的管理都是为了患者满意

2008 年 8 月 28 日，在北京召开的“深化医院管理年活动暨全国医政工作会议”上，魏奉才院长捧回了“2005 ~ 2007 年度全国医院管理年活动先进单位”的奖牌。这是国家卫生部对齐鲁医院管理年活动开展以来所取得的成就的充分肯定，全国只有为数不多的医院获得了此项殊荣。

“医院管理年”活动是国家卫生部自 2005 年起在全国卫生系统开展的重大活动，旨在提升我国医院管理水平，促使其以病人为中心、提高医疗服务质量。齐鲁医院以此为契机，以查促改、以评促建，下大力气建章立制、改善就医环境与流程、提升医疗质量与服务水平，赢得了患者和社会的广泛赞誉。

一切的管理，最终目的都是提高服务水平，提高患者的满意度。

“从‘以医生为中心’‘病人求我’，到‘以病人为中心’‘我满足病人’，这是医院管理年活动的主旨之一，也是我们近年来一直努力去做的。”齐鲁医院业务副院长李新钢教授说。

在齐鲁医院普外病房，每张病床床头都挂着一张小牌子，写着该病人的主治医师、住院医师、教授、护士长等都是谁。“这是给病人备忘的。病床资源共享以后，一个病房都可能有好几个医师主管，有的病人记不住。有了这小牌子，他们只要对对牌子和医生胸卡就能认准了。”齐鲁医院普外科主任胡三元教授说。

内科门诊是医院的窗口单位，也是医院最繁忙的科室之一。齐鲁医院内科门诊化验单多，每天六七百张，发放时间长，人员集中，环境拥挤混乱。针对这一情况，他们对分诊台稍加改造，成立了专门的“化验单发放处”，增加了发放人员，延长了发放时间，一旦发现化验单有问题，及时主动与化验室取得联系，使病人快速正确地领取化验单，尽快就诊，提高了病人的满意度。

在“两好一满意”活动中，齐鲁医院各临床科室不断完善服务，亮点频出。

感染病科帮助年老体弱、病情重、初次来院就诊且不熟悉环境、没有家属陪伴独自前来就诊的患者去相关科室交费，送检验标本，取化验单和其他检查报告，为外地患者代取并邮寄化验单等。

根据科室的特点，感染病科为呼吸道病人及家属提供一次性口罩，为甲肝、戊肝病人提供一次性手套，为腹泻病人提供卫生纸、一次性水杯、准备好开水等。

目前，医保和新农合的病人越来越多，好多初次住院的病人不知道出入院及报销手续如何办理。为此，齐鲁医院血液科护士长赵玲玲和刘卫权找人印制了新农合济南市医保和异地医保病人出入院流程及报销手续办理办法，悬挂于病房走廊的墙壁上，极大地减少了这些住院病人的盲目性。

为保护病人隐私，齐鲁医院对诊室布局进行了合理化改良，对皮肤性病门诊等有关科室建立单独诊疗室；对绝大多数门诊检查床装了帘子。为尽量让病人舒适就医，医院在门诊普遍设立了健康宣传栏、服务台、饮水桶、磁卡电话、轮椅等服务设施，并在院内开通了电瓶车供病人和家属免费乘用。

ICU在病房外为家属设立了等候区、流动厕所并及时清理；干部保健科为行动不便的患者开设“家庭病房”，定期组织医护人员巡访；妇产科印制温馨就医流程卡发放给每位入院病人；血液科对入院病人做到“入院有人接、住院有人管、出院有人送”，对生活困难的病人实施帮扶工程；小儿内科五病房为患儿们开设“童趣园地”，让孩子们尽情涂鸦……

“在强化服务细节的同时，力争做到服务质量零投诉，不要让病人带着不满和疑虑离开。”周日光书记说。他们是这样说的，也是这样做的。

## 将百分之一的希望变成百分之百的现实

“谢谢你们提供的药救了我儿媳妇。”2008年11月27日上午，专程从即墨市赶到齐鲁医院的李先生，一见到医院药品采购供应科的韩玉萍医生，再也按捺不住感激之情。“当时大夫说俺孩子就只有百分之一的希望能救活，是你们给俺孩子提供了救命的药，才让那百分之一变成百分之百的现实啊！”李先生紧握着医生的手激动地说。

11月23日凌晨2时，新婚不久的即墨市26岁女教师胡磊洗完澡后突感肚子疼，随即被送往当地医院。医生打开腹腔后发现，其脾脏破裂，大量出血。医生尝试多种止血方法，都没有见效。因为大量失血，胡女士生命体征已经非常微弱，最后医生开出了两种止血剂——纤维蛋白原和凝血酶原复合物，但找遍青岛，也没有找到这两种救命药，这样的事实令危在旦夕的年轻生命更加命悬一线。

救命急需凝血药物，生命在与死神和时间赛跑。胡磊的家人只好寄希望于济南。齐鲁医院党委书记周日光、院长魏奉才得知此事后，高度重视，亲自打电话给医院药剂科主任周文、药品采购供应科主任刘向红，要求克服一切困难，千方百计争取时间将病人急需的药品找到。经过药品采购供应科的多方联系，药品终于拿到了。在交警的护送下，仅用了2小时40分钟，救命药就被送到抢救室，胡磊的生命这才得以保住。胡磊的公公李先生介绍，胡磊现在可以开口说话了，身体各项指标都已恢复正常，呼吸机和插在身上的管子都已撤掉，脱离了危险。看到儿媳妇一天天康复，李先生专程到医院表示感谢。“因为当时拿药拿得急，医院破例没收费，只开了个欠条，我得把钱补上。”把药费交上后，老人总算松了口气。

刘向红介绍，胡磊需要的两种药物在临床上都很稀缺，尤其是纤维蛋白原更是奇缺。由于该药属于生物制剂，制造该药的原材料又很缺乏，所以近两年该药一直处于缺货状态。医院的药库里，也仅存两支。当时院领导接到通知后，立即启动了应急预案。虽然药品紧缺，但人命关天，还是把仅有的两支药物制剂，从冷藏室拿出来。当得知胡磊因这仅有的“救命药”现在已经脱离危险，家属前来表示感谢时，刘向红笑了笑，“服务病人、服务临床这都是我们应该做的，只要大家满意就是对我们工作的肯定。”

## 没有学会伺候病人，就不配做医生

2008年4月1日，早晨7：45，齐鲁医院心内科副主任黎莉提前一刻钟来到心内科门诊2号教授诊室，门口的绿色塑料椅上已经有等候的病人了。她换好白大褂，开门坐到了靠窗的桌边，病人随即跟了过来。

“怎么样？能躺下吧，腿肿不肿？”每个病人她都问得很仔细，听心脏、量血压，有时俯身去捏捏病人的小腿。一个病人很紧张，她笑笑说：“别着急。老皱着眉头血压能不高吗？”

有个病人拿了正吃的药来给她看。“这几种可以吃，这种不要吃；这几种可以长期吃，这种则要间断吃；这种注意别掰开吃。”她一样样地拿出来讲，并顺手写到便笺上交给病人。

有一个高血压病人，黎莉问诊后建议她换便宜有效的药，因为这种病要终生服药。两个年轻人陪老人从商河农村来，需要做24小时动态心电图检查，黎莉说：“回商河做就可以，住下来花费太高。”

11：55，黎莉从十几位病人的包围中抬起头，发现下班的时间已过，就向对桌的两个学生助手说：“你们两个快去吃饭吧！”说完，又和蔼地叫了下一个病人的名字。

12：30，最后一个病人离开诊室，一直等在外边的一位中年妇女进了屋。“我是特意来道谢的。如果不是您指点去消化科，老人根本就不知所措。”一上午没挪地方的黎莉站起身来，一边和她说话，一边端起水杯，费力地拧开盖子，喝这个上午的第一口水。

13：30，下午的工作又开始了，直到17：25。助手数了一下，全天看了45个病人。这时候，一位女大夫过来交代病房各床位病人的情况。每月1日正是病房的交接时间，这个月轮到黎莉查房了。她仔细地记下，准备一会儿过去看看。

“累坏了吧？”看着面露倦色的黎莉，有人好心地问候。“是啊。每次门诊，前一天晚上不敢晚睡，当天不敢喝水。一早必须得喝点咖啡才能撑下来。”

黎莉对病人非常关心。她的病人一有个头疼脑热，她赶紧嘱咐护士用药压住，“其实医生很多时候只要用心，很多不利情况可以避免。”黎莉说。“发现问题赶紧解决，和说‘明天再说吧’完全不同。明天可能就严重了。”

“不为别的，病人病情不恶化，我们当大夫的也省事不是？”黎莉说得非常实在。

“我对病人没脾气。他们是病人，就需要你的帮助。”黎莉对学生们强调服务意识。有一次，一个学生在病房里，病人家属让他帮着把病人抬上床，他说：“我没学过。”黎莉知道后非常生气：“有的老教授曾给病人喂饭擦身，端屎端尿我也干过。没有学会伺候病人，就不配做医生！”是啊，没有细致入微的照顾，没有温馨的沟通，怎能走进病人的心里，获知更多的信息，更好地救治病人？

黎莉关爱病人，病人也信任甚至依赖黎莉。黎莉的学生王媛媛说，有一次跟老师在门诊，一个病号也不挂号，在门口敲敲窗子，和老师打个招呼就走了；下班时他又回来了，在老师耳边说：“我就是过来看看你。你在，我心里就踏实。”这样的情况经常发生，有人连话也不说，只是会心一笑就离开了。

去年 3 月，在首届全国医德楷模、医德标兵和医德建设先进集体表彰大会上，黎莉教授被评为“全国医德标兵”。

## 优化流程，提高诊疗效率

流程优化是提高管理效率的重要手段。齐鲁医院真正把病人放在心上，重新设计了患者的就医流程，大大提高了诊疗效率。

6 点多钟来到医院，排队挂号、排队交款、排队取药、再排队看病……这是齐鲁医院原来常见的景象。为了改变这一状况，近年来，齐鲁医院整合门诊服务流程，将挂号与收款处合二为一，所有收款处都能挂号，并在门诊三楼、第二门诊、急诊、小儿科等处增设收款窗口，增加微机台数。同时，通过建立 HIS 系统（医院信息管理系统），实现挂号、划价、收费、处方“一卡通”，提高了结算效率，大大缩短了病人的候诊时间。

同时，医院还不断对门诊科室布局进行改造，并在门诊设立清晰、规范的就诊流程指示标志，各科室、服务标识做到了规范、清楚、醒目、易懂；采取门诊医师及收费窗口弹性值班，设立了便民门诊和夜间专家门诊；开展 365 日不间断服务，节假日能够正常办理入院手续。

去年底，在门诊部、物资采购处、国有资产管理处以及各内科主任的协调和支持下，齐鲁医院内科门诊更换了新的叫号系统，使就诊环境焕然一新，井然有序，病人满意度大大提高。

由于内科门诊专业多、门诊量大，叫号机使用频繁，导致旧的叫号系统出现故障，虽经工程人员全力维修，仍不能正常使用。近一个月以来，内科门诊全部使用人工叫号，不但增加了医护人员的工作强度，而且还给良好的就诊秩序造成了一定影响。

新的叫号系统具有外观大方、操作简单、打号速度快、叫号清晰、声音优美、显示醒目等特点，并能告知病人等待人数，一目了然。投入使用后，大大减少了病人排队取号的时间，并能使病人和病人家属耐心地坐在候诊区等待叫号，自觉地接诊就诊，减少了以往候诊区病人拥挤的情况，保证了病人的安全，加快了就诊速度，提高了工作效率。

为解决门诊医技检查难的问题，医院成立了专门的抽血中心，并增加人员及设备投入，延长工作时间，取消预约项目，保证患者能当天做完相关检查。现在，全院已基本做到了上午就诊，当天完成辅助检查。

流程优化、效率提高，对急症病人更为关键。齐鲁医院在急诊室硬件改造的同时，着力于优化布局、改善急诊流程。将原来处在角落、须拐弯才能进去的抢救室移到急诊室大门口，有侧门通向重症监护室，正对着的则是各科医生诊室；原来须绕到门诊大厅去找的收费处、药房也被“请”了进来。流程顺畅了，抢救速度大大提高，为病人赢得了宝贵的抢救时间。

医院还通过一系列内部规章制度，保证了急诊会诊迅速到位，急诊、入院、手术“绿色通道”畅通，提高了急危重症患者抢救成功率。如规定急诊工作的各科人员必须服从急诊科的统一管理，对急诊的会诊请求各科室必须有求必应等。

各临床科室也根据自己的实际情况想了很多优化流程的办法，便利病人就诊。“这几年，医院还打破过去一个病房专属一个医生的做法，不管哪个房间，只要有空床位，病人就能住进来，变‘病人找医生’为‘医生找病人’。这样，既缩短了病人的排队时间，在一定程度上也缓解了‘住院难’的苦恼。”齐鲁医院党委副书记兼纪委书记车学洪说。

## 人文和科技在这里交融

科学技术是第一生产力。近年来，齐鲁医院强化科技兴院的导向，把科技工作摆在事关医院发展和医疗水平提高的重要地位。以学科建设为龙头，以增强科技创新能力为重点，以提高医院综合实力为目标，齐鲁医院大力倡导医务人员积极开展具有创新性、先进性和实用性的科研项目。

2008年，齐鲁医院科研工作再创佳绩。医院共获得国家基金27项，科研经费达2450万元，SCI收录论文进入全国医疗机构排名第9位，张运院士荣获山东省科学技术最高奖。胡三元教授牵头完成的课题“腹腔镜技术基础及临床应用系列研究”获得山东省科技进步一等奖，侯明教授牵头完成的课题“特发性血小板减少行紫癜免疫发病机制研究”获教育部高等学校科学技术一等奖。

8月，齐鲁医院实施心脏冠状动脉搭桥术同期颈动脉狭窄内膜剥脱术获得成功，这是山东省内首次独立完成的高难度手术。

9月18日，普外科肝移植专业组同时成功开展两例肝移植手术，这是齐鲁医院首次一天内开展两例肝移植手术。

一系列科研成果璀璨耀眼，自然令齐鲁医院人自豪。然而，医院面对的是人，是生病的人，如何让科研更好地为病人服务，这是医院前进最根本的动力。

在齐鲁医院党委副书记陈晓阳眼中，医学理当是科学技术与人文关怀融合的最好结合点：“医学在任何时候都不能忽视人，不能脱离人。医学不论发展到分子、亚分子什么层次，医学分工不管把某一医生划分到多小的局部，或者医疗设备在我们面前堆积如山，我们都不能忘记医学的服务对象是人，是有生命的人。”

人命至上。黎莉教授诊治过一位20岁的外地农民患者，因纵膈占位上腔静脉压迫入院。当时患者呼吸困难不能平卧，胸闷憋气严重，CT显示双侧胸腔积液及大量心包积液。彩超结果出来时，已是下午4点半。经验告诉他们，此时最好的治疗措施是行心包穿刺引流术，该治疗只能找专门的医生实施。看着已近下班时间了，黎莉抱着试试看看的态度拨通了李继福主任的电话，接电话的是一个学生，他说李主任正在手术台上。黎教授让他问问能不能临时加一个心包穿刺引流术的治疗。当时，黎莉觉得多半不行，没想到传话过来说可以。医生和患者家属都很高兴。赶忙签订协议等准备工作，当他们赶到介入科时，已经是下班时间了。整个治疗过程很顺利，当患者被推出治疗室时已经是六点半了。介入科还派出两位年轻医生协助将病人送回病房。

没有抱怨，没有补偿，没有邀功，一切进行得普普通通，但病人的母亲感动得热泪盈眶。看似平凡的工作，透射的是齐鲁医院对病人质朴的爱；极为顺利的跨科室作业，体现的是齐鲁医院百年老院的丰厚底蕴。

“医生需要丰富的职业情感，医学需要人情味。”陈晓阳说，“一些医生之所以受到病人的爱戴，不仅仅是因为他们有高超的医术，更重要的是他们具有对病人高度负责的精神，怀有一颗仁爱之心。”

“今后，我们要结合‘两好一满意’活动，形成医院服务质量持续改进的长效机制，树立好齐鲁医院的自身形象和社会形象。让患者满意，让社会满意。”齐鲁医院院长魏奉才说。

（原载 2009 年 3 月 12 日《大众日报》第 16 版）

## 寿光女子李玉会在济南演绎一曲爱之歌

# 姐姐“分”肝救弟弟

### 意外的噩耗：身体好好的却查出肝异常

26 岁的李玉华是山东寿光人，在当地干临时工，平时身体还不错，没感觉出有什么异样。今年正月初五的下午，岳母身体不舒服，李玉华便带她到当地医院去做检查，他自己也顺便做了一个 B 超检查，没想到 B 超显示，他的肝脏异于常人！

当天他就被安排住院了，随后的肝功能检查显示，肝脏损害十分厉害，但是并不清楚是什么原因。大约住了半个月院，李玉华就在大姐李玉会和一个亲戚带领下，赶到北京确诊病情。301 医院专家告诉他们，李玉华得的是一种罕见的先天性疾病——肝豆状核变性，这种病是一种先天性疾病，本来在患者很小的时候就该显示出来，这种病人的寿命一般都不长。

北京的医生还告诉他们，治疗这种疾病唯一的办法就是肝移植，但是等待肝源的时间很长。

医生的诊断无疑给李玉华判了“死刑”。想想自己只有 26 年的生命，想想身边刚刚 3 个月大的孩子，李玉华非常感伤。

### 感人的抉择：妻子捐肝救弟获丈夫支持

其实就在李玉华感伤之际，大姐李玉会已经悄然作了一个决定：既然医生说亲体肝移植排异小，花费也小一些，那就把我的肝脏捐一部分给弟弟吧。当她给医生说出自己的打算时，北京的医生劝她给家里人说一声。

“因为毕竟是嫁出去的姐姐，也有了自己的家庭，他们让我跟家里人商量商量。”在寿光市电影公司上班的李玉会，今年 37 岁，有一个 11 岁的儿子。“那天晚上我给丈夫打电话，没说手术的风险，只说肝脏的增生能力很强，他当时没有表态。”隔了几个小时，丈夫发来了一条短信：老婆，你什么也别想，养好身体，我支持你。

李玉会告诉记者，看到这条短信，自己的眼睛湿润了，她没有想到丈夫这么支持自己的决定。“后来丈夫曾说，弟弟现在这么年轻，能救当然要尽力去救。”李玉会把这个决定很快告诉了弟弟，李玉华也哭了，“姐姐从小就很疼我，她给我说：只要人在，就是幸福的一家！”

## 赴济做手术：对 11 岁儿子交代“后事”

因为在北京的手术花费要大一些，今年 3 月初，李玉华转到山东大学齐鲁医院肝胆外科。李玉会回到寿光，一方面她要准备手术的一些证明信、公证材料，一方面她觉得要跟儿子“交代”些什么。

“手术毕竟是有风险，儿子今年已经 11 岁了，万一有什么问题……”李玉会说，儿子一听妈妈要给舅舅捐肝脏，当即就哭了起来。“我说，你已经是男子汉了，妈妈如果万一下不来手术台，你要照顾好爸爸，让爸爸再婚。儿子哭着说，妈妈不会有事……”李玉会说，当时她也哭了，为了让弟弟能活下去，她已经没法去想手术万一失败，失去母亲的儿子的将来。

就这样，在儿子的哭声中，李玉会坐上了来济南的车。

## 大半右肝植入弟弟体内

3 月 11 日，李玉华、李玉会被推进了齐鲁医院手术室。据肝胆外科副主任徐克森介绍，考虑到李玉会个子较小，只有 1.55 米，肝脏不会太大，而弟弟身高 1.70 米，需要的肝脏较大，术前准备了两套方案。

一套方案是如果李玉华的肝脏功能还有一些的话，那么只切掉他的左半肝，然后移植上姐姐的 1/3 左半肝，做亲体辅助性肝移植；一套方案是如果李玉华肝脏彻底不行，那就完全切掉，将姐姐 2/3 右半肝移植到他身上。

“打开腹腔一看，李玉华的肝脏惨不忍睹，上面全是一个个疙瘩，已经没有一点可用的，只是勉强处于代偿状况，没法保留了，只能采取第二套手术方案。”徐克森教授说。

徐教授说，根据术前评估，切除右半肝的李玉会，肝脏最多还能剩下28% ~ 29%。“术中发现，她的右半肝延长了一小块，还能剩下大约32%。”为了保证病人的成活质量，医生还将姐姐的肝中静脉“切”给了弟弟。

而据介绍，这例肝脏移植手术还有一个值得称道的地方，那就是供体和受体的出血量都非常小，姐姐术中出血200毫升，弟弟出血几十毫升，没有输血。而出血的多少直接影响今后的恢复速度。

## 感人瞬间：弟弟醒后先问姐姐情况

3月11日晚上6：40，肝胆外科监护室护士张梦君负责李玉华的监护。她告诉记者，当天晚上八点钟左右，李玉华清醒后有些躁动，想和我们沟通，给他纸笔，先是说胃疼，再然后就是问他的姐姐。“我告诉他‘你姐姐很好，手术很顺利’，他才放松下来闭上眼睛。”

“在我快要下班的时候，我看到了他，更让我感动和敬佩的人——他的姐夫，站在门口张望着，我想他是想进来说句话的，但是却知道不被允许，所以只能在那看一眼。只要能看见这个他妻子能为之付出生命的弟弟好好的，我想就足够了吧……”

4月1日，姐弟俩出院回家。经历了这场生死劫后，李玉华对生命、生活也有了新的感悟，他告诉记者，他牢牢记住姐姐的那句话：“只要人还在，就是幸福的一家。”

（原载2009年4月7日《济南日报》）

# 领导带头赴一线救治手足口病患者

赵永鑫 杨芬 李涛

由齐鲁医院25名医护人员组成的手足口病医学专家组于近日抵达菏泽市中医院并顺利展开救治工作。院长魏奉才亲赴菏泽，看望慰问了齐鲁医院奋战在救治手足口病患儿一线的医护专家们。医院医务处处长阎明等相关处室人员一起陪同慰问。

口罩、鞋套、无菌帽、一次性隔离服……在“全副武装”后，魏奉才一行走进临时建立起的手足口病隔离病房，亲切地慰问了奋战在一线的医护专家们。在病房，在医护值班室，在患儿们的病床前，看到的都是大家忙碌的身影，魏奉才感慨地说：“你们让我再次感受到，在生死之间医务人员的神圣和无私！”每到一处，魏奉才总是叮嘱大家要注意身体，相互照顾，他还代表医院党委和行政对一线专家们克服困难、恪尽职守、默默奉献、积极救治手足口病患儿所付出的辛勤劳动表示感谢。

慰问中，此次赴菏专家组领队、齐鲁医院副院长李新钢向魏奉才介绍了几天来专家组在菏泽市中医院开展工作的各项情况。在ICU病房中，魏奉才看着才几个月大的小患者，很是心疼地询问着孩子的病情。针对手足口病的救治方法和防控措施，他详细询问了赴荷专家组队长王纪文教授、副队长郭淑兰教授和护士长吕孝娜等医护人员后，他要求大家“为了这些患儿的一切，一定要充分展示出我们‘国家队’应有的医疗技术水平，全力救治患病的孩子们。”为了有效地促进下一步工作的开展，魏奉才强调，要将救治工作提升到政治高度，促进工作力度，坚持科学防控，做到早发现、早诊断、早治疗，真正让孩子开心，家长放心，社会安心。

又讯：日前，菏泽市发生手足口病疫情后，按山东省卫生厅有关安排，齐鲁医院迅速抽调25名医护人员组成手足口病医学专家组，由副院长李新钢带队于3月28日上午紧急赶赴菏泽，进驻菏泽市第二所市级手足口病定点收治医院——菏泽市中医院，参与救治工作，提供技术支持。

根据疫情的发展，为进一步加强防控力量和力度，山东省卫生厅委托齐鲁医院立即组成临床重症救治专家组，支援菏泽，全力开展手足口病医疗救助和疾病控制工作。在接到通知后，医院党委和行政高度重视，快速反应，立即启动相关应急预案，医院医务处、护理部、药品采购供应处等相关部门相互协调，克服各种困难，连夜在儿内科、皮肤科、ICU、呼吸科、感染病科等科室抽调了思想觉悟高、业务水平强的19名医务人员和6名护理人员，由李新钢亲自带队，儿内科副主任王纪文教授任队长，皮肤科副主任郭淑兰教授任副队长，组成了赴菏泽参与手足口病救援的医学专家组。同时，专家组还携带了相当数量的医疗物资前往菏泽，以保证当地医疗救治的需要。

出发前，院党委书记周日光要求全体专家组成员从政治高度上认真对待这次医疗救援任务，以饱满的热情和高超的医术努力配合当地医务部门，全力救治手足口病患儿，将危害降低到最低程度。周日光表示，医院作为大家的坚强后盾，会全力以赴地支持一线的救治工作，他还特别叮嘱大家要注意身体，及时和医院保持联系，同时期待大家圆满完成任务，胜利凯旋。

另悉：此前，为做好手足口病防控工作，齐鲁医院已启动了院内手足口病应急预案，成立了以儿内科主任医师孙若鹏为组长的专家组，分批到相关地市对救治工作提供咨询建议、技术指导和支持，帮助当地全力开展手足口病医疗救助和疾控支援。与此同时，在第一时间派出25人组成的医学专家组后，齐鲁医院又克服了人员紧张等困难，组建了一支应急救援专家组，随时待命，投入手足口病防治工作。

（原载2009年4月7日《山东商报》A11版）

# 动脉大麻烦　微创巧消除

## ——齐鲁医院神经外科成功开展经静脉途径颈内动脉海绵窦瘘栓塞术

田永清

近日，齐鲁医院神经外科在介入中心的大力支持与配合下，首次成功开展了经静脉途径颈内动脉海绵窦瘘栓塞术，患者已康复出院。

一名右眼红肿充血、眼球外凸的患者在家属陪同下走进诊室，李刚教授通过详细询问病史、认真查体，仔细阅读病人头部 CT 资料，初步判断病人为外伤性颈内动脉海绵窦瘘，遂将其收住院。患者入院后脑血管造影检查确诊为右侧颈内动脉海绵窦瘘，该患者为低流量型颈内动脉海绵窦瘘，因其有明显的眼部症状，李刚教授主持下，科室专家共同讨论制定了血管内介入栓塞治疗的手术方案。颈内动脉海绵窦瘘常用的静脉途径为眼上静脉，由于需要切开眼部皮肤影响患者美容，因而医生决定对该患者选用迂曲、路程长的颈内静脉岩下窦途径栓塞。4 天后，神经外科派出王云彦、王东海两名副教授共同为病人进行介入栓塞治疗。手术中采用动静脉双鞘插管，通过左侧股动脉鞘将导管放入患侧的颈内动脉远端，通过右侧股静脉鞘将导管放入颈内静脉远端，然后经由动脉导管造影于静脉晚期采集静脉路途，在静脉路途指引下将微导管经由岩下窦准确送入异常扩张的海绵窦内，送入微弹簧圈 3 枚后，又经由微导管向海绵窦内注入 Onyx 胶，用“钢筋混凝土”将海绵窦填塞，病人眼部的异常引流在术中造影完全消失，患者即刻得到了影像学治愈。经过近一周的术后康复，患者眼球突出完全消失，眼球充血也不见了，康复出院。

近几年，齐鲁医院神经介入工作已开展了包括复杂动脉瘤支架（球囊）辅助栓塞术、高流量脑动静脉畸形栓塞术、脊髓血管畸形栓塞术等疑难手术；在缺血性脑血管病的治疗方面，齐鲁医院神经科还开展了颈内动脉剥脱术、Moyamoya 病的手术治疗。神经外科先后选派三位优秀青年医师接受了严格的神经介入培训工作。在血管病的手术及血管内介入治疗方面，齐鲁医院拥有山东省内一流的人才梯队，神经外科血管病的诊治工作取得了阶段性的发展。

（原载 2009 年 4 月 23 日《当代健康报》）

# 齐鲁医院在国内率先开展单气囊电子小肠镜检查

左秀丽

近日，山东大学齐鲁医院消化内科在国内率先开展了单气囊电子小肠镜检查。人的小肠长为 4 ~ 6 米，从幽门以下开始直到回盲瓣结束，是消化道最长的管道。由于受其位置较深、冗长、褶皱多、蠕动快等独特的解剖特点所限，以往一直是消化内科临床检查的盲区，被称作消化道中的黑暗大陆，这使许多小肠疾病长期得不到明确的诊断和有的放矢的治疗。随着胶囊内镜和双气囊小肠镜的应用，小肠的常规内镜检查成为可能。然而胶囊内镜只能作为诊断工具而无法实施治疗，双气囊小肠镜也有待于进一步改良。最近，一种新型的用于小肠检查的单气囊小肠镜问世。单气囊小肠镜检查技术是一种新型安全、高效的检查手段，具有观察范围大、图像清晰、视野控制自如等优点，既能够发现细小病变，又能同时进行活检和内镜下治疗，使医生能够对以往难以触及的区域进行直接观察、活检和治疗。

单气囊小肠镜采用静脉麻醉方法进行检查，大大减轻了患者的痛苦和不适，患者耐受性和安全性良好。单气囊小肠镜的应用给疑为小肠疾病的患者，尤其是一些长期腹痛、腹泻、消化道出血，经结肠镜、胃镜、消化道钡餐等检查无法找到病因的患者带来了福音。到目前为止，山东大学齐鲁医院消化科主任李延青教授已经为 10 余例长期诊断不清的小肠疾病患者成功实施了单气囊小肠镜检查，发现了小肠炎症、息肉、肿瘤、毛细血管扩张症等多种疾病，使困扰医生和患者多年的顽症最终得以确诊和及时治疗，极大地提高了山东省小肠疾病的诊疗水平。

（原载 2009 年 5 月 11 日《济南时报》B4 版）

# 山东省“重生行动”获好评

赵永鑫

近日，民政部“重生行动”项目办公室和李嘉诚基金会考察评估检查组深入齐鲁医院，对山东省“重生行动——贫困家庭唇腭裂儿童手术康复计划”项目的开展情况进行检查评估。齐鲁医院副院长高海青亲切接见了考察组一行。

此次考察评估团主要对齐鲁医院在实施“重生行动”的行政管理、工作流程、财务运行情况以及救助患者的诊疗过程等方面进行细致的评估，同时对该项目在山东省的宣传、筛查等情况进行全面检查。当天上午，考察组对齐鲁医院口腔科开展唇颚裂患儿的手术过程进行了全程观摩考察，考察组还深入病房，对在院患者进行现场访谈，了解患者满意度，并在计财处对该项目的财务运行情况进行了评估。下午考察组一行与山东省民政厅社会福利处副处长罗嘉辉，齐鲁医院高海青、口腔科主任王勇及相关负责人就该项目持续、健康、稳定发展等问题进行了座谈。

考察中，评估团专家对山东省“重生行动”在齐鲁医院的实施情况给予了充分肯定和高度评价。他们认为，齐鲁医院对“重生行动”项目非常重视，为项目配备了充足的人力和设备，医院与山东省民政部门协作良好，工作机制清晰，职责明确，宣传到位。项目承担科室对患儿的手术操作规范、科学，病历书写规范、内容齐全，对个别高难度唇腭裂患儿的手术治疗理念先进，处理合理、科学，充分体现了齐鲁医院口腔科专家高水平的专业素质，不仅超额完成了任务，而且还达到了患儿及家属高满意度的目标。

“重生行动”项目在山东省启动以来，医院对上报民政部门的患者按照受助条件进行细致排查，做了大量工作。齐鲁医院口腔科利用良好的医疗技术和医院到位的后勤保障，已为108名贫困家庭的唇腭裂患者成功实施了免费的手术与康复治疗，平均年龄在14 ~ 18岁，其中年龄最小的只有6个月。下一步，山东省将按照民政部“重生行动”项目办公室和李嘉诚基金会的要求，统筹全省情况，分期分批安排各地资助对象接受手术治疗，今年开始医院病房将对“重生行动”在手术安全第一的情况下，增加患者数量，使更多患者早日解除病痛。

“重生行动”是中华人民共和国民政部与李嘉诚基金会在全国范围内合作实施的大型公益项目，主要是帮助贫困家庭的 0 ~ 18 岁唇腭裂畸形儿，为他们提供免费有效手术和康复治疗。自去年 11 月在山东省正式启动，齐鲁医院成为山东省唯一承办单位。作为山东大学直属医院和卫生部的直管医院，齐鲁医院汇聚了一批高层次专业人才，技术力量雄厚，诊断、诊疗技术位居山东省前列。在唇腭裂救助项目实施方面有着丰富的经验和精良的技术条件，为“重生行动”这一公益项目实施提供了良好的保证。

（原载 2009 年 3 月 31 日《当代健康报》）

# 我省完成国内首例经自然腔道内镜手术

魏然

本报济南5月25日讯 记者今天从山东大学齐鲁医院获悉，我国首例经自然腔道内镜手术——经阴道内镜胆囊切除术，昨天上午由山东大学腔镜微创外科研究所所长、齐鲁医院肝胆外科副主任牛军教授带领的手术团队，顺利完成。

据介绍，接受此次手术的患者两年前查体发现胆囊息肉，到兖矿集团公司总医院就诊，术前息肉直径已经超过1cm。24日上午，牛军教授在其导师、山东大学腔镜微创外科研究所名誉所长寿楠海教授亲自指导下，成功为患者实施了经阴道内镜胆囊切除术。手术过程非常顺利，患者术后当天即可进食并下床活动，目前恢复良好。

据介绍，目前世界上经自然腔道内镜手术（NOTES）尚处于动物实验及临床探索阶段。2007年4月法国完成了世界上首例经阴道内镜胆囊切除术，该手术方法一经发表即轰动全球，被认为是微创外科发展史上的又一座里程碑。目前仅有法国、德国及美国等少数发达国家掌握该项技术。

（原载2009年5月26日《大众日报》第2版）

# 勇于创新，成功完成高难度肿瘤切除术

王南

近日，由齐鲁医院普外科胡三元教授和靳斌副教授为一例胰头钩突部肿瘤患者成功实施“胰十二指肠切除 + 右半结肠切除术”，现患者已康复出院。

病人为女性，45 岁。4 月前病人扪及右上腹部有一个约 10cm × 10cm 大小的包块，并伴有腹胀，无恶心呕吐，无大便习惯及性状改变，曾到当地医院就诊。在当地医院，病人接受了手术治疗时，当地医院的医生打开腹腔后，发现包块与周围组织关系密切，不敢冒险切除肿瘤，遂结束手术，关闭腹腔。患者到齐鲁医院就诊，由普外科靳斌副教授收入院。

入院后，靳斌副教授对病人进行仔细的问诊及查体。发现肿瘤位于上腹部，约 15cm × 10cm 大小，质硬，边界清，右上腹压痛，无反跳痛及腹肌紧张。复查 CT 示：胰头钩突区可见约 10cm × 13cm 大小的囊实性椭圆形肿块，内见分隔样斑片状及环形强化。病变与邻近结构分界不清，胰管及胆总管、肝内胆管扩张。胡三元教授及靳斌副教授认为患者胰头肿瘤的可能性大，且已行一次手术，腹腔粘连严重，与周围分界不清，手术难度大。经全科讨论，认为虽然肿瘤与周围粘连严重，尤其与肠系膜上静脉的关系使手术难度大大增加，但仍有可能将肿瘤与肠系膜上静脉分开，决定在做好术前准备的前提下行手术治疗。

医院择日为该病人实施手术。术中探查见：肿瘤位于腹膜后胰头钩突部，约 15cm × 10cm × 8cm 大小，包膜较光滑，将十二指肠推挤向左上方，与远端胃、升结肠、横结肠粘连紧密。切开小肠系膜后见肿瘤与肠系膜上静脉紧紧地粘连在一起。在分离的过程中，由于粘连过于严重，肠系膜上静脉曾有三次破裂出血，但手术医生沉着冷静，运用精湛的血管缝合技术成功地修补了破口，肠系膜上静脉终于被成功地与肿瘤分离。考虑到强行分离粘连的升结肠、横结肠肠管极易造成该肠管的缺血坏死，威胁病人的生命安全，遂决定行胰十二指肠切除＋右半结肠切除术。

术后患者恢复平稳，术后第 5 天开始进食流质，第 9 天开始进食半流质，术后第 6 天拔除胰下引流管，第 9 天拔除胰上引流管，术后第 13 天病人康复出院。病理结果是：（胰腺）囊实性乳头状肿瘤（WHO 新命名为实性假乳头状肿瘤）。送检十二指肠、胃及结肠、肠系膜组织未查见肿瘤。

据以往国内外文献报道，当胰头钩突部肿瘤侵及肠系膜上静脉时，手术者往往决定放弃手术，以保住病人生命安全为主。但近年来，随着外科手术技巧的提高和创新，对以往不能切除的复杂的胰头钩突部肿瘤，也可以将其成功切除，且术后病人恢复良好。这表明齐鲁医我院普外科手术水平已达到国内甚至国际一流水平。

（原载 2009 年 4 月 21 日《当代健康报》）

# 张晓琳获世界血栓与止血大会颁发的研究学者奖

## ——她证明了血小板减少病人可以康复

孙昊

近日，齐鲁医院血液科医师张晓琳荣获世界血栓与止血大会颁发的 Pier M.Mannucci 研究学者奖。这次大会共有四名获奖者，31 岁的张晓琳是获奖者中唯一一名中国学者。

张晓琳的奖项与ITP（特发性血小板减少性紫癜）有关，这是一种以血小板减少、出血为主要表现的自身免疫性病。它已成为育龄期孕产妇和年轻女性的高发疾病。

令人最感无奈的是，它的发病原因至今尚未完全明了，ITP 正如黑洞，其神秘属性不仅吸引着公众的眼球，而且充满着科学家的热情和争执。和其他血液病相比，ITP 更像一块自留地，张晓琳与课题组一起在这儿安静地耕耘，收获了金子。她的研究证明一种化学制剂能使这种血液病人康复。

### 同学的死促使她研究血液病

昨日，面对记者的祝贺，张晓琳比较平静。她说，获得这个奖，让她觉得 ITP 已经越来越受到公众的关注，她很欣慰。“这个奖我觉得不是颁给我个人的，而是颁给课题组全体医生的，我只不过是作为代表去领这个奖而已。”

张晓琳本科就读于山东大学医学院临床医学专业。就读研究生期间，她就被血液病的神秘吸引住了。确切地说，她“对病因更感兴趣，远胜过疾病本身”，尤其是对一些化学制剂是否能用来攻克血液病很有兴趣。

她的大学同学就是因为得血液病而死。“她得了白血病，诊断出来 3 个月后，就离开了我们。”同学的死震撼了张晓琳。

读博时，她遇到一个好导师——山东大学齐鲁医院肿瘤中心主任、血液科主任侯明，他同时也是美国血液学会会员。

作为全国血小板免疫学研究的知名专家，侯明2003年便在世界医学杂志*Blood*上发表了相关论文，为张晓琳这次的研究提供了理论基础。“我在导师身上学到了很多东西，我懂得了怎样尊重病人，懂得如何判断一个人的真正价值。”2007年夏天，张晓琳获得了医生资格，进入齐鲁医院血液科工作。

## 研究让ITP成为能康复的血液病

张晓琳说，一次她看到医院接诊了一位因血小板减少患病的产妇。入院时患者已处于深度昏迷，多处出血。幸亏及时清除了颅内血肿，患者才得以保命。

而新的研究成果会给患者带来莫大的安慰。说起这次的获奖成果———“抗原4免疫球蛋白诱导的免疫调节作用研究”，外行人或许摸不着头脑。但内行的人都清楚，该课题开辟了特发性血小板减少性紫癜细胞免疫发病及疗效机制研究的新领域，她证明了化学制剂CTLA4–ig能让免疫异常的患者恢复到正常水平，提供了新的治疗方法。

张晓琳这次获得Pier M.Mannucci研究学者奖，是每年由世界血液学权威从全世界范围内评选五名对血液学研究作出突破性贡献的年轻学者。她的获奖论文是一篇5000多字的英文文章。虽然她平时英文功底不错，但向世界权威杂志投稿更需要严谨。参考大量英文文献，对她来说，是个痛苦的过程。不认识的单词都要翻阅字典，尤其是一些语法更要反复修改。

在过去的一年里，她同课题组测试了这个很有发展潜力的疾病实验。根据专家的说法，这种化学制剂制成药物，能挽救数人生命。“我们正在把这种药物用于临床治疗，这是一个很大的突破。”

做实验最麻烦的就是细胞培养，因为细胞特别脆弱，需要“温柔”处理。对环境、温度、时间要求都很苛刻，一不小心就会受到污染，提前死亡。她尝试了很多方法，小心翼翼地做每一次试验。

她说：“我想作为我们年轻人，无论有多大的困难和压力，都一定要勇敢面对。作为自己来说，也曾经面对过一些失利和痛苦，但是我是一个比较乐观的人，而且一直对自己充满着自信。”

## 获奖只是工作的副产品

作为近年来少有的女性获奖者，张晓琳接受采访时说：“我是第一次跟记者打交道，像我们这样搞研究的人，已经习惯了寂寞的生活。”

在张晓琳看来，工作不是为了获奖，获奖只是工作的副产品。“做事情追求的是过程，我们要有明确的目标，而不把获奖看成是唯一的目的，对我个人来说仅仅是完成了许多事情中的一件而已。这项成果是团队成员共同努力的结果，也离不开领导和家人的支持。”

此外，张晓琳因另一研究成果，受邀在今年 7 月召开的美国波士顿第二十二届世界血栓与止血大会上作大会发言。“踏实、专注、纯粹，这才是做研究的人应尽的本分。”在张晓琳看来，科研成果的取得需要长期的学术积累，更需要良好的科研环境。这种环境不仅包括硬件设施、人力资源，而且还包括政策环境和文化环境。“而在浮躁指数和功利指数日益攀升的当下，我们缺少不图虚名、潜心埋首、专心治学的人才团队。”

工作只有短短两年，张晓琳说自己要走的路还很长，会沿着攻克血液病的路继续走下去，“真的希望越来越多的患者因为我的研究而康复，尤其是希望一些患病的孕妇能做一个幸福的妈妈。”

（原载 2009 年 6 月 11 日《都市女报》第 5 版）

# 辉煌 2008
## ——齐鲁医院 2008 年发展回眸

吕军 赵永鑫

2008 年，齐鲁医院被卫生部评为“全国医院管理年活动先进集体”，成为全国获此殊荣的 46 家医疗单位之一。为抗击历史罕见的四川汶川地震等自然灾害、妥善应对三鹿奶粉事件等突发公共卫生事件、确保奥运会和残奥会成功举办等工作，全院职工把保障人民生命安全和增进群众健康作为根本出发点和落脚点，团结一心、兢兢业业、勇担重任、无私奉献。同时，医院以开展“医院管理年”活动和“两好一满意”活动为抓手，全力推进开放式发展、技术创新、人才兴院三大战略，实现了医院改革和发展事业新的历史性跨越，使百年老院焕发新的生机。

全力应对重大事件的应急救助和医疗保障工作，时刻彰显医院公益性和“博施济众”的人道主义情怀。汶川地震发生后，医院迅速组建三批医疗救援队共 13 人奔赴灾区。在后方，医院职工捐款捐物，总金额近百万元。同时，医院承担了全省来鲁治疗的四川伤病员的救治技术指导、巡诊、会诊等任务，共外派专家 49 人次。由于在抗震救灾工作中的杰出表现，齐鲁医院医疗队被评为“山东省赴四川抗震救灾先进集体”，牛军教授荣获“中国医师奖”，13 名赴川医疗队员荣获“山东省赴四川抗震救灾先进个人”称号，医疗队成员中有 5 人荣立二等功，8 人荣立三等功。

在 2008 年山东省手足口病防治工作中，医院先后派出专家 27 人次，指导各地医院的救治工作。9 月份三鹿奶粉事件发生后，医院作为定点筛查医院，迅速开展三聚氰胺致泌尿结石婴幼儿的筛查和救治工作，截至年底共免费接诊筛查患儿 1600 例，确诊 124 例，免费收住院治疗患儿 16 人，现已全部治愈出院。

为确保北京奥运会、残奥会顺利举行，医院加强了反恐和应急处置体系建设，在山东省反恐卫生应急救援演练中，医院取得优异成绩。同时，医院高度重视、精心组织，完成反兴奋剂工作任务，为北京奥运、尤其是青岛奥帆赛的成功举办作出了应有的贡献。

全面加强医疗质量和安全管理，综合诊疗水平实现新突破。积极开展临床技术创新，设立了临床实用新技术启动基金，继续开展新技术、疑难危重病例抢救成功奖申报工作，共评出医疗新技术 10 项，护理新技术 1 项，疑难危重病例抢救成功奖 12 项；继续改进门急诊服务流程，积极开展惠民、便民活动，推行便民服务 10 项措施，组织义诊 20 余次，开展各类义诊服务 50 多次，派出专家开展各类服务 500 多人次。

科研工作实现新突破，整体实力稳中有升。全年获得国家自然科学基金 27 项，经费 990 万元，均列山东大学各单位之首；获得国家 211 工程重点建设项目 1 项、国家科技部科技重大专项 1 项、山东省科技攻关计划 31 项、山东省自然科学基金 44 项、山东省博士基金 21 项，科研经费合计 2450 万元；科技成果再创辉煌，全年共获省部级奖励 23 项，厅局级奖励 10 项，其中张运院士获得山东省科学技术最高奖，为医院历史上首次获此殊荣，也是医院建院以来所获得的最高级别科研奖励；全年共发表科技论文 823 篇，其中 SCI 论文 131 篇，同比增加 162%，EI 论文 2 篇，ISTP 论文 13 篇，论文发表数在全国医疗机构中排名第 9 位，比去年前进 8 个位次，这也是我院论文发表数首次进入全国前十名。

教学水平稳步提高，人才培养成效显著。紧紧依托山东大学，全面实施本科教学“质量工程”，完成理论授课 2155 学时、见习带教 4287 学时、实习教学 17600 学时，带教人数 422 人；整体化临床教学改革课题进入结题验收阶段，评估验收结果证明其教学效果明显优于普通教学模式；大力加强临床教学师资梯队建设，培育院级教学能手 10 人、山东大学教学名师 1 人、山东省教学名师 1 人；加强研究生教育，推进导师队伍建设，医院在岗博士生导师 75 人、硕士生导师 181 人，研究生近 1000 名；着力加强继续医学教育工作，全年协办国家级医学继续教育项目 14 项，省级项目 4 项。

医师培训规模进一步扩大，培训水平不断提高。深入开展专科医师培训试点工作，科学合理制定专科医师培训轮转计划及实施方案，进一步规范临床药师、内镜医师培训基地管理，医师培训模式已基本成熟，多次被卫生部作为成功典型在全国会议上推广。

目前医院已有5位“泰山学者”上岗，在山东省医疗机构中居于首位，新增山东省突出贡献专家1人，卫生部突出贡献专家2人，国务院政府特贴专家1人，目前在院突出贡献专家已达13人，国务院政府特贴专家76人，人才队伍的层次和素质在全国各级各类医疗机构中居于前列。

2009年是极不平凡的一年，随着国家医药卫生体制改革的启动，医院在面临良好机遇和新矛盾的同时，将继续立足齐鲁、面向全国，为开创医院改革发展的新局面，实现建设国内一流、国际知名高水平综合型医院的宏伟目标而努力奋斗！

（原载《大众日报》）

# 两次换血 起死回生

闫晶

日前，齐鲁医院新生儿病房为一出生仅33小时的溶血新生儿两次成功实施换血疗法，挽救了该患儿的生命。新生儿换血治疗在新生儿监护室是常见的，但连续两次换血是罕见的。患儿经过两次换血治疗，一切生命体征均稳定，于近日痊愈出院。

不久前的一天，20点30分，新生儿病房收治了一名由莱芜转来的出生33小时的新生儿。患儿面及全身皮肤重度黄染，呈橘黄色，哭声尖直、四肢肌张力高。急查血清总胆红素高达609 μmol/L，需要立即换血治疗，否则胆红素一旦进入大脑，尤其是基底神经节，就会损害脑组织，导致脑水肿、惊厥等。若治疗不及时，多数患儿会死亡，侥幸存活者常留下严重后遗症，如核黄疸四联征（眼球运动障碍、手足徐动、耳聋、牙釉质发育不良）、癫痫、脑瘫、智力低下。由于患儿溶血及黄疸都已经很严重，这就更需要分秒必争地抢救患儿的生命，防止发生后遗症。新生儿科副主任李文与患儿家属沟通后，科室立即成立换血小组，联系血源，做好一切抢救准备等待换血。救命的O型洗涤红细胞和AB型血浆于凌晨3点40分到，医护人员立即采用外周动静脉换血。在李文和护士长的带领下，经过两个半小时紧张而有序的换血治疗，患儿面及全身皮肤黄染明显减轻，血清总胆红素445.3 μmol/L，继续进行蓝光照射。拔除腋动脉置管，加压包扎，患儿腋动脉和桡动脉搏动良好。次日下午复查患儿血清总胆红素为403.7 μmol/L，胆红素水平仍然很高，且存在继续溶血情况，张岩副教授决定再次换血，家属同意。换血自晚上9点开始，至晚上11点30分结束，换血后急查血清胆红素205 μmol/L，第二天复查胆红素185.6 μmol/L。两次换血非常成功，家长感激地说：“是齐鲁医院的医生护士救了孩子的命，是专家医护人员给了我一个正常的孩子。”

换血的过程表面看起来并不复杂，其实却蕴藏着巨大风险。首先，输进婴儿体内的血液必须是O型洗涤红细胞与AB型血浆的混合物，即输入的血液既无抗原，也无抗体，才能保证患儿的血液不再发生溶血；而且两者的比例必须恰到好处，既能纠正贫血又不会导致红细胞过多。其次，血液进出的速度必须高度一致且不能超出患儿的耐受程度，否则极易引起充血性心力衰竭或失血性休克。第三，血液的温度和黏度必须合适，温度过低常引起低体温和新生儿硬肿症，尤其是血液中的小凝块容易引起心脑肺肾等重要器官的多发性栓塞。第四，必须要注意电解质紊乱和心律失常的风险。第五，必须自始至终保证两条血管十分通畅。

（原载2009年5月22日《当代健康报》）

# 高标准 有特色 惠百姓 创一流

## ——山东大学齐鲁医院学习实践科学发展观活动纪实

齐鲁医院宣传部

按照山东大学的统一部署，2009年3月~8月，山东大学齐鲁医院以“高标准、有特色、惠百姓创一流”为基本原则，扎实有效地开展了学习实践科学发展观活动。活动紧扣两个“实”字——紧密联系医院发展实际、切实突出工作实效，为齐鲁医院“深化‘两好一满意’，建设国内一流、国际知名高水平研究型医院”的进程注入了科学方法和不竭动力。

### “一切工作皆为保障人民健康权益”

3月25日，齐鲁医院召开全院党员深入学习实践科学发展观活动动员大会，学习实践活动拉开序幕。

全党全国都在学习实践科学发展观，到底科学发展观在医疗卫生行业体现在哪些方面？具体到齐鲁医院来说，学习实践活动主要解决哪些发展问题？院党委书记周日光的一番动员讲话，让全院党员心里有了数。

周日光说，当前，国家正在酝酿进行新的医药卫生体制改革，我省的卫生强省建设已经开始起步，医院改革与发展正处于关键阶段。但医院发展还存在不少困难和问题：广大干部职工的思想还不够解放，破解发展难题的力度还不够大，制约医院科学发展的体制性矛盾和运行机制问题依然存在，人民群众反映的突出问题给医院带来较大压力。

“这些问题与科学发展观的要求不相符合、不相适应，制约了医院的进一步发展。我们应按照科学发展观的要求，积极深化医院内部运行机制改革，加强医院内涵建设，不断提高医疗服务质量，更好地为人民健康服务。”他说。

具体到齐鲁医院，学习实践意味着什么？周日光讲道，开展深入学习实践科学发展观活动，是提高医院领导班子执政能力、保持党的先进性的需要；是深化医院改革、强化内涵建设、促进医院又好又快发展的需要；是继续开展医院管理年和深化“两好一满意”活动，提高医疗服务质量、增强患者满意度的需要。

那么学习实践活动主要解决哪些问题？齐鲁医院提出了四大目标：提高思想认识、解决突出问题、创新体制机制、促进科学发展。

“一切工作都必须围绕保障人民健康权益来进行。按照科学发展观核心是以人为本的要求，牢固树立为人民健康服务的宗旨，正确把握为人民健康服务的发展方向，解决好医院为谁发展、发展成果由谁享有和如何保障享有的问题。”周日光掷地有声地说。为此，医院把实践载体定位于“以人为本，深化‘两好一满意’，建设国内一流、国际知名高水平研究型医院”。

“服务好、质量好、让群众满意是人民群众对医疗卫生工作的殷切期待。医院在服务上还有哪些不细致、不到位的地方，患者还有哪些不放心、不方便、不满意的地方？通过学习实践活动，我们要改进再改进，让人民群众得实惠。”他说。

认识到位的同时，组织也到了位。医院成立了以党委书记、院长为组长，以总支书记、直属支部书记和职能部门主要负责人为成员的深入学习实践科学发展观活动领导小组；领导小组下设办公室，分综合组、联络组、宣传活动组 3 个工作小组负责日常指导检查；连考勤各支部都责任到了人……学习实践活动在全院上下轰轰烈烈地开展起来了。

## 学习调研　达成共识

动员大会刚结束，齐鲁医院的职工们就发现，一个醒目的“科学发展观专题”出现在医院网站的显著位置。历代领导人论科学发展、科学发展相关概念等学习资料在上面可以很方便地查阅到。

专题辅导报告会迅速开场。3 月 26 日，刚从北京参加全国“两会”归来不久的齐鲁医院副院长、全国人大代表孔北华被院里请去作了题为《学习政府工作报告，应对医改新形势》的专题报告。

紧接着，齐鲁医院邀请教育部当代社会主义研究基地副主任、山大政党研究所所长、博士生导师王韶兴教授作了题为《学习科学发展观的几点体会》的辅导报告。一位参会党员总结，这次辅导大大拓宽了自己的理论视野，对自己全面准确理解和把握科学发展观的科学内涵、精神实质和根本要求帮助很大。

几乎同时，专题调研活动也迅速展开。且来看看10个调研题目：医院发展战略、人才战略、医疗质量、学科建设、后勤保障、党风廉政、应急能力……选题可谓“剑剑穿心”，个个都直接关乎医院的核心竞争力。

每个课题都由一名院领导带队，深入基层，广泛深入地摸清实情，通过座谈会、个别访谈、问卷调查、发函征求意见等多种形式，调动多方参与，广泛征求各方面意见和建议，深入查找不适应不符合科学发展观要求的思想观念，查找影响和制约医院发展和当前需要解决的困难问题，提出整改措施和对策。

事实证明，这些调研对各方面的工作进行了详细梳理和研判，形成了文风朴实、事实清楚、内容翔实、分析科学的调研报告，为医院建设国内一流、国际知名高水平研究型医院提出了多项有重大实践意义、可操作性强的对策和建议。

此外，医院在网站上面向全体员工进行科学发展观问卷调查，并向全社会公开征求意见建议；在《齐鲁医院报》上开辟解放思想大讨论专版，刊发医院解放思想活动的优秀成果和典型经验，推动全院进一步解放思想，共谋医院科学发展、和谐发展、率先发展大计。

通过广泛的研讨交流，齐鲁医院的党员干部特别是领导班子成员，开阔了看问题的视野和思维，形成了解决问题的思路，达成了科学发展的共识。勇于思考、畅所欲言的良好氛围在医院逐渐形成。

## 分析检查　实事求是

4 月中旬至 6 月中旬，齐鲁医院的学习实践活动进入了分析检查阶段。这一阶段的主要任务是征求意见、找准问题、分析原因、明确方向，包括召开领导班子专题民主生活会、形成领导班子分析检查报告、组织群众评议 3 个环节。

5 月 12 日，齐鲁医院召开领导班子专题民主生活会。会前，医院领导班子成员之间相互谈心，交换意见，认真听取群众意见，梳理归纳了影响和制约医院科学发展的突出问题以及领导班子党性党风党纪方面群众反映强烈的突出问题。会上，医院领导班子成员深刻分析原因，认真地开展了批评与自我批评，提出了下一步的努力方向。

“这次参会我感受很深，深受启发。大家畅所欲言，达到了预期目的。齐鲁医院的学习实践活动扎实有效，在全校发挥了示范带头作用。”山东大学党委组织部副部长王炳学在会上评价说。

针对专题民主生活会分析梳理出来的问题，领导班子认真开展了“四对照、四检查”活动，深刻分析形成问题的主客观原因特别是主观原因，研究确定贯彻落实科学发展观的主要思路、工作要求和具体措施，撰写了领导班子分析检查报告。

6 月 18 日下午，医院就此报告召开群众评议会。行政科以上干部、科主任、护士长代表，以及各民主党派、人大代表、政协委员等参加了评议会。医院学习实践活动领导小组组长、院长魏奉才代表医院领导班子在回顾总结医院近段时间来改革发展成绩与经验的基础上，深入查找了当前医院在党建、医疗、教学、科研等工作方面存在的问题，并对问题产生的原因进行了深刻分析，提出了解决当前存在问题的基本思路。

医院领导班子对科学发展观的认识是否深刻、对问题的查找是否准确、对原因的分析是否透彻、对发展的思路是否清晰？与会代表进行了填表评议。结果表明，共 81 人参加了评议会。发出评议表 81 张，有效评议表 81 张。经汇总统计，群众对分析检查报告的满意度达到了 95% 以上。

## 整改落实　成效显著

“整改落实阶段是学习实践活动最出成果、最见实效的阶段。”6 月 22 日下午，齐鲁医院召开学习实践活动整改落实阶段工作部署会议，院党委副书记、学习实践活动领导小组副组长陈晓阳说。

该阶段主要包括制定整改落实方案、解决突出问题、完善运行机制 3 个环节。一是制定整改落实方案。齐鲁医院依据形成的领导班子分析检查报告，针对查摆出来的突出问题和需要完善的制度、措施，按照轻重缓急和难易程度，明确整改的目标、方式和时限要求，明确整改落实的具体措施，明确分管领导和分管部门。整改落实方案制定后，在全院公布，做出公开承诺，自觉接受党员和群众监督。

二是集中解决突出问题。以完善促进科学发展的政策措施、运行机制和多为人民群众及干部职工谋利益为重点，为大家多办力所能及、有实效、得实惠的好事。他们立足于医院的实际能力，什么问题突出就重点解决什么问题，什么问题群众反映最强烈就着力解决什么问题。对具备整改条件能够解决的问题，就马上解决；对通过努力能够解决的问题，限期解决；对那些应该解决但由于受客观条件限制一时解决不了的问题，就向群众说明情况，并通过深化改革，积极创造条件逐步加以解决。

三是完善运行机制。研究政策，吃透精神，着重在健全完善运行机制上下工夫，认真清理和修订现有的规章制度。重点加快医院运行机制改革，强化医院内涵建设，努力提高医疗服务质量，不断改进完善医院工作制度和促进科学发展、保障群众利益的政策措施，决心真正形成保障和促进医院科学发展的制度体系。在整改过程中，他们在解决突出问题的基础上，认真总结“两好一满意”活动经验，积极建立有利于加快医院发展、让百姓就医放心满意的长效机制，真正让更多的人民群众深切地感受到实实在在的效果。

## 带着学习实践成果向一流名院目标进发

通过学习实践活动，齐鲁医院理清了医院发展思路，更深刻地认识了自身优势和不足，解决了若干限制医院发展的体制机制问题。医院“强身健体”的同时，职工们的积极性也被空前地激发出来。

“两好一满意”活动结出了累累硕果。2009 年 4 月 29 日，卫生厅召开了全省卫生系统“两好一满意”活动工作会议，齐鲁医院神经外科和普外科荣获“示范集体”称号，连雪洪、石花婷、陈晓梅、刘向红等 4 人荣获“示范标兵”称号并分别记二等功和三等功。

“两好一满意”活动开展一年来，齐鲁医院推行便民服务措施 18 项，组织义诊20余次，开展各类义诊服务50多次，派出专家开展各类服务500多人次，服务范围覆盖山东全省和全国十多个省市区，惠及100余家医疗机构。据不完全统计，此间医院收到的感谢信、锦旗、牌匾等多达700多封（面），在几次卫生厅组织的检查中，患者满意度高达99%。

医教研频传喜讯。翻开近期的院报，王耀华当选中华医学会教育技术分会全国常委、高海青当选省医学会骨质疏松与骨矿盐疾病分会主任委员、岳寿伟当选省康复医学会康复教育专业委员会主任委员、戴国锋当选中华医学会运动医疗分会青年委员会副主任委员、郑燕平当选省老年学学会老年脊柱关节疾病委员会首届主任委员……越来越多的齐鲁医院人在业界成为“顶尖高手”。

业内大奖近期屡屡被齐鲁医院人收入囊中。血液科年轻医师张晓琳荣获Pier M.Mannucci研究学者奖，肿瘤中心主任、血液科主任侯明教授指导的学生在美国波士顿第二十二届世界血栓与止血大会获多个奖项；中西医结合科李淑玲教授荣获“山东省名中医专家”称号并获省中医工作者二等功奖励，李新钢、高海青、钟敬泉被授予第六届山东省优秀科技工作者荣誉称号……这样的消息一条接着一条。

一批填补国内甚至国际空白的疑难、创新手术在齐鲁医院完成。普外科成功切除高难度盆腔巨大腹膜后肿瘤、山东省首例急症下行肝移植手术成功完成、国际首例悬吊式经脐单孔腹腔镜胆囊切除术成功实施、国内首例自然腔道手术（NOTES）——经阴道内镜胆囊切除术顺利完成……齐鲁医院越来越多的“首例”将成为业内风向标。

在威胁人民群众生命健康的重大公共安全事件面前，齐鲁医院人冲锋陷阵的精神更加饱满，显现了大医风范。

今年3月，菏泽市发生手足口病疫情后，医院迅速派出专家组于3月28日驰援菏泽。先后派出63名医护专家参与救治，并通过建诊室、立制度、培训当地同行，留下了一支“带不走的医疗队”。ICU护师尹霞甚至为此放弃了今年晋升职称的英语考试。用菏泽市副市长黄秀玲的话说，“有齐鲁医院这样优秀、敬业的医护团队在这，我们菏泽人心里很踏实！”

今年四五月间，甲流暴发。齐鲁医院高度重视，在第一时间成立了以院长魏奉才为组长的防治领导小组和专家组，及时调整病房、添置器械物资，启动了发热门诊。感染病科全体医护人员主动放弃休息，积极要求到发热门诊第一线值班。发热门诊开诊以来，电话咨询、前来就诊者24小时不断，但每一位医护人员都时刻保持着认真和耐心。

在北川，齐鲁医院在用自己的方式参与援建。今年3月20日赴川的心内科护士马冬冬在手记中写道："我们待在小诊室，不分周末和昼夜，随时接诊（山东援川工作人员）。这个小诊室很简陋，只有一个血压表和普通的用药。天气阴雨连绵，身上被蚊子叮了40多个包。""我们山东省对口支援北川，不仅仅是投资重建，更重要的是用心重建。重建的不仅仅是倒塌的房屋，而且还有农耕生产、教育医疗、心灵……齐鲁儿女们已经把北川人民当作兄弟姐妹去关心，去呵护！"

"医道从德、术业求精，博施济众，仁爱至诚是我们对社会的庄严承诺！"在齐鲁医院网站版心处，一条滚动标语透出了这股自信和豪情。而深入学习实践科学发展观活动，正是为齐鲁医院"深化'两好一满意'，建设国内一流、国际知名高水平研究型医院"助跑的一个重要动力源泉。

（原载2009年8月20日《大众日报》第20版）

# 风雨兼程 60 载　再铸辉煌耀群芳

## ——建国 60 周年山东大学齐鲁医院发展纪实

吕军　宿可伟

60 年，光辉岁月弹指间；60 年，中华大地沧桑巨变。

在新中国脱胎换骨的蜕变中，滋润着祖国母亲甘甜的乳汁，追随着华夏大地前进的号角，山东大学齐鲁医院——一所拥有 119 年悠久历史，近代中国成立最早的现代医院之一，在 60 年间也发生了翻天覆地的变化。医院规模不断扩大，医疗技术不断革新，教学科研全面发展，医疗设备日益先进，服务质量不断提高，文化建设屡创佳绩……

忆往昔，峥嵘岁月。看今朝，硕果累累。期未来，再铸辉煌。

### 60 年沧桑巨变规模壮大今非昔比

山东大学齐鲁医院始建于 1890 年，前身为美国、英国、加拿大三国基督教会兴办的教会医院，先后称华美医院、共合医院、齐鲁医院、山东省立第二医院、山东医学院附属医院、山东医科大学附属医院。2000 年 10 月，山东医科大学、山东工业大学、山东大学合并成立新的山东大学，医院正式更名为山东大学齐鲁医院。

齐鲁医院是一所具有 119 年悠久历史的医院，但她发展最快的时期还是近 60 年人民医院阶段。60 年沧桑巨变。从建国初占地只有 51 亩，几百张床位，年门诊量不足 10 万人，到占地 120 多亩，开放床位 1740 张，年门诊量 193 万余人次，年出院病人 5.13 万余人次，年手术量 2.89 万余台次；从只有几栋教会楼房，到拥有新建的病房大楼、药剂楼、磁共振高压氧楼、CT 楼、（总务）供应楼、锅炉房、肿瘤防治研究中心等新型建筑及设施，已接近或达到国际水平。60 年间，齐鲁医院由一个风雨飘摇的教会医院，发展壮大为一所集医疗、教学、科研和预防保健于一体的大型综合性三级甲等医院，成为齐鲁人民的健康守卫者。

## 名医辈出 术求精湛

自 1890 年的华美医院至今，特别是建国以来的 60 年间，经过几代人的努力，山东大学齐鲁医院已经在多个领域形成了自己的优势和特色，在全省甚至全国处于领先地位，如心血管内科、血液病科、妇产科、耳鼻喉科、神经外科、普通外科、消化内科、小儿内科等。更是涌现出了一大批在国内外享有盛誉的专家教授，如尤家俊、赵常林、孙鸿泉、高学勤、于复新、孙桂毓、朱汉英、张振湘、江森、王天铎、侯宝璋、杨仁中、张茂宏、张运等，可谓名医辈出。

让我们看看这些光辉的记忆吧！

1950 年，于伟良在国内最早报道新生儿 Rh 问题及换血术。

1951 年，尤家骏教授在我国首次发现并报告黄色酿母菌病。

1953 年，张振湘在省内领先开展肾切除及肾盂切开取石头，成功摘除了迄今世界上最大双侧肾结石（共重 3250 克），术后病人恢复了劳动能力。

1958 年，青年医师杨仁中创制了中国人工喉，建立了我国第一个语言康复基地。

20 世纪 60 年代，江森教授对子宫颈癌根治术术式进行了改进，并首创腹外淋巴清扫术。

1975 年，王天铎教授在国内成功实施首例“全喉切除再造术”。

1984 ~ 1985 年张运院士首先在国际上提出应用多普勒超声心动技术定量诊断瓣膜性心脏病的四个全新模式和计算公式。

1991 年，小儿内科沈柏均教授成功完成世界首例异基因无关供体脐带造血干细胞移植。

1998 年，在由中华医学会主办的“强生优秀中青年临床医学奖”评审中，齐鲁医院共有四位医师分获一、二、三等奖，获奖层次与人数均居全国各医院之首。

1999 年 6 月，由心外科宋惠民教授主刀，与济宁医学院附院、山东医大二附院密切合作，省内首例原位同种异体心脏移植手术在济宁医学院附院获得成功。

1999 年 10 月，心内科用冠脉扩张（PTCA）及支架置入术抢救机型广泛前壁心肌梗塞心源性休克病人获得成功，为省内首例。

2000 年 5 月 15 日，首例试管婴儿在泰安中心医院平安降生，为双胞胎姐妹，此体外受精胚胎移植手术由生殖医学中心的张慧琴、邓晓慧医师主持。

2001 年，周瑞海教授发现人心、脑特异表达新基因。

2001 年，张运当选中国工程院院士。

2001 年，吴承远荣获全国“五一”劳动奖章。

2002 年 5 月，心内科成功完成省内首例室间隔缺损介入堵闭术。

2003 年，国内首例用腹腔镜切除甲状旁腺手术、国内首例“多点环箍术”治疗先天性颈静脉扩张、国内首例“成人巨结肠腹腔镜辅助经肛门脱出术”先后在医院成功开展。

2004 年，全国首例自体免疫性肝硬化移植手术在齐鲁医院获得成功。

2004 年，全国年龄最大“换心人”在齐鲁医院成功手术获得新生。

2005 年，全国首家心脏远程监护中心在齐鲁医院开诊。

2006 年，成功实施自体骨髓干细胞移植治疗糖尿病，开创了我国糖尿病治疗的新途径。

2007 年，医院内科学（心血管）、妇产科被评为国家重点学科。

2008 年 9 月，普外科胡三元和他的团队成功完成我国首例 NOTES 动物实验。

……

高山仰止，景行行止！

在“人才兴院”战略下，齐鲁医院目前已拥有高级专业技术人员 589 人，拥有中国工程院院士 1 人，百千万人才工程专家 1 人，国家和省部级突出贡献专家 15 人次，享受国务院政府特殊津贴 76 人，教育部新世纪优秀人才 2 人，山东省卫生系统杰出学科带头人 15 人。除此之外，医院还有充足的后备人才，他们必将成为医院长足发展的生力军，这也显示了齐鲁医院充足的发展后劲。

## 医教并重　代代相传

新中国成立以来，齐鲁医院在医学教学方面取得了长足发展。作为山东大学的附属医院，齐鲁医院肩负着临床理论授课的重任，学科涉及内科、外科、妇产科、儿科、眼科、耳鼻喉科、皮肤科、中医科、针灸科、医学影像、老年医学、肿瘤医学、康复、高压氧、腹腔镜、危重医学、核医学等专业。近年来，该院积极探索新形势下的教学管理模式，培养出了一大批适应现代社会需求的复合型医学人才。2000 年以来，共培养毕业本科生 1670 余人，研究生 2350 余人，目前在读研究生 980 余人。圆满地完成了山东大学医学院的各项临床教学任务，受到了教育部评估组专家的一致好评。

经过几十年的发展，目前医院有临床、医技科室 60 个，其中拥有省部级重点学科（实验室）6 个，省卫生系统重点学科（实验室）9 个，省“十一五”重点建设学科 5 个。医院设有国家临床药理基地和博士后流动站，拥有泰山学者 5 名，和山东大学临床一级学科博士点，博士生导师 94 人，硕士点 33 个，硕士生导师 212 人。卫生部专科医师培训试点基地 29 个（其中普通专科 16 个，亚专科 13 个），卫生部内镜诊疗技术培训基地 6 个，卫生部临床药师培训试点基地 3 个，省级住院医师规范化培训基地 16 个。

由院教师主编的《内科学》《妇产科学》入选国家“十一五”计划教材，开设了国家精品课程“诊断学”、省级精品课程“妇产科学”、“手术学”，拥有《山东大学齐鲁医院报》《现代妇产科进展》《中国现代普通外科进展》《腹腔镜外科》4 种国内外公开发行的报纸和学术刊物。

浓厚的学术氛围使得齐鲁医院不仅是治病救人的场所，而且还是教书育人的福地。

## “科研”与“专科”齐飞

重视学科建设和人才培养是齐鲁医院的优良传统。新中国成立 60 年来，齐鲁医院逐步形成了许多在国内外享有盛誉的优势学科，省、国家级科研课题的立项，获奖项目逐年增加，论著、论文、新技术、新项目逐年递增，医疗技术不断提高，硕士点，博士后流动站相继建立。

医院始终贯彻“科技兴院”的指导方针，科学研究水平不断提高，近三年来纵向科研经费均在2000万元以上，截至2008年，中标国家自然科学基金项目105项，“863”“973”科研项目4项，科技部重点项目4项，卫生部重点临床项目7项，省部、厅局级科研项目600余项。获国家科学技术进步奖二等奖2项，省部级奖励181项，厅局级奖励139项。

多年来，齐鲁医院科研水平受到了业内专家学者的普遍认可。目前医院专家担任中华医学系列杂志副总编、常务编委及编委29人，担任中华医学会副主任委员、常委8人，担任山东省医学会主任委员43人，副主任委员100余人。

有学习才能有发展，有交流才能有进步。多年来，医院先后同美国、英国、德国、瑞典、日本、加拿大、澳大利亚等国家以及我国香港、澳门地区的20多所大学、医院、科研机构建立了学术交流合作关系。2007 ~ 2008年派出国进修学习110余人次，国内外学者来院讲学140人次，举办全国性和省级学术会议和继续医学教育学习班71次。通过与海外医学院的交流，如今的齐鲁医院已经具备了全球眼光，不仅医疗、研究水平在向国际先进水平靠拢，而且医院各项制度也逐渐和国际标准接轨。

## 一流的设备 一流的服务

新中国成立前，齐鲁医院只有7台X线机及镭锭290毫克，还有诸如显微镜、孵箱、心电图机等最基本的医疗设备，根本无法满足群众需要。从1949年开始，齐鲁医院先后购置大批大中型设备，仅1978 ~ 1990年期间，医院就购买万元以上设备286台，大大提高了医院的诊疗水平。

近年来，为满足人民群众日益增长的医疗卫生服务的需要，医院陆续添置和引进了大批国际国内一流的医技设备。目前，齐鲁医院拥有50万元以上的大型设备149台件，拥有世界最先进的西门子双源CT、共聚焦电子内镜，亚洲首台GE3.0T双梯度磁共振；飞利浦双梯度1.5磁共振；PET/CT；瓦里安23EXIGRT直线加速器、西门子IMRT直线加速器；省内首台以色列胶囊内镜；德国神经导航系统；西门子染色体核型分析系统、蛋白质芯片质谱仪等，设备总资产额达12亿元人民币。设备水平已达国内一流。

“医道从德，术业求精”是山东大学齐鲁医院的院训，“以人为本”是齐鲁医院的价值观。在服务上，齐鲁医院注重“以病人为中心”，在处理医患关系时主动将自己摆在一个“服务者”的地位。为有效缓解群众特别是弱势群体的看病难、看病贵问题，齐鲁医院自2006年4月1日起开展了惠民医疗服务。对低保、残疾人、特困职工、烈士、因公牺牲和病故军人家属、带病回乡退伍军人、农村五保户、残疾军人等7类患者实行优惠，开设惠民病床，对部分手术条目实行了单病种最高限价。

为减轻患者负担，医院积极采取措施缩短平均住院日，推行了无节假日门诊、无节假日检查、无节假日手术；逐步拓展了门诊手术，能在门诊做的手术尽量不住院。落实了检验“一单通”制度。开通了服务热线电话，设立导医服务台，便民门诊，增配轮椅、担架、便民服务车等设施，对老弱病残或其他需要帮助的患者实行全程导医服务。对急症患者提供检查、治疗、收费、取药、抢救“绿色通道”。

## 回报社会 服务人民

几十年来，齐鲁医院始终坚持公益性原则，始终把国家和人民的利益放在首位，在抗洪救灾、抗震救灾等一系列重大危难面前，在支援贫困地区和在国际援外工作中一直走在前列，赢得了社会各界的赞誉。

2008年四川省汶川县发生特大地震后，齐鲁医院先后组建了三批医疗救援队共13人，奔赴四川抗震救灾一线，为抢救受灾群众的生命，保护灾区人民身心健康，作出了重大贡献。齐鲁医院抗震救灾医疗救护队荣获全省卫生系统抗震救灾先进集体称号，并记二等功；医院普外科牛军、胸外科张洪福、呼吸科李玉、神经外科苏万东、感染管理科王书会5人因表现突出，荣获全省卫生系统抗震救灾先进个人荣誉称号，均记二等功。

齐鲁医院始终积极开展各类社会服务活动。近年来，医院每年都组织大量专家深入贫困老区，为当地农民免费送医送药；派出医疗队和专家组，分赴西部落后地区开展技术援助；派遣专家前往坦桑尼亚等国家参与援外工作。

作为即将召开的十一届全运会医疗保障定点单位，齐鲁医院领导十分重视，严格按照卫生厅领导指示，专门成立领导小组，组织医疗工作队，积极做好各项准备工作，为全运会在济南顺利圆满召开贡献自己的力量。

“全国卫生系统先进集体”“山东省卫生系统先进单位”“山东省文明医院”“山东省出国人员管理先进集体”“山东省老干部保健先进集体”，济南市绿化、卫生、计划生育、安全保卫先进集体，部分科室还多次荣获“全国青年文明号”“巾帼建功示范岗”等称号。这一系列荣誉，无疑是对齐鲁医院不断进取、再接再厉的肯定和认可。

（原载 2009 年 9 月 18 日《齐鲁晚报》B06 版）

# 人民医院的人本解读

## ——访山东大学齐鲁医院党委副书记、纪委书记车学洪

齐鲁医院宣传部

**编者按：** 多年以来，在人们的心目中，山东大学齐鲁医院一直是荣誉的象征，学习的典范。在这里，一代又一代的医护人员，凭着勤劳、智慧和坚定的意志，在崎岖的发展道路上，向着心中向往的目标艰苦求索，攀登不息。

医院已连续多次被评为“全国卫生系统先进集体”“山东省卫生系统先进单位”“山东省文明医院”“山东省出国人员管理先进集体”“山东省老干部保健先进集体”，部分科室还多次荣获“全国青年文明号”“巾帼建功示范岗”称号。今年5月，连雪洪同志代表医院荣获了省“两好一满意”示范标兵称号并记二等功。同时，医院“两好一满意”活动被卫生厅作为先进经验向全省卫生系统推广。

“齐鲁医院是人民的医院，既然是人民的医院，就要为政府分忧，为百姓解难。”车学洪开门见山的一句话道出了医院的本质。

齐鲁医院是全省各级人民医院的龙头。正是她，擎起了“解除人民疾苦”的大旗。在社会发展进步中，在时代改革变化中，人民医院承担着最本质、最核心的价值观：以人为本。

### “两好一满意”再次吹响“人本”集结号

据山东省卫生厅资料，全省医疗机构每年提供医疗服务达1.5亿人次，齐鲁医院年门诊量达到150余万人次。如果有99%的患者对医疗服务满意，只有1%的患者不满意，那么不满意患者全省将近150万人次，齐鲁医院也有1.5万人次，再加上患者家属及其辐射人群，这是一个巨大的数目，势必影响医院的声誉，乃至影响医院的发展。

面对新形势、新任务、新要求，齐鲁医院以深入开展“两好一满意”活动为契机，紧紧围绕“服务好、质量好、群众满意”这一主题，以“抓巩固、抓提高、创品牌、

出成效”为目标，再次吹响“人本”集结号，为办好人民满意的医院而坚持不懈地努力。

谈及“两好一满意”这项主题活动，车书记激动地说：这项活动是近几年所组织的活动中最好的一项，一经提出就深得群众、病患、职工、领导的欢迎支持。它可操作性强，医院主要就是围绕着服务和质量开展工作，这两项做好了就能让群众满意。党有党的宗旨，医院也要有医院的宗旨，“服务好，质量好，让群众满意”这句话，就应当做医院的宗旨。

作为“两好一满意”活动领导小组副组长兼办公室主任的车学洪，承担了活动的领导、组织、协调、监督、检查等多项任务。作为全国卫生系统优秀思想政治工作者的他，深知工作要想做好，从思想上统一认识很重要。他要求职工自觉以科学发展观武装头脑，进一步加强思想、道德和职业素质，强化全心全意为人民服务的宗旨观念，树立“医疗服务亲情化，努力实现便民、利民的零距离服务”的理念，坚持以人为本，把维护群众利益作为医疗卫生工作的根本出发点和落脚点。车学洪带领院宣传部，紧跟活动的每一步，制定、张贴相应的宣传标语；编制“两好一满意”活动简报，已刊出78期，目的就是要“人人了解，人人重视，人人行动，人人受教育，人人获提高，人人都是形象，人人都是窗口。”

车学洪长期坚持进行基层调研，对各处室、科室的活动进行具体指导和监督检查，掌握了大量基层工作情况。他提议并组织开展了“向院内典型单位学习”和“优秀病历、合理收费、合理用药”三项竞赛等具有鲜明特色的活动，极大地带动了全院职工参与活动积极性，形成了“比、学、赶、超、帮”的势头。他的这一做法同时被省卫生厅作为先进经验向全省卫生系统进行推广。谈到三项竞赛时，车书记说：优秀病历、合理收费、合理用药，是我们的三项硬指标。合理收费、合理用药关系到群众“看病难、看病贵”的问题。在药品收费上，我们严格按照国家制定的药品价格收费，不多收，也不少收；在患者用药上，要合情合理，不是病情需要绝对不随便开高价药。

三项竞赛活动开展以来，全院职工的素质有了很大的提高，三项指标数据成倍上升。例如：2009年1月，病历书写90分以下的有十多个科室，95分以上的也仅有十多个科室；7月，90分以下的只有3个科室，90分以上的40多个科室，还创造了98.9的高分，并在近期省卫生厅病历大检查中获得了较好的成绩。在合理收费方面，2009年1月，只有7个科室收费100%合理；7月，37个科室收费100%合理。

在继续深入“两好一满意”活动期间，医院又增加了医院管理竞赛、落实规章制度竞赛和“零投诉”单位创建活动，创建示范集体、示范标兵两个活动，进一步激发广大医务人员自觉为患者提供诚信、满意服务的积极性和创造性，树立良好的医务人员形象，全面加强和谐医患关系；继续推进医院行业作风建设，提高医疗技术和服务水平，在缓解群众“看病难、看病贵”等问题上起到了实实在在的作用。

关于“医闹”“投诉”的问题车书记毫不避讳。他说：“两好一满意”这项活动，在这两方面着实让齐鲁医院尝到了甜头。2007年7月是“医闹”的高峰时期。那时，领导坐立不安，职工人心沉重。在“两好一满意”活动学习宣传阶段，针对这两方面，我们提出“彻底改变社会对齐鲁医院服务态度不好的观念”的口号。领导决心大，职工迎合好，使得这项活动取得了一定的成果，投诉数量、医疗纠纷发生率、医疗事故赔付额明显降低或减少。到2008年7月，有53个门诊科室、43个病房和全部行政后勤处室实现了“零投诉”，比例高达95%。医疗环境有显著改进，和谐医患关系建设得到了有力推进。

## 人本服务创和谐

全院职工通过“两好一满意”活动，从思想上、行动上真正重视起来，牢固树立了群众观点和全心全意为人民服务的宗旨意识，把群众呼声作为第一信号，把群众需要作为第一选择，把群众满意作为第一标准，切实保障人民健康权益，扭转齐鲁医院在服务质量和服务态度上存在的问题，改善医院的形象，实现了“服务质量奉献社会，群众满意留在医院”的活动目标，赢得了各级领导和社会各界的充分肯定和高度评价。

医院各个科室在落实“两好一满意”活动精神方面，创新思路，推行亲民、便民措施。针对活动开展不利、尚未制定实施细则的医疗单元，车学洪都设身处地地为他们出点子、想办法，帮助他们更好地把活动开展起来。每到一处，车学洪都语重心长地告诫本院职工，一定要把病人的利益放在第一位，急患者所急，想患者所想，切实把“两好一满意”活动进一步引向深入。

谈及各个科室丰富的亲民、便民措施，车书记津津乐道：各个科室为了响应活动，煞费苦心。就拿儿科七病房来说，他们接触的都是新生儿，家属不允许陪床。护士长带头主导设计了便携式床头牌，将床号、一级护理、特殊饮食、奶卡等护理标记按尺寸制作成小卡片，根据医嘱插放在病人床头，标记醒目。自制监护室入院须知、母婴同室入院须知，张贴在病房门口及护士站，将婴儿住院时需要的手续、携带的物品、探视的程序等一一作了说明，并制作了出院指导，附上咨询电话，患儿出院时每人发放一张。这种具体、到位的指导深受家属欢迎。

药剂科二门诊药房，值班人员发药熟练规范，对所调剂药品认真核对，注射剂开盒逐一检查，向患者交代用法、用量，使用“您好”“药齐了，请拿好”等文明服务用语，设置“共产党员模范岗”“共青团员模范岗”窗口，张贴“用药须知”“温馨提示”，值班人员照片挂在窗口，接受公众监督，受到一致好评。

胸外科不仅建立了科室巡查小组，一天三次询问病人意见，而且还对科内全体医护人员进行文明用语专项考试；消化内科还特别建立了科主任意见箱，将病人的需求和意见直接汇集到科主任处并及时给予答复和处理。

车书记说，“两好一满意”活动是医院为各科室在提高医疗水平优化服务质量方面提供的良好平台，各科室根据自身特点不断改进创新，在医教研等各个环节逐步完善，形成了讲质量、爱学习、比技术、比服务的良好氛围，这充分体现了医院“以人为本”的精神，也真正实现了“两好一满意”在职工中内化于心，外化于行的目的。

## 服务延伸显精神

为了向人民群众提供服务更优、质量更高的医疗卫生服务，齐鲁医院以“两好一满意”为基础，实施了“卫生强基工程”，把服务的触角延伸到各基层和社区。它旨在全面加强基层医疗卫生服务能力建设，实现卫生人力技术资源向基层流动，是强化基层卫生服务机构的基础建设、基础设备、人力资源、技术力量、管理体制、运行机制等的全面系统工程，是涉及基层卫生服务机构和大型医疗卫生机构卫生资源有效整合、长效支援机制的全行业工程。

据车学洪介绍，齐鲁医院的帮扶工作涉及项目支持、远程会诊、科研帮扶及坐诊等多种方式。医院据此制定了“有人员、有时间、有标准、有评估”的“四有”要求，即：帮扶项目达标准，项目结束时由齐鲁医院及受援医院共同组织人员进行评估。此外，还将开展网上培训，对帮扶医院提供技术上的帮助。医院还将选择三个以上学科专业，每个专业保证有一名高级职称医师，全年驻点服务并搞好传帮带，提供指导，联合申报，共同研究，提高受援医院的科研水平。

现在，齐鲁医院已在本市“民族社区”挂牌帮扶。同时，在省内帮扶的有沂源市人民医院、平邑县人民医院、沂南县人民医院等四家区县医院。“帮扶工作中的‘项目支持’是今年帮扶方式的一大改变。我们每年至少保证成功开展两个项目，三年一共可以开展至少六个优势专业项目。这样，即使我们的大夫走了，项目和技术也会留下，使得受援医院得到真正的实惠。这也是我们贯彻落实‘两好一满意’的宗旨。做好服务工作，保证医疗质量，不仅要让帮扶医院满意，最重要的还是要让地区群众满意。”车书记如是说。

“两好一满意”活动中，齐鲁医院推行便民服务措施 18 项，组织义诊 20 余次，开展各类义诊服务 50 多次，派出专家开展各类服务 500 多人次，服务范围覆盖山东全省和全国十多个省市，惠及 100 余家医疗机构，受益群众难以计数。据不完全统计，在此期间，齐鲁医院收到的感谢信、锦旗、牌匾等多达 700 多封（面），在几次卫生厅组织的检查中，患者满意度高达 99%。

## 结束语

采访即将结束时，车书记再次提到：要把“两好一满意”活动作为基础性、全局性的重要工作，一如既往地给予高度重视，始终着力抓在手上，把各项工作融入“两好一满意”活动中；把“两好一满意”要求体现在各项工作中，统筹谋划，精心组织，再接再厉，切实加强领导，采取更加有效的措施，始终如一、扎实有效地推进“两好一满意”活动向纵深发展。

事实上，每一种荣誉的获得，都象征着在前进的道路上，对一个新的制高点的占领。每当站在一个新的制高点上，齐鲁医院的主人翁们，从来都没有因为成就和荣誉而停滞。他们总是清醒地看待自己，总是虚怀若谷地放眼世界，总是向着一个又一个新的目标和新的高度，孜孜不倦地躬身前行。

这是一种精神，更是一种境界。

（原载 2009 年 9 月 25 日《济南日报》第 3 版）

# 李延青：显微内镜下的大视野

田可新

9月18日，记者见到山东大学齐鲁医院消化内科主任李延青时，他刚刚从德国归来。不久前，在德国召开的第二届国际共聚焦激光显微内镜会议上，李延青应邀作了专题讲座，并在当地的一家医院作了现场演示。由于医疗体系的差异以及医学伦理观念的影响，中国人站在共聚焦激光显微内镜这个领域的国际舞台上，在外国病人身上操作演示，在以往极其少见。

“这证明了国际学术界对我们团队工作的认可，也表明我们的这项研究已经走在了世界前列。”李延青自豪地说。

李延青1984年毕业于山东大学医学院，1987年师从国内著名消化内科专家赵宪村教授攻读硕士学位，1995赴澳大利亚墨尔本大学深造，1999年获医学博士学位。现为山东大学齐鲁医院内科主任和消化科主任，主任医师，博士生导师，并被授予山东省十佳医师、泰山学者岗位特聘教授及山东省中青年突出贡献专家等称号。

“内镜水平代表了消化科的诊疗水平。”李延青告诉记者。的确，消化科与其他科室相比有一定的特殊性，所有的脏器都隐藏在身体的内部，诊疗难度大。有了内镜诊断治疗技术，人体内再小的局部，也能展现在显微内镜的大视野之下。现在，常见的消化系统肿瘤、炎症，例如食管癌、胃癌、肝癌、胰腺癌等人们闻之色变的疾病，都可以通过内镜新技术进行诊疗，平滑肌治疗、息肉切除、胆管结石治疗等原本内科诊断后要到外科去做的手术，现在直接在内镜下就可以解决。而共聚焦激光显微内镜技术，又是内镜家族中的最新尖端武器。共聚焦激光显微内镜是近年发展起来的新型内镜检测技术。2006年3月投入使用，山东大学齐鲁医院就成为国内首家使用该技术的医院。所谓共聚焦激光显微内镜，就是将共聚焦激光显微镜整合于传统电子内镜头端，在进行常规消化内镜检查的同时，对黏膜活细胞进行表面成像。

李延青解释道，通俗讲就是在普通内镜前加了一个显微镜，在它对组织进行光扫描的同时，电脑绘制出图像，借此可以观察到细胞、血管等组织结构。以往的检查例如胃镜是看不到细胞的，只能靠医生的推测，如果不能确诊，往往需多次取病变组织送病理科化验，有时要取多达八块、十块活检才能确诊，整个过程病人花费高、痛苦大。使用新内镜技术后，化验病变组织有了针对性，避免了不必要的活检，大大提升了诊断的精确性、可靠性，降低了对瘤变、炎症改变的诊断难度，更减少了对病人的创伤，减轻了患者的经济负担。目前，李延青所带领的团队应用此项技术进行胃部诊疗的工作已达到国际领先水平，他们提出的胃癌、胃炎等胃部疾病的治疗诊断标准得到了国际业界的广泛认可，特别是共聚焦激光显微内镜技术开展最好的德国在临床实践中也用了李延青提出的胃部诊断标准。

李延青告诉记者，他现在还在做肠易激综合征的相关研究。目前，功能性胃肠病和肠易激综合征严重困扰着人们的身体健康，病人饱受病痛折磨却总查不到器质性的病变，家属朋友常常误以为患者无病呻吟，不理解患者的痛苦。从 1999 年开始，李延青就开始寻找治疗肠易激综合征的好办法，目前已获得国家 3 项自然基金课题资助。研究证明，酸乳治疗肠易激综合征有比较好的效果，现在临床上已被广泛应用，并在国内得到了大力推广，此项研究今年刚刚获得了山东省科技进步一等奖。

谈到消化系统疾病的预防和治疗，李延青认为，目前此类疾病仍然处于高发阶段，癌症发病率仍然不减，功能性胃肠病发率有上升趋势，结肠癌患者增多，这与环境条件差，水、食品、空气污染以及过大的生活压力有关。李延青提示人们，应当改掉不良的生活习惯，适量饮酒，拒绝吸烟，有节制地食用刺激性食物，培养健康的生活方式，学会尽量疏解自己的压力，从而提高生活质量，保证身体健康。

（原载 2009 年 9 月 25 日《大众日报》第 17 版）

# 齐鲁医院在显微内镜领域居国内领先与世界同步

卢雪峰 吕军

近日，在德国举行的第二届国际共聚焦激光显微内镜会议上，山东大学齐鲁医院消化科李延青教授应邀做了《共聚焦激光显微内镜在胃癌中诊断价值》的学术报告，以及现场内镜操作演示。来自世界各地关注消化内镜新技术的专家参加了会议，进行学术交流，并观看了李延青教授的现场演示。这是中国专家首次受邀在共聚焦激光显微内镜领域欧美国际学术会议上作学术报告和现场操作演示。

本次会议在德国 Mainz 举行，Mainz 大学内镜中心主任 Ralf Kiesslich 教授是国际上共聚焦激光显微内镜临床实践和研究的创始人。在 Barrett 食管、溃疡性结肠炎上皮内瘤变诊断等领域处于国际领先地位，曾多次在国际消化和内镜会议上作显微内镜方面的学术报告和现场演示。

共聚焦激光显微内镜是近些年来发展的一种新型的消化道检查技术，与传统内镜和病理相分离模式不同，显微内镜将传统内镜检查和显微内镜相结合，能够在活体状态下进行放大 500 ~ 1000 倍的观察，同时可以对黏膜进行由浅至深的光学切割，可以达到 250 微米的切割深度，达到活体病理诊断的目的，被称之为“光学活检”。伴随着显微内镜的发展和实践，实时即刻的病理诊断成为现实。

齐鲁医院消化内科在显微内镜领域与世界处于同步水平。早在 2006 年李延青教授带领消化内科就开始在这一领域探索，并取得了一系列的成果。为了病人的利益着想，团队首先在自己成员身上进行操作。今年 66 岁的赵幼安教授就是齐鲁医院乃至我国第一个共聚焦激光显微内镜的志愿者。在李延青教授的带领下，在老专家们的支持下，整个科研团队辛勤工作，先后在共聚焦激光显微内镜的胃小凹分型，胃肠上皮化生的诊断，食道平坦型病变中微血管的诊断，胃息肉的鉴别诊断等多个领域提出了自己的诊断标准，并发表在国际高水平学术期刊

*GastrointestinalEndoscopy*（影响因子 7.37），*AmericanJGastro*（影响因子 6.44），*Endoscopy*（影响因子 6.09），*SurgicalEndoscopy*（影响因子 3.23）等 6 篇文章。这些临床研究得到了国外专家高度评价，相关诊断标准已经在国际上广泛应用。此次邀请中国专家作专题报告及并作现场内镜演示，标志着齐鲁医院在共聚焦激光显微内镜在上消化道疾病的诊断水平已达到国际领先水平。

为了在国内普及和推广显微内镜技术，以李延青教授为首的团队分别在 2007 年和 2009 年组织了第一届和第二届“济南国际共聚焦激光显微内镜会议”。邀请国内外专家做显微内镜方面的学术报告，并进行现场操作演示，提供培训教程。国内第一本介绍共聚焦激光显微内镜技术和诊断的专著——《共聚焦激光显微内镜图谱》也已出版发行。这些工作，巩固了齐鲁医院在共聚焦激光显微内镜领域的国内领先地位。

随着显微内镜技术的推广和被认可，新的问题也逐渐出现。关于今后的发展方向，李延青教授提出了几点：第一，与基础医学的紧密结合。邀请在消化道黏膜病理方面有专长的病理专业人员参与团队的科研，每周定期进行病理讲座，比较显微内镜和传统病理的异同；此外，密切关注分子诊断学等于显微内镜未来发展方向密切相关的基础医学进展。第二，加强多中心协作。不仅要积极参与其他显微内镜研究团队的科研协作，而且还要邀请其他团队验证本团队的成果，目前正在积极筹备与新加坡国立大学医院和香港中文大学威尔斯亲王医院的多中心临床研究。第三，强调临床科研的严肃性。教育与自律相结合。第四，加强教育培训工作。目前虽然已经有国内多家单位来我院消化科学习显微内镜诊断技术，但培训还不够系统。如何让初学者系统掌握显微内镜诊断技术，制定相应的培训流程，是未来临床中成功使用显微内镜的关键。

目前显微内镜在国外推广很快，国内也有多家权威医疗机构已经或准备开展显微内镜的科研和临床工作。

（原载 2009 年 10 月 15 日《现代医学报》A 版）

# 陈雨信：让肝胆相照

王凯

“肝胆相照”“坦诚以待”是山东大学齐鲁医院肝胆外科教授、博士生导师陈雨信的常用词，其中既有职业原因，也有作为21年外科医生的人生感悟。

日本爱媛大学第二外科客座研究员，日本爱媛医师会会员，山东省首批100名中青年学术骨干培养对象，山东省高校优秀青年教师；1988年出席第一届全国器官移植会，1993年以来多次赴日本、新加坡、菲律宾、韩国等地学习、研究及学术交流……一道道学术光环，并没有使陈雨信有多少改变，从他身上能够感受到的依然是热情、纯朴和自信。

“肝胆外科充满挑战和风险，医生只有充分了解病人的社会、家庭、经济、文化地位，才能将手术风险降到最低，实现真正的临床创新，为病人提供理想、满意的医疗服务。”对疑难、复杂、罕见病例，陈雨信始终坚持社会经济文化条件与病情相结合的治疗原则。2004年，一位安徽病人因腹痛、胸闷、憋气，无法正常工作和生活，辗转多家医院后，慕名找到陈雨信，被诊断为极为罕见的肝脏毛细血管扩张症。面对这种当时学界认为不适合手术治疗、只能做肝移植、且效果欠佳的高难度手术病例，陈雨信决定突破禁区，大胆实施手术，并积极协调医院免除了大部分费用。病人术后五年，还经常发来短信：“陈教授，我身体挺好，工作、生活一切正常，只是刀口偶尔有些不适，啥时候再找你看看。”

86岁的巨大肝癌切除、82岁的胰十二指肠切除、78岁的肝门部胆管癌根治术、肝癌多次切除术后的肝脏移植……这些仅仅是他完成的高龄、复杂手术代表。谈到这些病人的术后生活，陈雨信脸上洋溢着快乐和自信。话语间流露更多的还是如何使治疗方案更加完善以及对医学伦理的思考。

“作为一个好的外科医生，必须熟练掌握现代医学知识和手术技巧，才能够始终站在国际学术领域的前沿。”多年来，陈雨信一直借助互联网这一国际信息交流的平台，保持着与国际一流外科学专家、教授的联系。他把一些疑难病例及影像或手术照片发给现任国际肝胆医学会主席、胆道外科专家 Y.Nimura 教授、世界卫生组织（WHO）胃癌首席专家 M.Keiichi、芝加哥大学肝胆外科主任 Testa 教授、法国 Bismuth 教授等，并经常与他们一起探讨有关的学术问题，还多次邀请他们来华学术交流，带动整个学科的发展。陈雨信也因此被目前国际知名肝胆外科学者 H.Bismuth 教授称为“活跃在国际学术界的中国学者”。

“摆在医生面前有很多诱惑，但扎扎实实做学问才是根本。”陈雨信坚持以感谢、感恩的心态面对自己的工作和生活，在学术上孜孜以求，尽力去做好工作。在国外期间，为了熟练掌握显微外科技术，使手术精细化，陈雨信戴着六倍的放大镜，一进实验室就是一天。共完成两千条以上不到 2 毫米血管的吻合，仅做实验用的大鼠就用了数千只，总重量达半吨以上。

临床医学的发展就是要通过多种经验的积累总结。通过不断发现同一疾病在不同个体上的差异，增加诊疗技术、流程的涵盖面，推动医学的进步和完善，从而实现规范指导下的个体化治疗。回国后，陈雨信又在老一代国内知名外科学专家李兆亭、寿楠海教授等的指导下，与徐克森、牛军等教授密切配合，开展肝脏移植、复杂肝胆外科等普外疾病的诊疗和基础研究，取得了令人瞩目的成果。

他不仅多次参加国内外学术会议，共发表会议文章 30 余篇，还先后在国际学术杂志发表了“肝移植的实验研究”等十几篇论文。

“讲讲国内的经验，让同行看看我们是如何做的！”陈雨信不断积极撰文提出自己的学术观点，推进我国肝部胆管癌治疗的规范化，减少过度治疗。

（原载 2009 年 11 月 6 日《大众日报》第 9 版）

# 2010年

# 站在穿堂风风口的分诊护士

她是名护士，也是位母亲。在这个寒风凛冽的深冬，站在医院急诊楼的门口，迎接来自各地的急诊病人。她叫于传秀，齐鲁医院急诊科的一名护士，5 日晚在分诊处值班。与此同时，10 岁的儿子正发高烧。

## 她的工作很重要

5 日晚，齐鲁医院急诊大楼的门没关，挡风门帘也不知被谁推门时卡到了门顶，冷风和人一起“大摇大摆”地钻进大厅。门里右侧的分诊处挤满了人，纷纷向分诊台内的护士抛出各种问题。

护士戴着一次性口罩，工作帽下压着挽起的发髻，胸前的工作牌上写着：“于传秀主管护师”。

“你填上登记单然后去办卡。”

“药房，右拐！”

“发热？请出门左拐直接到发热门诊。”

边回答问题，于传秀还边引导家属在病历上签名，并在上面盖上日期和分诊科室。

忙碌！这是于传秀给人的第一印象。在偶尔没病人的空闲时间，记者才得以与她攀谈几句。

于传秀 40 岁，从医 20 年整。在分诊台值班，是她工作的重要部分。在急诊科，分诊是个非常重要的位置。来这里的病人时常慌乱、迷茫、急切、不知所措。于传秀的工作是对他们进行引导，必要时实施抢救。于传秀说，年纪大了以后在这值班的时间也相应长了，因为这里的工作需要她们有很强的应变能力。

谈话间，不时有患者进进出出，进来的人大多像无头苍蝇，用期盼的眼神望着于传秀。冷风从门外长驱直入，大厅里冷极了。

场面混乱。医护人员、病人家属混在一起，其间还夹杂着病人痛苦的呻吟。于传秀迅速接过担架，把病人抬进大厅，随后跑到急诊室找大夫。一切安排妥当后，回到分诊台登记病人信息。一切看上去自然、有条不紊。对她来说，这的确是再正常不过的场景了。

## 高烧的儿子想妈妈

采访中，于传秀突然悄悄找了位同事替班，然后自己走进楼道。三分钟后，她面无表情地从楼道走回来，又悄悄地站回分诊台，继续给患者分号、登记、咨询。于传秀的“怪异”举动让人生疑，却又不知如何问起。

又忙活了半个小时，瞅着人少的空儿，一个中年男子走到分诊台旁边，于传秀看了他一眼，支吾道：“怎么样？”那男人没吭声，点了下头。于传秀对记者说：“我儿子今天发烧，39℃，正在地下室输液。”那男子是她老公。这时，一切“怪异”都有了答案。

说着，于传秀带着记者朝楼道里走去。转了几个弯下楼到地下室，这里是于传秀和同事们的休息室。一个房间内，一个男孩躺在床上，衣服和鞋子都没脱，右手上输着液。这孩子就是于传秀 10 岁大的儿子。一见妈妈进来，儿子马上流出两行眼泪，泪水顺着被烧得通红的小脸蛋滑到枕头边。

于传秀弯腰看了看儿子的手，又抬头看了看输液袋，哄着说：“乖，还剩一半了，妈妈要上去了啊！”一听说妈妈要走，儿子马上闹开了，嚷嚷着手疼。于传秀摸了摸孩子的脸蛋，扭头离开。

回到分诊台，和老公对视了一眼后，于传秀开始引导一个姑娘做检查，老公则转头朝楼道深处走去。

晚上 9 点半，于传秀已经站了 4 个半小时。大厅里越来越冷，进门的病人却越来越多……

（原载 2010 年 1 月 9 日《齐鲁晚报》）

# 培养高层次人才 提供高质量服务

## ——科技部批准齐鲁医院建立心血管疾病省部共建国家重点实验室

高飞

近日，科技部下达文件，正式批准齐鲁医院心血管重构与功能研究重点实验室为省部共建国家重点实验室（培育基地），并由科技部统一授牌。

科技部在文件中指出，省部共建国家重点实验室是科技部加强和指导地方科技工作的一项重要举措，应该切实加强对省部共建国家重点实验室的管理，努力使省部共建国家重点实验室成为地方实验室的示范工程。同时指出，省部共建国家重点实验室是相对独立的科研实体，要依托一级法人单位建设。依托单位要重点加强实验室人才队伍建设，并着力改善实验室环境和条件，保证实验室用房和仪器设备相对集中和统一管理。以省部共建为契机，进一步凝练研究方向和发展目标，建设高水平的人才队伍，积极承担地方和国家重大科研任务，努力成为地方组织开展高水平研究、聚集和培养高层次人才、开展学术交流的重要基地，带动地方实验室的发展。

1959 年，山东大学齐鲁医院心血管内科由全国著名心血管病专家高德恩教授创立，1978 年获硕士学位授予权，1979 年由卫生部批准建立山东医学院心血管病研究所，1993 年获博士学位授予权，1997 年被评为山东省重点学科和山东省医药卫生重点学科，1998 年被评为卫生部临床药理基地和博士后流动站，2002 年建立了由理、工、医多学科组成的山东大学心血管病研究中心，同年被教育部批准为“211”工程重点建设项目。2004 年作为“985”工程二期重点建设项目，由教育部批准建立心血管基因组医学科技创新平台。2004 年教育部批准建设心血管重构和功能研究重点实验室，2006 年通过教育部验收。在此基础上，实验室 2005 年被批准建立卫生部心血管重构与功能研究重点实验室，2006 年被评为强化建设的山东省重点学科，2007年被评为国家重点学科。经过“211”和“985”工程的建设，该实验室已具有强大的研究平台，下设细胞学实验室、基因实验室、蛋白组学实验室、病理学实验室、膜片钳实验室、激光共聚焦显微镜实验室、遗传学实验室、免疫学实验室、生物力学与计算生物学实验室、小鼠显微超声显像实验室、动物手术室、动物饲养室等构成，房屋建筑面积近4000m²。实验室现有仪器设备500余件，其中50万元以上的设备19件，设备原值7000余万元。硬件建设已达到国际先进水平。

在学科带头人张运院士的领导下，心血管重构和功能重点实验室紧紧围绕心血管疾病的发病机制、早期预警和干预策略等三个主要的研究方向，群策群力，刻苦攻关，做了大量富有特色的研究工作。近5年来，实验室先后承担国家“863”重大项目1项，国家“863”项目1项，国家“973”项目课题8项，国家自然科学基金重点项目2项，国家杰出青年科学基金项目3项，海外青年学者合作研究基金项目2项，国家自然科学基金重大研究计划资助项目1项，国家自然科学基金面上项目29项，国家“十一五”支撑计划分课题1项，国家重大新药创制科技专项1项，卫生部临床学科重点项目5项，卫生部卫生公益性行业科研专项2项，其他省部级课题50余项，可支配学科建设经费8125万元，可支配科研经费9531.2万元，合计17656.2万元。在国内外杂志发表论文800余篇，其中SCI收录论文300余篇，主要学科带头人发表论文被SCI刊物所引用次数已达4000余次，获国家科技进步二等奖2项，何梁何利科学技术进步奖1项、山东省科学技术最高奖1项，教育部高等学校科学研究优秀成果奖自然科学一等奖1项，教育部提名国家科技进步二等奖1项、山东省科技进步一等奖1项，二等奖6项，三等奖2项，山东省自然科学二等奖2项，三等奖1项。

（原载2010年3月11日《当代健康报》第17版）

# 输出专家技术　延伸服务触角
## ——山东大学齐鲁医院日照分院签约揭牌仪式举行

谢静

近日，山东大学齐鲁医院与日照市东港区人民政府合作办医暨山东大学齐鲁医院日照分院签约揭牌仪式在东港区金海花园举行。山东大学齐鲁医院院长魏奉才，中共日照市委副书记孙海亭，市委常委、东港区委书记张永霞，市人大常委会副主任梁云爱，副市长解世增，市政协副主席林玉营，区委副书记、区长郑加贵，副区长安丰华及山东大学齐鲁医院党委副书记陈晓阳，副院长高海青、刘云川、刘玉欣等领导出席签约揭牌仪式。

郑加贵区长向来宾介绍了日照市东港区与齐鲁医院的合作情况并致辞；魏奉才代表齐鲁医院致辞。随后，魏奉才与郑加贵就合作办医进行了签约，魏奉才和孙海亭共同为山东大学齐鲁医院日照分院揭牌。

郑加贵指出，在东港区人民医院的基础上，成立山东大学齐鲁医院日照分院，是东港区政府与山大齐鲁医院友好合作的结果，是一个“双赢”乃至“多赢”的选择，更能有效满足人民群众对优质医疗卫生服务的需求。新组建的“山东大学齐鲁日照医院”，同时保留“日照市东港区人民医院”名称，实行一个机构，两块牌子，原有医院的各项属性均不变更。他希望山东大学齐鲁医院日照分院，利用齐鲁医院的品牌、技术等优势和东港区区位、资源等多种优势，通过整体规划、技术提升、人才培养战略等，提高医疗人才综合素质，提升医院经营规模和综合实力，建成集医疗、康复、保健、科研、教学于一体的当地一流综合性医疗服务机构。

魏奉才在致辞中表示，齐鲁医院将充分发挥技术、人才、管理经验、资金等方面优势，尽所能地给予合作医院全力支持，派专家长期坐诊带教，支持合作医院加强学科建设，全面提高整体医疗技术水平，打造核心竞争力，使医院全面发展，实现共赢。

仪式举行前，郑加贵、安丰华陪同魏奉才、陈晓阳等一行到区医院、大学城、水上运动基地、灯塔广场、万平口生态广场、帆赛基地等地参观考察。

据悉，从3月3日起，齐鲁医院涉及五个专业的19名知名专家，每周将轮流到东港区人民医院，帮助其开展业务工作，包括坐诊、会诊、手术、业务培训等，同时根据实际工作需要派遣其他类型的专业技术人员帮助开展工作。当日，齐鲁医院心内科、神经内科、普外科、肿瘤科、妇产科5位专家即来到日照分院进行坐诊，精湛的医疗技术和高质量的医疗服务受到了患者的一致欢迎和好评。

（原载2010年3月11日《当代健康报》）

# 历经三载援疆路　书写一生援疆情
## ——齐鲁医院召开第六批援疆干部工作交接座谈会

日前，齐鲁医院召开第六批援疆干部工作交接座谈会。齐鲁医院和二附院的四位援疆专家，分别在齐鲁医院党委副书记陈晓阳、人事处处长牛梅莲和二附院党委副书记孔令华、人事部副主任孙永国的带领下相聚在齐鲁医院进行交流座谈。

选派援疆干部，是党中央为促进新疆发展、保持新疆稳定而采取的一项重要措施，做好这项工作意义重大。为响应党中央号召，根据山东大学的要求，齐鲁医院和二附院分别选派两名专家，履行三年的援疆工作任务，一年半进行交换。齐鲁医院泌尿外科周尊林和小儿内科杨杰副教授分别去新疆维吾尔自治区肿瘤医院（暨新疆医科大学第三附属医院）和新疆医科大学第一附属医院，目前周尊林副教授已圆满完成援疆工作任务载誉归来，杨杰副教授将奔赴新疆。齐鲁医院泌尿外科副教授周尊林作为第六批援疆干部的一员，于 2008 年 9 月至 2010 年 3 月，就职于新疆维吾尔自治区肿瘤医院（暨新疆医科大学第三附属医院），任泌尿外科副主任。与即将赴疆去接替他的二附院泌尿外科副教授进行了交接；二附院小儿内科副教授与即将赴疆去接替他的齐鲁医院杨杰副教授进行了交接。

齐鲁医院周尊林副教授在新疆的 500 个日子里，在中央、教育部、自治区组织部、新疆医科大学党委和受援单位领导同事的关心支持下，牢记中央“稳疆兴疆，富民固边”重托，认真履行工作职责，牢记使命，埋头苦干，为肿瘤医院专业发展积极努力，和新疆各族人民结下了深厚的情谊。通过在新疆工作、学习和交流，各方面都取得了一定成绩，他每周半天专家门诊，坚持早查房。一年半下来，看专家门诊 70 余次，指导、参加手术 300 余例，工作完成得非常出色。牢固树立“三个离不开”思想。一年半的工作和为人得到了科室同仁的认可，与同事结下了深厚的友谊。在疆期间，经历了乌鲁木齐市最严重“7・5”打砸抢烧暴力犯罪事件。

事件发生后，按照中组部对援疆干部的要求，坚守工作岗位，积极工作，不信谣、不传谣，旗帜鲜明地反对分裂，努力为维护民族团结和社会稳定作贡献。思想认识自觉与党中央和自治区党委的安排部署高度统一。坚守工作岗位，不当逃兵，"7·5"事件以来未请1天假，未离岗1天。为无辜伤亡群众捐款数百元。在"7·5"事件中经受了考验，自己得到了锻炼，政治上有了很大进步。

陈晓阳代表医院对归来同志取得的成绩给予了很高的评价，感谢他们给大学、医院争了光，他们是全院同志学习的榜样。同时又对即将奔赴新疆的同志提出了明确的要求，表示医院做好后勤保障及服务工作，以解除他们的后顾之忧，让他们安心新疆工作，把各项工作做好，圆满完成工作任务载誉归来。

（原载2010年3月18日《当代健康报》）

# 买药人丢包，有人想顺手牵羊，医院收款员留包找失主
# “这不是你的包，请放下”

吴金彪 王鑫

一男子去医院买药，因为着急赶火车将包落在收款处，包内有身份证、银行卡和数千元现金。这时候后面排队的一个人想顺手牵羊拿包，被收款处的工作人员看到并制止，最终将包归还了失主。

3 月 21 日下午 3 点左右，打算到贵州出差的姜先生到齐鲁医院买备用药品，结果因为着急赶火车，划价交费后就离开了，将包落在了医院。姜先生浑然不觉，在去火车站的路上才接到了姑姑的电话，让他去医院领包。姜先生很快从医院一名女工作人员那里领回了皮包，身份证、3 张银行卡、发票、2000 元现金一件也不少。

姜先生的姑姑姜女士说，侄子的包落在医院后，还有排队的人想顺手牵羊，被医院这位好心的工作人员制止了，“希望能找到这名好心的工作人员，对她说声谢谢。”随后记者联系到正在火车上的姜先生。他告诉记者，当时他急着赶火车，把包落在了划价处外面的台面上，里面不仅有几千元现金，还有很多来往出差需要报销的发票，这些东西对他很重要，因为他的包里有姑姑的电话，医院工作人员才联系上了她，“是个 30 岁左右扎辫子的女青年，当时我把手机号码留给了她，问她名字她怎么也不说。”

22 日下午 5 点，记者终于联系到捡包还包的齐鲁医院工作人员滕卫卫，她向记者介绍了事情的经过。21 日下午她上班时，发现一名小伙子在划价付完药费离开后，把手提包落在了收款台上。

“我在忙完了几个病号后，就想尽快找到他的联系方式。”滕女士打开包发现一张写着两个电话号码的纸条，便尝试着打出了一个电话。“接电话的是那位小伙子的姑姑，我就让她转告物主赶快回来取包。”

滕女士回忆，她当时发现排在小伙子后面的一名病号伸手要拿落在柜台上的包：“我当场委婉地制止了他，并把包拿回柜台里。”

（原载 2010 年 3 月 23 日《齐鲁晚报》C12 版）

# 提高医疗质量　保证病人安全

## ——齐鲁医院加强医疗质量管理工作取得成效

宿可伟

“医疗质量是医院发展之本，医疗质量控制管理是医院管理的核心。只有把医疗质量管理工作做好，才能全面树立和落实科学发展观，提高医疗服务质量，真正为人民群众提供优质、安全、满意的医疗服务。”近年来，山东大学齐鲁医院在医疗质量管理工作上，医院领导高度重视，负责处室综合协调，各科室认真落实，初步形成了一套完善的质量控制体系，有力提高了医院医疗质量水平，充分保证了病人医疗安全，使医院医疗质量管理工作走在了全国前列，受到了社会各界的广泛关注和好评。

### 完善医疗质量控制体系，形成医院、科室、医务人员三级管理网络

“做好医疗质量管理工作，首先要有完善的管理体系。这套体系要全面细致，更要立体化，网络化。”齐鲁医院医务处副处长韩辉告诉记者。近年来，医院在原有医疗质量管理制度基础上，在医院领导和各科室大力支持下，根据“持续改进和改建结合”的理念，认真制定、修订、贯彻、落实各项规章制度，严格控制基础、环节、终末医疗质量。本着实行全面质量管理和全程质量控制的指导思想，建立从患者就医到离院，包括门诊医疗、病房医疗和部分院外医疗活动的全程质量控制流程和全程质量管理体系。明确医疗质量控制内容，并将其纳入医疗管理部门的日常工作，实施动态监控，并与科室目标责任制结合，充分发挥质量管理的协调、反馈、控制、监督、分析、推广等作用，完善了医院医疗质量管理委员会、科室医疗质量控制小组和各级医务人员自我管理三级管理网络，保证了质控措施

的落实，强化了内部质量体系自检与监督，促进了医院质量的不断提高。

## 注重基础质量的提高，鼓励开展新技术和新项目

医院支持重点学科建设，加强专业技术人员的培训和继续教育。根据各专业的需求，不断派出主治医生以上人员到国内外大医院进修学习，吸取先进技术；定期开展理论讲座，邀请国内外专家进行学术交流，强化基础训练，提高整体素质。同时分阶段组织考评小组，进行授课后的理论考核和技能操作考核，其评分将与年终医疗综合水平考核评估挂钩，使全院医护人员的学科知识逐步走向系统化、制度化和规范化。

对于新技术和新项目，医院设立准入制度：任何一项新技术、新项目在开展前，均须经科室申报，医院伦理委员会论证后方可实施；建立新技术、新项目的立项发展基金，对优秀的项目给予资金支持和鼓励。据介绍，医院每年用于该项基金达 50 万元。而该项基金着重用于临床实用技术，有别于科研立项基金。

## 深化环节质量控制，加强医疗质量与安全管理工作

医院先后出台了“关于加强病案质量管理的有关规定”“关于加强医疗质量管理的规定”“五谈话一教育制度”，并采取相应的奖惩措施。强化各种医疗技术把关制度，并根据目前医疗环境的新变化，对一些重要制度、规定进行了制定或修订充实，编订《医疗制度分册》，如院内会诊制度、危重病人交接班制度、疑难危重病例讨论制度、住院医生负责制、首诊负责制等，使制度更具体，更切实可行，责任更明确，并建立了相应的会诊登记簿、危重病人交接班簿、疑难病例讨论登记簿等。医院质量控制科有计划、有针对性地进行干预，对多因素影响或多项诊疗活动协同作用的质量问题，进行专门调研，并制定全面的干预计划。

特别是在 2009 年，医院把重点放到了对手术科室的质量管理上。制定了《手术安全核对与手术风险评估》制度，要求每一个手术及介入手术的患者在手术前、中及手术完成离开手术室之前都要有手术医师、麻醉医师和责任护士共同完成相应的核查和评估手续，杜绝手术患者、手术部位及手术方式错误的发生。同时，

经过 3 年多次的调研，在与临床手术科室反复沟通修改后，医院最终制定出了符合医院实际情况的《手术分级管理及手术医师准入制度》，严格各级医师手术级别及准入。

目前，《手术安全核对与手术风险评估》《手术分级管理及手术医师准入》制度已经纳入医院的医疗质量控制动态管理中。由专人负责手术分级落实、三级及四级手术术前讨论筛查、手术核对及手术风险评估表筛查。

“手术是人命关天的大事，容不得丝毫差错。两项制度的完善和落实，从源头上杜绝了医疗差错的发生，提高了医疗安全系数，等于为病人安全上了双保险，完全是从病人安全角度出发而采取的有力措施，是值得大力提倡的。”曾在国外工作十几年的齐鲁医院肝胆外科牛军教授这样评价。

目前医正和落实临床路径管理试行工作，对各科室各专业常见病种实行临床路径动态管理，对符合路径管理的病种建立标准化的诊疗模式与治疗程序。临床路径的规范与应用会进一步促进临床科室改进医疗质量，提高工作效率，控制医疗成本，最终降低患者住院医疗费用，造福于百姓。

## 加强终末质量管理，规范病历书写等

2009 年 9 月，在山东省卫生厅组织的针对全省 45 家三甲医院的病历质量竞赛中，齐鲁医院名列第一；2009 年 10 月，在卫生部组织的全国 31 个省市自治区 87 家三甲医院病历质量评比中，齐鲁医院荣获一等奖……

“病历质量是医疗质量的反映和具体体现。”多年来，齐鲁医院严格按照卫生部、省卫生厅有关文件要求，认真制定住院病案书写规范及评分标准，对每天出院的 200 多份病历由专人进行病历质量检查及落实，并在实行电子病历以来指导电子病历的规范和监督。重点抽查疑难、危重病人或住院 15 天以上的住院病历，按照标准进行评分，并每月公布成绩，向全院通报检查结果。

同时，医院切实贯彻和落实“病历书写质量评选竞赛活动”，加强对新入院职工、研究生、进修生、住院培训医师以及临床科室质量控制医师进行医疗护理文书书写等方面的培训工作。医院定期编辑出版的《医疗质量简报》，公布医疗质量管理信息，十年，已坚持出版《医疗质量简报》108 期，将有关信息、发现的问题及整改措施及时反馈，认真落实奖惩制度，很好地起到了监督督促作用。

从医疗质量三级管理网络，到新技术准入制度；从《手术安全核对与手术风险评估》《手术分级管理及手术医师准入》管理制度，到住院病案书写规范及评分标准，齐鲁医院在医疗质量管理方面大胆探索，锐意进取，认真落实，严格规范，体现了“一切为病人为中心”的思想观念，实践了“服务好、质量好、群众满意”的活动方针，走出了一条符合医院实际情况、符合人民群众利益的医疗质量管理之路。

（原载 2010 年 3 月 31 日《生活日报》B10 版）

# 山东大学齐鲁医院
# 首次成功切除一巨大肠系膜上动脉瘤

苏庆波 田玉清

近日，山东大学齐鲁医院普外科（血管外科）成功救治一巨大肠系膜上动脉瘤患者。

患者男性，50岁，因腹痛及腹部搏动性肿块就诊。CTA检查显示肠系膜上动脉起始部动脉瘤，约8×8×8cm大小，与胰腺、十二指肠及肠系膜上静脉关系密切，在小肠系膜缘的二、三级动脉弓处有多发小动脉瘤。该例巨大动脉瘤，临床罕见，无论是介入还是开腹手术治疗，目前尚未无成熟经验可借鉴。因病情复杂，手术风险高，特向医院及医务处提交疑难、重大手术申请，并经科内多次讨论制定手术方案：（1）因瘤体巨大，无合适覆膜支架，介入治疗困难，首选手术治疗；（2）手术可先阻断两侧瘤颈，观察肠管半小时，如无明显缺血表现，单纯切除瘤体即可；（3）如肠道缺血明显，则需重建肠系膜上动脉。手术由胡三元教授、姜剑军副教授主刀。

术中探查见动脉瘤与胰腺、十二指肠、肠系膜上静脉及腹膜后组织粘连致密，并且瘤体上发出中、右、回结肠动脉及多条营养空肠的动脉分支。分离瘤体近远端瘤颈并试阻断后，见全部小肠及部分结肠迅速缺血，肠管痉挛、颜色苍白。决定先游离动脉，然后阻断瘤体远端瘤颈，迅速将远端肠系膜上动脉与腹主动脉行端侧吻合，吻合时间仅10分钟。开放血流后大部小肠系膜血管恢复搏动，因近段空肠血供主要来自瘤体上的动脉分支，切除瘤体后，近端约1米空肠血供不满意，遂将近端约1米空肠切除行十二指肠第四段与空肠端端吻合。术后病人恢复顺利，复查肠系膜血管通畅，顺利出院。

肠系膜上动脉瘤临床罕见，一旦破裂死亡率高达75%以上，半个世纪以来国内仅报道30余例（CBM数据库），经Pubmed（Pubmed是美国国家医学图书馆（NLM）

下属的国家生物技术信息中心（NCBI）开发的、基于 WWW 的查询系统）查询，国际上也仅有百余例。近三年来，我们通过血管腔内技术治疗了 4 例肠系膜上动脉瘤，疗效较满意，但瘤体均小于 5cm，像本例直径 8cm 的动脉瘤国内外均未见报道。该病例的手术成功为今后处理该类疾病提供了非常有价值的临床治疗经验，同时也说明齐鲁医院血管外科在治疗内脏动脉瘤领域已达到国内领先水平。

（原载 2010 年 4 月 13 日《现代医院报》A 版）

# 挑战医学极限　创造生命奇迹

## ——齐鲁医院成功为高龄危重病患者实施高难度心脏手术

邵静

日前，齐鲁医院成功为75岁危重病患者实施主动脉瓣置换（AVR）+二尖瓣置换（MVR）+冠状动脉旁路移植（搭桥）术（CABG、三支桥）。该患者为齐鲁医院首例行该手术的年龄最大的危重患者。在心脏外科全科医务人员多次讨论治疗方案下，由张供教授、谷兴华副教授具体负责该患者的围术期治疗。术后随访近6个月，患者目前日常活动不受限，生活质量得到极大改善。

患者为男性，因“胸闷2年，加重伴心前区痛6个月”入院，结合病史、症状、体征、有关检查（包括心脏超声、冠状动脉造影、颅脑MRI+MRA），确诊为“（1）冠状动脉粥样硬化性心脏病、不稳定性心绞痛；（2）二尖瓣脱垂、二尖瓣关闭不全（重度）；（3）主动脉瓣关闭不全（重度）、心功能Ⅲ级（NYHA分级）；（4）肺动脉高压（重度）；（5）高血压病（极高危）；（6）糖尿病（2型）；（7）肺气肿；（8）多发性脑梗塞、脑萎缩”。

该患者具有特殊的危重性，患者高龄、体质较差、病变复杂严重（多瓣膜病变、合并冠心病、冠心病病变严重：前降支、对角支、钝缘支、后降支均有严重狭窄）、心功能差、合并症严重，手术风险巨大，死亡率极高；手术时间长，术中及术后并发症多，极易发生心力衰竭、顽固性心律失常、肺功能衰竭、昏迷、肾功能衰竭等。全科讨论后一致认为：患者为高龄危重病例，有手术指征，无绝对禁忌证，手术风险极大。结合患者及其家属的强烈要求和齐鲁医院心外科综合临床水平，可以手术治疗。

经过充分的术前准备，尤其改善心功能、加强营养、加强肺功能锻炼，并专门制定手术治疗方案及体外循环管理方案。由张供教授、谷兴华副教授主刀，在全麻中低温体外循环下行主动脉瓣置换（AVR）+二尖瓣置换（MVR）+冠状动脉旁路移植（搭桥）术（CABG、三支桥）。术中全身中低温（28℃），灌注血压维持较高水平（80mmHg），维持 $PaO_2$ 较高水平（300 ~ 400mmHg），采取冠状动脉直接灌注 + 冠状静脉窦逆行灌注 + 血管桥直接灌注冷血高钾心肌保护液（每 20 分钟灌注 1 次），术中间断膨肺、应用进口人工膜肺、进口人工过滤器，同时应用大剂量甲强龙、胞二磷胆碱、神经节苷脂等。在高超的手术技巧保证下，体外循环辅助 4 小时，主动脉阻断（心脏停搏）仅为 3 小时，手术获得成功，患者安返监护病房。

患者术后 48 小时内生命体征极不稳定，并出现脑损伤症状，首次脱呼吸机不成功。手术组成员术后一直坚守在心外监护病房 50 小时，观察病情变化并及时处理，患者生命体征平稳，并脱机成功。经过强心利尿、改善心功能、充足的营养支持、应用抗生素、营养心肌药物、脑保护药物等治疗，预防肺部炎症、应激性消化道出血等并发症，同时在病房护士的精心护理下，病情稳定，术后第 4 天转出监护病房，术后第 12 天治愈出院。患者共住院 28 天。

该患者的手术成功标志着齐鲁医院治疗类似高龄危重心脏病患者上了一个新台阶，并积累了必要的围术期治疗经验。

（原载 2010 年 5 月 6 日《当代健康报》）

## 袖珍宝宝出生手掌大
# 700 克婴儿救治成功

谢静　盛桂梅

小身体只有手掌那么大，小胳膊还没有成人的手指粗，体重只有 700 克。日前，齐鲁医院新生儿重症监护病房就收治了这么一名超低出生体重儿。

因为出生过早，宫内发育太差，这名女婴出生时没有自主呼吸，经过医护人员 40 多天的全力抢救和精心养护，目前体重已达 1480 克，每次吸食的奶量可达 20 ~ 30 毫升，生命体征平稳，渡过了生命危险期。这是齐鲁医院近期救治成功的婴儿中出生体重最低的，在山东省乃至全国都极为罕见。

小家伙的母亲今年 32 岁，因为妊高症，第一胎不幸引产。这次在怀孕 30 周时，小家伙就早早出生了。出生时，小家伙的脐带非常细，扭转 10 周，呈麻花状，导致她供血不足。出生后，女婴没有自主呼吸、心率低、颅缝裂开、颅骨软化、皮肤青紫、四肢肌肉松弛，称重仅为 700 克。于是，出生后不久她就以"早产儿、新生儿肺炎、新生儿窒息、新生儿缺氧缺血性脑病、新生儿呼吸窘迫综合征"急转到新生儿重症监护病房抢救。

小家伙被放进暖箱，应用多种急救药物等措施抢救，但终因新生儿发育不成熟，不适应宫外生活而发生一系列病理生理变化。由于不能进食，最初一周多患儿体重下降到 690 克，一些"小问题"就足以危及患儿的生命。为了让她快快长大，医生及时调整治疗方案，用注射器一滴滴喂奶、不排便就轻柔按摩灌肠……就这样，在医生的努力下，小家伙勇闯呼吸关、喂养关、感染关，体重在一点点增长，目前已生长至 1480 克，渡过了生命危险期，待到她长到 2000 克时她就可以出暖箱了。

## 延伸报道

### 早产儿发生率日渐增多

除了这名700克的超低出生体重儿，目前还有十几名早产儿正在齐鲁医院新生儿重症监护病房中治疗，其中包括一名出生体重为900克的新生儿。“现在，我们救护的早产儿越来越多。”齐鲁医院新生儿科主任李文介绍，我国早产儿发生率已由5%上升至7.8%，每年有150万早产儿出生。在三甲医院的新生儿重症监护室，早产儿已占70%～80%，早产儿已成为新生儿领域最重要的研究问题。

医院医生分析，早产率近几年来居高不下，主要存在两方面原因。第一是现在生育前做过流产手术的女性增加，多次流产导致生殖道受到感染，容易引发胎盘异常从而导致早产；第二是由于不孕症增多，很多妇女接受过促排卵的治疗，或者直接施行了人工受孕，而这样做往往导致多胞胎，多胞胎增多，恰恰是早产率大幅上升的诱因之一。

“这些早产的孩子体重基本都在2500克以下，六成会患神经系统疾病。”李文告诉记者，但由于一些原因，部分早产儿多数是“珍贵儿”，许多母亲是高龄、患病，迫切要求得到一个孩子，如何提高这些早产儿的存活率和生存质量是个重要问题。“女士孕前一定要尽量避免多次流产，孕期要注意营养，合理运动，定期去医院检查，防止出现妊娠期糖尿病、高血压，尤其要保持心情舒畅，不要给自己太大的压力。”李文说，高龄产妇的早产率相对更高，所以最好不要选择在35岁以后生育，实在无法避免的，就须更加注意孕期保健。

（原载2010年8月12日《当代健康报》）

# 肿瘤“袭”腹腔 妙手一朝除

## ——齐鲁医院成功切除国内最大腹腔侵袭性纤维瘤

刘凤军

近日，齐鲁医院普外科成功为一巨大腹腔肿瘤患者实施手术，病理证实为腹腔侵袭性纤维瘤。经检索，本例肿瘤为国内切除最大的侵袭性纤维瘤。

患者，女，39岁，两年前因腹壁肿瘤行手术治疗，切除约10cm×8cm×5cm肿瘤，病理证实为腹壁侵袭性纤维瘤，术后恢复良好，未行特殊治疗。患者6个月前发现腹盆腔包块，此后包块进行性增大，2个月前出现腹胀、腰背部酸痛，并伴双下肢水肿。遂到当地医院就诊，给予中药治疗，效果不佳。后患者来齐鲁医院就诊，经检查排除妇产科肿瘤后，收入普外科病房。

入院后，刘凤军教授对患者进行了详细的查体，发现：患者腹部膨隆，腹盆腔可触及35cm×30cm质韧肿块，边界尚清，无触痛，有少许活动度，未闻及血管杂音。行腹部强化CT检查示：腹腔内（或腹膜后）巨大肿瘤，侵及十二指肠水平段及空肠起始段，压迫下腔静脉及双肾静脉，于肠系膜血管关系密切。经普外科病房李占元教授、靳祖涛教授、孙宝德教授、何庆泗教授及刘凤军教授共同讨论，认为患者腹腔内肿瘤可能性大，有剖腹探查指证。但因肿瘤较大，与周围血管、脏器关系密切，手术难度大，术前应完善各项准备。征得患者及家属理解同意后，在李占元教授指导下，刘凤军教授、姜金波副教授及王可新主治医师共同为患者进行了手术。术中见：腹腔内巨大实性肿物，约35cm×30cm×20cm，质韧，边界尚清，肿瘤基地部位于近端小肠系膜根部，侵及十二指肠水平段及距屈氏韧带30～60cm段空肠，与下腔静脉及双肾静脉粘连。手术医师首先仔细将肿瘤与下腔静脉、双肾静脉及肠系膜上血管分离，避免切除过程中发生大出血的可能。然后将肿瘤与侵及的空肠段肠管及十二指肠肠壁一并切除，行空肠端端吻合、空肠十二指肠侧侧吻合，并在吻合口远端行空肠造瘘，以便术后肠内营养。

术后患者恢复顺利，术后第 3 天开始肠内营养，第 8 天进食半流质，术后第 14 天康复出院。术后病理示：腹腔侵袭性纤维瘤。随访两个月，患者无明显不适。

侵袭性纤维瘤多发于腹壁、髋部、臀部及四肢，腹腔内较为少见。本例患者切除肿瘤大小约 35cm × 30cm × 20cm，重约 8000g，实属罕见。

（原载 2010 年 9 月 30 日《当代健康报》第 17 版）

# “我能听到来自无声世界的呼唤”

从一个初涉医门的学子，到一名拥有高级职称的教授、主任医师、博士生导师；从一名长期从事耳鼻喉研究和治疗的一名普通医生成长为学科带头人、科室主任、国内著名教授……潘新良在医学这条路上走了25年。他说：“我能听到来自无声世界的呼唤，惟因如此，我更要走得小心翼翼、如履薄冰。”

## 某种程度上讲，是手术刀选择了我

2002年，大连。

全国耳鼻咽喉头颈外科学术会议颈淋巴清扫规范化处理专题的召开让来自五湖四海的专家得以齐聚一堂。也许因为这种相聚甚少，除了主席台上嘉宾的发言，会场内不时出现小范围讨论，嘈杂的情境多少让主办方有些无可奈何。但是当主持人宣布接下来将播放一段山东同行主持制作完成的手术录像“改良性颈淋巴清扫术”——录像中一双苍白年轻的手掌握着手术刀，灵巧地游走于组织与器官之间，在会场内的专家们看来，整个手术操作规范，解剖清晰，手术技术完美。渐渐地，偌大的会场安静下来，所有的目光都被轻舞的刀片吸引，那双手似乎带着一种神奇的力量，走向往往出人意外，却能在惊险处化险为夷，让观者的心高高提起、又轻轻落下。

正当大多数人对视频中这场出色的手术啧啧称赞时，会场内却有一个人轻蹙着眉头，眼睛中闪烁着挑剔的光，不理会其他人的侧目，他兀自口中念念有词：这里可以再精细一点，那里应该速度慢一点……他，正是视频中的那双手的主人潘新良。

尽管年轻，以胆大心细著称的潘新良已经成为齐鲁医院耳鼻喉科的骨干。会场内播放的是不久前医院录制的教学视频，时隔不久，潘新良再次审视自己的手笔时却依然看到些许不足。

潘新良没有想到，日后这份视频被制作成光盘无数，收录在《中华耳鼻咽喉头颈外科杂志》中，并随其向全国发行，每一个接触耳鼻喉和头颈外科领域的人都有机会认识他。也许一个细节能够反证这场手术的成功：其后不断有人质疑手术使用了医学模具，因为出血量如此之少在正常人体手术中是很难做到的。这一年，他 42 岁。出门会诊或交流，经常有人恍然大悟："你就是潘新良？这么年轻！"

潘新良并非出身医学世家，但他自小对家乡的医生极为艳羡慕，因为这位医生能让病容愁苦的人恢复笑容，乡人提到他的语气里都是尊敬，潘新良只觉得屋子里挂满锦旗是件神气的事。1979 年高考成绩优秀的潘新良被山东医学院录取，在拿到通知书时，这个 19 岁的小伙子胸中涌起一阵踌躇满志的豪气，似乎天与地也变得广阔起来。

都说天才等于百分之一的灵感和百分之九十九的汗水，但是在外科手术这个领域，百分之九十九的汗水有时候确实比不上那百分之一的灵感重要。所以，与其说是医生们选择了手术刀，还不如说是手术刀选择了医生。

潘新良便是少数拥有灵感的人。在校实习时，一位老医生曾经对周围同事们说："小潘有天赋，领悟力高，人又聪明，天生是外科医生的料。"1984 年毕业后，潘新良听从一位老师建议做了一整年的行政干部。虽然工作也很顺手，潘新良总觉得少了些意气风发的热情。想了很久，他决定放弃行政继续做业务："手术刀既然选择了我，我也就选择它吧！"

## 怎样才算"漂亮的手术"？

自从上世纪 50 年代开始，齐鲁医院便在国内耳鼻喉和头颈外科领域独领风骚。潘新良在妇产科、神经外科和耳鼻喉科中选择了后者，主要原因就是其发展潜力大，而且具有一脉相承的优良血统。

"早年师从王天铎和被称为'喉王'的栾信庸两位教授，他们那一代的'大医风范’让我受益匪浅。”凭借自己的天赋和悟性，以及后天努力，潘新良渐渐成长为一名出色的医生。1991年，改革开放的大潮让南方诸多城市开始发展，人口也日益增多，各大医院不遗余力地招揽人才。潘新良跟随自己的导师栾信庸教授到福建参与会诊，岂料被当地医院的领导看中，数次都游说他术后留在当地，并且允诺“待遇优厚”。潘新良的老师一边得意自己的门生受人青睐，一边又担心被挖了墙角。

其实，这种“挖墙脚”至今从未间断，但潘新良思考的却是另一件事情。做了十年医生，自己算得上“小有名气”，但这似乎也是发展的瓶颈。久经思量，潘新良决定报考硕士研究生，而且“既然要考，索性考个脱产的”。

1993年的潘新良被称作“学习狂”。所谓“狂”者，是“迷”之数倍程度的显现。他用半年时间将所有的参考书读透，“这些书摞起来有一尺高”。潘新良入大学前从未接触过英语，现在也只好从头开始学起，凭顽强的毅力通过自学通过了研究生考试，研究生学习期间他硬是拿下了公共英语六级考试。

“因为是脱产学习，从1994年到1999年五年间，我无工资无奖金，遑论评职称和分房子。”潘新良说自己考上研究生时孩子刚刚上小学，全家人租房子住；等自己毕业时，孩子小学也快上完了，还是租房子住，家庭的条件也没有改善多少。

潘新良评价自己“性格平稳、不冲动，凡事三思而后行”，所以当时选择脱产读研也是思虑再三的结果。“不只专业技术更加纯熟，思想境界也得到了提升。”经过潘新良救治的患者都知道，这位医生年纪不大但本事不小，说话做事俨然一副大医风范。对于患者家属的疑问，潘新良往往给予明确的答复，没有犹豫、拖泥带水、模棱两可的用词。“医生的手术刀可以救人，也可以杀人，一名医生，最重要的是一颗责任心。当病人把其一生中最珍贵的生命交给我们时，我们必须明白，治病救人是我们的责任也是我们的义务。”

据潘新良介绍说，在耳鼻喉及头颈外科领域，手术是否成功的标准已经发生了很大的改变。喉癌、下咽癌属于耳鼻喉科常见的恶性肿瘤，主要症状和体征有声音嘶哑、吞咽困难、颈部淋巴结肿大等，手术是这类肿瘤的首选治疗措施。然而，咽、喉不同于胃、胆囊等器官，它承担着发音和语言交流的重任。如丧失喉功能，就丧失言语交流的能力，病人的生活会因此发生巨大的变化。

早期的喉癌、下咽癌手术完全以肿瘤切除为目的，基本不考虑喉的发音功能；“有些肿瘤范围很小，有的只有一个豆粒大，也要全喉切除，健康组织被一并切掉。以前经常看到术前病人把亲属唤到床前千叮咛万嘱咐，似乎要把一生的话全部说完。”这种场景让潘新良感慨良多，他说自己能听到来自无声世界的呼唤，所以他明白，一场漂亮的手术不只是切除肿瘤，美观和保留或重建喉功能同样是重要的目的和标准。

也许因为这种观念的渗透和执行，潘新良本人及其同事们在领域内也树立了良好的口碑，全国各地慕名来求医者众多。一位湖南的吴姓患者声音嘶哑逐渐加重的症状被广东某医院诊断为喉癌晚期，为了保留呼吸和讲话等喉功能而跑遍了全国，其中不乏北京、上海的大医院。吴先生最终来到了山东大学齐鲁医院，经过一次几乎全喉切除及功能重建及两次激光手术，终于保留了喉的全部功能。如今 5 年过去了，吴先生的生活完全恢复如常。其实，像他这样在手术后仍然能够保证生活质量的患者并不在少数。

潘新良经常接到患者的来信，最近的一位患者说术后恢复很好，也没耽误工作，现在还经常出门自驾游或爬山。这才是潘新良希望看到的。

## 不敢拍胸脯的医生

潘新良的办公室并不宽敞，简单的摆设，办公桌上的文件资料倒是更多一些。最吸引人目光的是墙壁上一整面白色幕布。潘新良将设备连接好，相关视频就在幕布上放映出来。“因为录像多为教学使用，所以我要时常检查是否清晰合用。”

为了满足记者的好奇心，潘新良播放了一段教学视频。东北的一位患者因喉癌在北京某医院行喉癌切除术，术后发生颈部淋巴结转移，在当地的大医院再次手术时发现颈部包块与动脉粘连在一起，遂放弃手术。后来患者儿子慕名来到齐鲁医院。潘新良与同事经过仔细的讨论研究最终决定为病人行第三次手术。“手术中发现其颈部转移的淋巴结跟颈动脉粘连在一起，经过 2 个多小时将淋巴结与颈动脉及颈内动脉分离。”

即使是外行也看得出这次手术的成功，解剖层次清晰，出血量不足 100mL，而且功能保持良好。跟他合作过的同事都说潘教授在手术台上的应变能力无可挑剔，而且他还扮演者精神领袖的角色，“有潘教授在，无论是护士还是麻醉师和跟他一起上台的助手都觉得心里有底”。

尽管如此，潘新良仍然自称是“不敢拍胸脯的医生”，“因为目前空气污染严重等环境问题，以及人们自身熬夜、烟酒等不良习惯，耳鼻喉疾病的患者数量正在逐年增长，病因和病情也不断变化。”因此，潘新良一直保持着学习的劲头。作为科室主任和学科带头人，他精通本专业及相关知识，积极开展技术创新，关注国内外最新医学动态，从中发现、了解前沿的专业信息，每逢外地有新技术、新器械问世，他都要零距离学习，面对面探讨，以便及时解决本专业的疑难技术问题。

曾经有一个 15 岁的女孩因为误食火碱烧伤食道，造成食道闭锁。到当地医院做了胃造瘘手术，依靠向造瘘管内注射匀浆食物维持生存，潘新良第一次见到她时，这个女孩的体重只有 43 公斤。潘新良介绍说，食管良性狭窄或闭锁虽较少见，但颈段食管癌并不罕见，手术仍然是治疗这类疾病的主要手段。这类手术需要打开腹腔，游离胃或结肠，既要游离到足够长度，又必须保留充足的血运。如游离长度不足，就无法完成颈部的吻合或容易造成吻合口瘘；如游离过多，则容易损伤血运，影响成活。游离胃或结肠后，还要将其沿胸骨后间隙上提到颈部切口，在颈部行下咽到胃或下咽到结肠吻合术。如采用结肠上徙，还需在腹部行结肠——胃吻合术，如为食管良性狭窄或闭锁，则将原食管旷置（即不做任何处理）；如为食管癌，则行胸骨后食管剥脱术以切除食管，病人将由上提的部分胃或结肠代替食管，完成进食。无论采用胃上提还是结肠上徙，这类手术的难度都是很大的，也可能出现吻合口瘘等致命性并发症。潘新良根据女孩的病情酌情给她实施了全麻下经腹部及颈部切口行结肠上徙代食管术，术后 18 天，小女孩已可以经口进食少量流质食物，体重也增加了几公斤。近年来潘新良做过多少这样的手术他自己也数不清楚，都达到了良好的治疗效果。

也许之前做行政工作积累了经验，潘新良在管理团队方面也得心应手。在团队管理时，潘新良小事讲风格，大事讲原则，团结同志，工作中互相支持，互相理解，科室工作人员分工明确，各司其职。并且克服人手少、任务重、工作繁忙的状况，保证正常医疗服务工作的顺利开展。

“医生是个没有明确标准的职业，成绩也无法量化，但是治好病才能成为好医生，手术做得好才能叫好的外科大夫。同样，一个好医生应该是有责任心而且自律的人。”

## 专家简介

潘新良，1960年生人，医学博士，博士生导师。1984年毕业于山东医科大学医疗系，早年师从于王天铎及栾信庸教授。

目前担任山东大学齐鲁医院耳鼻咽喉科主任，耳鼻咽喉科教研室主任，睡眠呼吸功能监测中心主任，卫生部耳鼻咽喉科学重点实验室副主任，中华医学会耳鼻咽喉科学分会委员，中华医学会耳鼻咽喉科学分会头颈外科组副组长，第三届中国残疾人康复协会无喉者康复专业委员会常委，中国医师协会耳鼻咽喉科学分会第一届委员会常务委员，中国抗癌协会委员，山东省医学会耳鼻咽喉科学分会副主任委员，山东大学耳鼻喉眼学报副主编，中华耳鼻咽喉头颈外科杂志编委，中国耳鼻咽喉头颈外科杂志编委，临床耳鼻咽喉科杂志编委，听力学及言语疾病杂志编委。

（原载2010年10月22日《齐鲁周刊》C44版）

# 齐鲁名医冠中华*

## ——山东大学齐鲁医院120周年院庆系列报道·医学泰斗篇

### 尤佳骏

尤佳骏（1898～1969），字修之，男，山东省即墨市人。国际知名的麻风病专家，山东医学院一级教授。

尤佳骏于1926年毕业于齐鲁大学医学院，获医学博士学位，留校任教。1932～1933年在奥地利维也纳大学皮肤病院留学。1934年回国任齐鲁医院皮肤花柳科主任兼济南麻风病疗养院院长。1942年2月任济南市立医院院长。1947年赴美国哥伦比亚大学中心医院留学。次年，他作为国际麻风学会的会员参加第五届国际麻风病会议，并作了“关于麻风分类”的学术报告。他两次留学均勤奋努力，并带回一些珍贵的霉菌菌种和资料，在国内最早开展了皮肤病组织病理诊断工作。

济南解放后，他历任山东省皮肤病防治研究所所长、省医药卫生学会皮肤性病学会主任，山东医学院附属医院皮肤科主任。

尤佳骏毕生致力于皮肤病学研究，早在1930年他就和原齐鲁医院院长、皮肤科主任海贝殖（美籍）作了头颅浅部霉菌的分类与鉴别。他在麻风病的防治研究方面造诣尤深。1950年，他首先提出“现代麻风分类与治疗”，其后在中华皮肤科杂志连续发表了《麻风病讲座》，并应用氨硫脲、替彼松药物疗法、氧气疗法，与省中医院院长韦继贤合作首创苦参疗法治疗麻风病，均获得良好效果。在治疗过程中他还对瘤型麻风的淋巴结和皮肤病变进行了比较研究，发现了第一例罕见的瘤型麻风患者。此外，他还应用麻风菌素联合卡介苗注射预防麻风病。同时撰

* 标题为编者所加。

写了《麻风病学概论》、《新麻风病学简编》、《现代麻风分类与治疗》等专著和教材，结合自己多年研究成果和临床经验对麻风病以及流行病学等进行了全面、系统的阐述。他受卫生部的委托举办多起全国和各省麻风病防治学习班，培养了大批专业骨干力量。他教学严谨，诲人不倦，受教者感知甚深。

1951 年，他在我国首次发现并报道了黄色酿母菌病（着色霉菌病），并探讨了用硫酸铜、碘剂对该病的治疗，首创用浅层 X 线治疗孢子丝菌病，还开展了组织疗法、睡眠疗法、冷藏血等疗法治疗各种皮肤病。

尤佳骏曾任第二届全国政协委员、第一、二届省政协委员、中华医学会皮肤性病学会委员、中华医学会山东分会皮肤科学会主任委员等职，1956 年被评为山东省特等先进工作者。

## 赵常林

赵常林（1905 ~ 1980），男，山东龙口市人。我国第一代著名的骨外科学专家，外科一级教授。1930 年毕业于齐鲁大学医学院，获医学博士学位。1947 年赴美国纽约长老会骨科医院留学。1948 年回国任齐鲁大学医学院教授，齐鲁大学医院院长兼外科主任。解放后历任山东省立第二医院院长，山东医学院教授，外科教研室主任，山东医学院附属医院院长兼外科主任。中华医学会外科学会全国委员会理事，中华外科杂志编辑。1953 年加入中国民主同盟，曾任山东省政协第一、二、三届委员和第一届济南市人大代表。1956 年荣获山东省卫生先进工作者称号。

赵常林对一般外科、妇科、眼科等也有研究，尤其对骨外科医疗技术有很高的造诣，在国内外享有盛名，被誉为“骨科圣手”。1949 年他用“麦氏接骨术”治疗股骨颈骨折，开展了“股骨粗隆下截骨术”，“全距关节及足三关节融合术”，1950 年开展了“膝关节半月板切除术”和“肌腱移植治疗婴儿瘫后遗症”；1952 年开展了“腰椎间盘突出症髓核摘除术”；1955 年开展了“脊柱侧凸畸形楔形切开矫正脊柱融合术”等。多年来他在骨外科医疗技术方面积累了丰富的临床经验。参加主编《急症外科学》、高校教材《外科学》、医士丛书《外科学》、中级医专外科教科书等。他医术精湛，医德高尚，在该院最早招收研究生，培养了一批骨科专业人才，为祖国医学事业作出了贡献。

## 孙鸿泉

孙鸿泉（1910 ~ 1979），男，山东省博兴县人。著名的耳鼻喉科学专家，山东医学院一级教授，耳鼻喉科学教研室主任，山东医学院附院耳鼻喉科主任。第三届全国人大代表，第四、五届全国政协委员，第二届省人大代表，第二届省政协委员。

孙鸿泉 1938 年毕业于齐鲁大学医学院，获医学博士学位。历任华西、中央、齐鲁三大学联合医院耳鼻喉科住院医师、住院总医师。1943 年 8 月任成都空军医院及江苏医学院耳鼻喉科主任、教授，1945 年 10 月任南京市立医院耳鼻喉科主任，1946 年 7 月起历任齐鲁大学医学院耳鼻喉科主任、教授。1948 年留学于美国圣路易城华盛顿大学医学院和费城坦姆波大学医学院。1949 年回国，仍任齐鲁大学医学院教授。1952 年后历任山东医学院耳鼻喉科教授、耳鼻喉科学教研室主任、山东医学院附属医院耳鼻喉科主任；中华医学会耳鼻喉科学会理事，中华医学会山东分会耳鼻喉科学会理事长。1953 年加入中国民主同盟，任民盟山东省委常委。曾两次荣获全国先进工作者和山东省特等先进工作者称号。

他从事耳鼻喉科学的医疗、教学和科研工作，是我国耳鼻喉科事业的奠基人之一，在国内外享有很高的声誉。临床工作几十年，他一贯认真负责，兢兢业业。1942 年他协同郎健寰教授成功实施了“喉全切除术”和“喉癌喉全切除及食管发音”。全喉切除是国内成功的首例，食管发音是国内的开端。1947 年他在国内首次开展了“内耳开窗术治疗耳硬化症”，以后相继开展“颈淋巴大块廓清术”“面神经减压、面神经改道缝合”“鼻咽部与颅内脊索瘤手术治疗”“颈动脉体瘤手术”“鼓室成形术”“先天性外、中耳畸形的外科治疗”等，均收入《耳鼻喉科手术学》。

20 世纪 50 年代初，卫生部委托他在该院举办全国耳鼻喉科进修班，并在山东医学院开设国内首届耳鼻喉科专业本科班，1963 年开始培养研究生，造就了大批专业人才，对耳鼻喉科事业的发展作出了卓越的贡献，被载入《中国科学家词典·现代第一分册》。

## 孙桂毓

孙桂毓（1916 ~ 1980），男，山东省莱州市人。著名的眼科学家，山东医学院教授、眼科学教研室主任，山医附属医院副院长兼眼科主任。

孙桂毓 1943 年毕业于齐鲁大学医学院，获医学博士学位。毕业后历任设在成都的中央、齐鲁、华西三大学联合眼耳鼻喉科医院住院医师、南京国立中央医院眼科主治医师。曾留学英国，在伦敦大学眼科研究院进修，毕业时参加英国皇家医学会考试，取得专业学位，并曾任英国利物浦大学医院眼科助教，布拉克普尔维多利亚医院眼科住院医师。1951 年 7 月，他谢绝了英国师友的挽留，毅然回到刚刚建立的新中国。回国后，历任济南齐鲁大学医学院附属医院眼科主任、山东医学院副教授、教授等职。

孙桂毓几十年来在眼科方面做出了很大成绩，尤其对眼科屈光学的研究有较深的造诣。1952 年他开展角膜移植术获得成功，使许多盲人重见光明，1963 年他主持分离出沙眼衣原体山东株，当时处于全国先进水平。他善于积累资料和总结经验，将一生中的科研成果以大量专著和论文的形式发表，给后人留下了宝贵的财富。他主编的专著有《眼屈光学》《眼的屈光学概论》《实用眼屈光学》等。在国内外杂志上发表的论文主要有《流行性脑膜炎并发迁移性眼内炎之治疗》（中华医学杂志，1947 年），此文曾在英国出版的 *OphthalmicHitesatiue* 杂志上发表《先天性无虹膜症》，以及《滤过性病毒所致眼病概论》《Siogren 氏综合病症》《原发性青光眼减压术后的前房角观察》《先天性虹膜桥状缺损》《前房内斑克罗夫微丝蚴虫病》《2202 例盲目的原因分析》《角膜移植术之初步经验》《外伤性虹膜植入囊肿》《75 例单侧眼球突出症之临床分析》《山东地区沙眼病毒的分离与鉴定》《角膜孢子丝菌病》《进食咀嚼并发异常反射性流泪综合征》等数十篇。此外，他培养了众多专业人才，为该院眼科建设和祖国眼科学的发展作出了重大的贡献，被载入《中国科学家辞典·现代第五分册》。

孙桂毓于 1944 年加入中华医学会，任该会眼科委员，山东省眼科分会副主任委员，兼任山东省沙眼防治研究所所长，曾任第三届省人大代表，第一、二届市政协委员，第二、四届省政协委员，1952 年加入中国民主同盟。1956 年被评为山东省卫生系统先进工作者。

## 高学勤

高学勤（1903 ~ 1978），男，安徽省蚌埠市人。著名的血液病、传染病专家，1931年毕业于济南齐鲁大学医学院，获医学博士学位，毕业后历任南京中央医院、南京市立医院及传染病医院住院医师，1937年到贵阳医学院任讲师、副教授、教授，1943年到重庆中央医学院任内科主任兼湘雅医学院教授。1946年3月去美国费城吉福生医学院和麻省医院学习，1947年回国后任南京大学教授、附属医院院长。1950年来济南齐鲁大学医学院任教授兼齐鲁医院内科主任。1952年任山东医学院教授，内科教研室主任，兼山东省立第二医院内科主任。曾任济南市医学会理事和山东医药卫生学会常务理事，1956年加入九三学社，并任济南市九三学社筹委会副主任、第二、三届省政协委员，省人大特邀代表。1956年被评为省卫生系统先进工作者。

高学勤对内科血液病、传染病、热带病、心血管病作过专门研究，积累了丰富的临床经验，20世纪50年代就在省内医学界享有很高的声誉。发表了大量的医学论文，如《结核性脑膜炎单用链霉素椎管注射》（中华医学杂志，1951年）、《安全的腰椎脊突穿刺》（中华内科杂志，1953年）、《济南的流行性乙型脑炎》（卫生部传染病专刊第十期，1956年）以及《钩虫病》《无脉症》《紫癜病》《抗生素的应用》《剖静脉注射术的商榷》《肠何杰金氏病》《心力衰竭》《细菌性食物中毒》《猝死病的抢救》《抗凝血酸药物的应用》等，著有《内科学》等书，曾任省丝虫病防治研究会副主任委员，为山东省丝虫病防治工作作出了贡献。他于50年代中期曾承担培养心血管内科副博士研究生任务。

## 郑毓桂

郑毓桂（1902 ~ 1982），男，山东济宁人。著名的针灸专家，山东医学院附属医院针灸推拿科主任医师、副教授。

郑毓桂于1935 ~ 1937年先后在济南彝廷儿科推拿讲习所、济南稷门针灸讲习所学习，继而到无锡中国针灸专门学校从师承淡安学习针灸十个月，回济即开诊所行医针灸，1949 ~ 1951 年底又到济南市医务进修学校边学习边行医。1952 ~ 1955 年任济南市泺源区联合医院院长兼主任，1956 ~ 1959 年任济南市立二院针灸科主任，1960 年任省千佛山医院针灸科主任，1964 年冬，千佛山医院并入山东医学院附属医院，他仍任针灸科主任。

郑毓桂热爱本职工作，40 余年从事针灸和小儿推拿工作，有丰富的临床经验和熟练的操作技能手法，在治疗哮喘、视神经萎缩、聋哑病、鹤膝风、婴儿瘫、精神病等顽固和疑难病症方面有较深研究，取得满意效果。他发现了天星穴、应用了风岩穴等有效新穴位，发明了太阳灸法，创制了新灸疗器械，对某些虚寒病疗效显著；他擅长无痛针刺法和管针刺法，深受老人、小儿和惧针者欢迎。

郑毓桂于 1963 年参加济南市举办的中医针灸干部训练班任三期讲课（每期半年，每次 50 人左右），并在临床实践中培养出针灸人才 30 余人，为我国针灸事业的发展作出了贡献，在中医针灸届享有一定声誉。多次为中央首长和外宾治病，疗效显著，受到表扬。

郑毓桂在弟子们的协助下整理并发表了《针灸预防婴儿瘫 2044 例初步总结》《风岩穴的临床使用及对 111 例患者的效果观察》《郑毓桂针刺手法》《太阳灸疗法》等 10 余篇学术论文，并编著《针灸临床治疗学》一书。

他工作认真，服务态度良好，曾多次被评为先进工作者，1956 年出席了全国第一届先进工作者大会，1958 年参加了全国医药卫生技术革命经验交流会，1960 年作为全国先进工作者出席全国文教群英会。曾任山东医药卫生学会常务理事，山东省中医学会理事，济南市中医学会副主任委员，济南市科学院中医中药研究所兼职研究员、济南市医学会理事、济南市中医学会针灸分会委员、山东医刊副总编，第一、二、三届市政协委员，第四届省政协委员。1956 年加入中国共产党。

## 侯宝璋

侯宝璋（1893 ~ 1967），字又我，安徽凤台人，中国病理学先驱者，医学教育家，著名爱国民主人士。1920 年毕业于齐鲁大学医学院并留校工作。曾留学美国、德国、英国。任齐鲁大学医学院病理学系教授、主任，齐鲁大学医学院代院长；香港大学医学院病理系教授、主任、代院长；全国政协四届委员会委员等职。著有《实用病理组织学》《中国解剖学史》《中国糖尿病史》《中国牙医史》等专著及论文五十余篇。

英国专家李约瑟在《中国科学技术史》序言中指出："侯宝璋是本书作者当时在中国巡回研究中国科技史所尊重和倚靠的病理学家、解剖学家和医学史学家。"1979年版、1999年版《辞海》关于"侯宝璋"词条中指出：侯宝璋"30年代发表了我国第一部《病理组织学图谱》，在肝脏病与肿瘤研究方面作出了贡献，提出并证明了华支睾吸虫寄生与肝癌发生的关系。20世纪60年代和英国卡梅伦（Roy Cameron）教授合著《胆汁性肝硬变》。他对考古学及中国医学史也有研究，发表有关论述十余篇。"

1921年，齐鲁大学成立医学编译部，侯宝璋作为青年教师中佼佼者参加医学编译部工作，当年4月，齐大医学院创办《齐鲁医刊》，侯宝璋兼任编辑。该刊是现代医学的渊薮和《中华医学杂志》的前身，影响甚大。1926年，侯宝璋赴美国芝加哥大学留学，继之赴德国柏林大学，在LudwigPick教授指导下进行病理学的深造和研究。1932年《齐大学报》改版更名为《齐大季刊》，侯宝璋兼任编辑委员会委员，为六编委之一。1934年，侯宝璋获罗氏基金资助赴伦敦大学热带病研究所留学并进行研究工作。回国后任齐鲁大学医学院病理学系教授、主任。1931年，侯宝璋任齐鲁医院病理科主任。1934年，编著我国第一部病理学专著《实用病理组织学》，由中华医学会印行。1941年，他发现一例来自山区的黑热病患儿，便两次赴四川西北部地区实地调查、研究黑热病传染媒介白蛉子的分布和利什曼原虫感染流行病学。他的研究成果见诸美、英、日本等病理学杂志。侯宝璋的学术成就使他在国际病理学届享有盛名和声誉。1946年应美国国务院的邀请，赴美国讲学。1947年，应邀赴英国讲学。1948年，侯宝璋接受英国政府教育部聘请出任香港大学二战结束复校后第一任中国籍的病理学教授兼病理学系主任，1958年他被选为伦敦肿瘤学会第七届委员会执行委员。1957年，侯宝璋参加了第一届中华全国病理学会成立大会和中华医学会年会，并作学术报告。1960年前后，应国家卫生部和中华医学会的邀请，侯宝璋赴内地进行病理学学术合作与交流活动。

1960 年，他当选东京第二届国际防癌会议主席团成员。1961 年，香港大学授予他荣誉科学博士学位，他被推荐为英国皇家学会病理学会终身委员，他同时又是美国病理学会会员，香港当局医务部病理学顾问。1961 年，他与英国肝病理学权威 Cameron 教授合著《病理学专论》系列的《胆汁性肝硬变》专著在伦敦出版。1962 年，正值国家暂时困难时期，侯宝璋由英国管辖地区香港回到祖国，归来时为我国订购了一批先进的科研仪器设备，带回了多年收集的珍贵的实验标本及数百份图片资料，他建立起当时国内先进的分子病理学实验室。

1967 年，侯宝璋逝世后，CANCER 癌杂志、英国医学杂志等均在显著位置发表了悼念文章。

## 于复新

于复新（1890~1969），字铭三，1890 年出生在山东省安丘县一家贫苦的农民家庭里。1911 年经人介绍，到齐鲁大学医学院附属医院（当时称共合医院）化验室当练习生，边工作边学习，因在实验技术上有发明创造和多部专著，先后被提升为化验室主任，技士专修科主任，1946 年被齐鲁大学医学院聘为临床细菌学教授。1948 年济南解放前夕，齐鲁医院要南迁福州，于教授毅然留在济南迎接解放。1952 年院系调整后，齐大医学院与山东医学院合并，他不再当医院化验室主任，成为山东医学院实验诊断学科教授。1960 年于教授光荣退休，但他仍然义务担任山医附院化验室的技术指导，直到 1966 年“文革”开始后，才被迫停止工作。在“文革”时期他已患有较严重的冠心病，并遭受“四人帮”爪牙的迫害，不幸于 1969 年 1 月 21 日病逝，终年 79 岁。

1921 年，于复新发明诊断梅毒新方法“环状沉淀实验”，他本人称其为“梅毒血清环状沉淀实验法”，国内同仁则称之为“于氏实验”。1929 年，于复新被委任为化验室主任兼实验诊断学主任，在国内首先主编《实验诊断学》，是中国人编著的第一部检验学专著。1937 年，于复新又改版了他编著的《实验诊断学》行销国内。1946 年，于复新被齐大医学院破格聘为临床细菌学教授。1947 年，于复新在国内首先开展梅毒螺旋体黑地映光检查法，提高了对梅毒病的诊断水平。

1949 年 7 月，他应邀参加了中华全国第一次科学会议，并担任筹备委员。1950 年受聘为济南市第二届人民代表会议特邀代表，华东区皮肤花柳病防治委员会委员、山东省科普协会筹委会委员、济南麻风病院董事长等职务。于复新先后受国家卫生部、华东卫生部、青岛海军医院、西安医学院附院等许多单位的邀请，去实地指导工作或帮助建立检验科。

于教授在解放后（1951 ~ 1958 年）短短的九年中，编著了三本临床检验专著，其中两本是全国临床检验专业教材，共计 120 多万字。此外，他还先后在《齐鲁医刊》《华东卫生》《内科学报》《中华皮肤科杂志》《临床检验杂志》《中华内科杂志》发表论文多篇，大大充实了临床实验诊断学的内容，推动了该学科的发展，于复新教授堪称新中国临床检验教育事业的奠基人。

（原载 2010 年 10 月 27 日《山东大学报》D 版）

# 百年名院的变与不变

## ——山东大学齐鲁医院 120 年院庆系列报道·综述篇

严连生 吕军 黄露玲

120 年，风风雨雨，世事沧桑。

一个多世纪的风雨洗礼，已经超越了绝大多数人的寿命极限，许多品牌、组织甚至国家等社会产物也难以避免如此漫长时光的侵蚀，在历史的风尘中化为齑粉。在齐鲁大地，一家以“齐鲁”为名的著名医院，历经 120 年岁月流逝，不仅依旧屹立不倒，百年长青，执着地为一方百姓解除病痛，福泽桑梓，而且在历史的风雨中愈老弥坚，不断焕发青春，在医学事业上继续领跑山东乃至全国，在全国综合性大医院行列中占据一席之地。

从最初教会开办的华美医院到如今的山东大学齐鲁医院；从最初偏安于一所平房，只设门诊没有病房的简陋就医环境，到如今占地 120 亩、拥有 60 个科室、2000 多张床位的大型综合性医院；从最初每年招收 5 名医学生的华美医院医校，到如今拥有近千名在校研究生、年实习教学 7326 学时的省内重要临床教学中心；从最初由外国人担任医生，到如今培育出一支由 1 名院士、5 名泰山学者、101 名博士生导师等为首的高级学术团队——齐鲁医院翻天覆地的变化，让这家百年名院永远跟着时代前进，永远立于时代的潮头。

120 年的光阴如大浪淘沙，让诸多事物化为古物，但在齐鲁医院身上，大爱无疆、医者仁心、悬壶济世的核心精神却永存于世，让这家百年名院在风雨中岿然不动，傲立于世间。无论是解放前麻风病肆虐，还是 2003 年的非典来袭，齐鲁医院人大医精诚、治病救人的精神没有变；无论是在山河破碎的战争年代，还是改革开放之后的和平时期，齐鲁医院省内领先、全国一流的地位没有变；无论是在教会医院时期，还是在人民医院时期，齐鲁医院热心公益、担当社会责任的追求也一直未变。

## 沿革之变 见证历史

1890 年的一天，美国北美长老会传教医师尼尔·聂会东夫妇来到济南，建立起华美医院。当时的华美医院，成为济南首家西医诊所和分科最全的医院，并开始了医护分工。

1908 年，华美医院与省内三家教会医院联合，在现南新街 85 号院开设了共合医院。

1917 年，合并了多家院校的齐鲁大学成立，共合医院改成齐鲁大学医科附设教学医院，始称齐鲁医院。

1953 年，山东省卫生厅发文：齐鲁医院改名为“山东省立第二医院”。

之后，医院先后称为“山东医学院附属医院”、“山东医科大学附属医院”。2000 年 10 月，新的山东大学成立，医院正式更名为山东大学齐鲁医院。

院名的变迁，折射的是岁月的踪迹，更显现了医院从近代走到今天的沧桑历程。

## 体量之变 改天换地

“齐鲁医院是一所具有 120 年悠久历史的老院，近 60 年人民医院阶段的发展，远远超过了原教会医院阶段的 62 年。特别是改革开放 30 多年来，我院发生了巨大的变化。”山东大学齐鲁医院院长魏奉才回忆说。上世纪 80 年代初，时任卫生部副部长顾英奇来院视察，曾用三个“不堪”来描述当时的齐鲁医院——“医院老，破旧不堪；地方小，拥挤不堪；布局不合理，混乱不堪”，是他“所见到的部属院校附属医院中最差的一个”。

而如今，这里已经成为建筑新颖、宽敞明亮、布局合理、管理有序、四季花香的花园式现代化医院了。在医院规模上，医院占地面积由 1980 年的 55 亩增至如今的 120 亩；医用建筑面积由 1980 年的 29684 平方米，增至现在的 217932 平方米。病房床位从 30 年前的 600 张增至 2000 余张，而且全部换成了性能更好的进口病床。新建的病房大楼、肿瘤防治研究中心、实验中心、门诊保健综合楼等新型建筑及设施，已接近或达到国际水平。仅仅在新世纪的 10 年间，医院门诊工作量就从101.6万人次增长到去年的197.9万人次，增长了近1倍；出院人次从27650增长到57160，增长了一倍；手术量也从14525台次增长到去年的30387台次，翻了一番。短短10年，众多重要数据就实现了翻番，120岁的齐鲁医院愈发年轻、活力十足。

医院原址所在也随着历史的变迁，发生了很大的变化。齐鲁医院最先设立在东关教会，此后迁入南新街85号院，随着医院业务量的不断增长，又扩建了广智院街41号院，并在东双龙街90号院兴建大楼。近年来，伴随"开放式办院"的推行，医院以山大齐鲁医疗投资有限公司为平台，采用股份制、委托管理、技术输出等方式，大力开展集团化经营，目前已与多家医疗单位开展集团化经营合作，建立了覆盖全省、辐射全国的技术合作和支持网络。随着医疗机构改革的深入，齐鲁医院的院址也越来越多，服务人民健康的手段也越来越丰富。

## 器物之变　与时俱进

直至1914年，齐鲁医院前身共合医院才建立了省内第一家X光室，配备了全省唯一的暴露式X线管。在教会医院时期，齐鲁医院人虽然努力改善医疗救治条件，但无奈受制于旧中国当时社会经济条件的限制，先进医疗设备的更新比较缓慢。直至新中国成立后的人民医院时期，特别是改革开放30多年来，在党和政府对卫生事业的关怀之下，齐鲁医院在医疗设备的配置上逐渐赶上了全国乃至世界前沿，不断更新，与时俱进。

工欲善其事，必先利其器。为满足人民群众日益增长的医疗卫生服务需要，医院陆续引进了一大批现代化仪器设备，为提高医、教、研质量创造了优越条件，也为患者享受优质服务提供了基本保障。近年来，医院先后投入使用了PET-CT、双源CT、256层CT、双梯度3T磁共振、大孔径3T磁共振、1.5T磁共振、平板血管造影机、胶囊式内镜、共聚焦激光显微镜、具有CBCT和IMRT功能的电子直线加速器各1台等。最近10年来，齐鲁医院新启用的高水平仪器设备达23920台(件)，价值6.55亿元，设备水平堪称国内一流。目前，医院的资产总额达到了25.5亿元，净资产总额为15.25亿元，10年间增长了25倍以上。

## 人才之变 名医辈出

医院是重要的临床教学中心，作为山东大学的附属医院，更承担着学校医学生、留学生的授课和临床带教任务。而齐鲁医院建立伊始，都是由外国传教医生坐堂，各科室主任都是外籍人士，中国人很难担任重要岗位。经新中国成立以来半个多世纪的发展，齐鲁医院涌现出众多名医专家，时至今日已经形成了一支业务水平出色的医师队伍。

百余年来，齐鲁医院名家辈出，侯宝璋、尤家骏、赵常林、孙鸿泉、高学勤、于复新、孙桂毓、郑毓桂、张光溥、高仲书、朱汉英、张振湘、江森、王天铎、杨仁中、张茂宏、张运……一位位享誉海内外的名家，如群星璀璨，照亮了齐鲁医界的“银河”，更成为诸多患者的守护天使，帮助他们逃离病痛的折磨。

在医师队伍中，具有硕士、博士学位者占60%以上，在现有科室主任中，具有硕士、博士学位者占46%，且各主要科室主任几乎全是出国留学回国人员。在护理队伍中，大专、本科学历者也已占到43%以上。在2930位医院员工中，拥有中国工程院士1人，高级专业技术人员700余人，博士生导师101人，硕士生导师231人，国家和省部级突出贡献专家16人，享受国务院特殊津贴专家76人，山东省卫生系统杰出学科带头人14人。人才队伍的整体层次和素质在省内居于领先地位。

目前，心内科、妇产科为国家级重点学科，耳鼻咽喉科、消化内科、血液病科等优势学科具有国内先进水平，整体学科发展在山东省内居于领先地位。目前，齐鲁医院在研国家自然科学基金课题68项。近五年共主持国家“863”科研项目2项，“973”主要基础研究分项目1项，科技部重点国际合作项目1项，卫生部重点临床项目3项，其他省部级和厅局级科研项目506项。齐鲁医院连续二年获得2项国家科学进步二等奖，省部级奖励126项。仅2006年，医院就获得国家纵向科研经费4806万元。2009年度发表SCI收录论文195篇，在全国医疗机构中排名第6位。

## 医德不变 救死扶伤

唐代名医孙思邈言：“凡大医治病……若有疾厄来求救者，不得问其贵贱贫富，长幼妍媸，怨亲善友，华夷愚智，普同一等，皆如至亲之想。亦不得瞻前顾后，自虑吉凶，护惜身命。见彼苦恼，若己有之，深心凄怆。勿避险恶、昼夜寒暑、饥渴疲劳，一心赴救……可为苍生大医。”

无论是什么年代，齐鲁医院的医生护士总是把这种救死扶伤的天职牢记在心，无论是抢救战争伤员、救治非典病人，还是到地震灾区救援，齐鲁医院人总是把病人的生命健康放在第一位。这种以人为本的精神，贯穿了齐鲁医院的百年发展史，使其能够始终为人民大众所信赖。

“医道从德，术业求精”是山东大学齐鲁医院的院训，“医道、医德、医术、医风”是构成医院文化的四大基本要素，而要以什么具体理念来指导医院的各项工作，齐鲁医院秉持的是“以人为本”的价值观。在构建医院文化的过程中，齐鲁医院始终将“以病人为中心”的服务理念贯穿始终，以为病人服务作为考察医道、医德、医术、医风的基本要求。作为医院，齐鲁医院不是“重医疗轻服务”，而是“以病人为中心”，摈弃“见病不见人”的落后服务观念，在处理医患关系时主动将自己摆在一个“服务者”的位置。“以人为本”的医疗理念，不仅成为了齐鲁医院提高医疗服务质量和水平的出发点和落脚点，而且还是市场经济下对医院的本质要求。

近些年来，齐鲁医院在医疗的全过程中，始终坚持尊重病人、关爱病人、方便病人、服务病人。在齐鲁医院，所谓好医生，不仅医术要高超，而且要善待病人、关心病人、爱护病人；所谓好医风，不仅要杜绝收受红包等各种百姓深恶痛绝的不正之风，而且还要形成一种关爱患者、一切为患者着想的良好风气。

“名师摇篮，民生福地”是齐鲁医院的核心价值，齐鲁医院找准了定位，锐意进取、不断创新，时刻以一种前瞻性的眼光不断地对医院的服务意识、内部管理机制进行大刀阔斧的改革，让医院的发展紧紧围绕于大众的健康发展事业，紧紧贴近于人民群众的需求，给百姓带来了越来越多的福音。

## 责任不变　热心公益

“齐鲁医院建立了强调社会效益，注重社会责任的长效机制。医院管理的视角不再局限于医疗机构内部，已从单纯考虑医院自身的发展转变为更加关注人民群众的整体利益。在医院服务功能上，从单纯的医疗救治，转变为重视预防保健，重视医院感染管理，重视支援农村和基层，重视扶贫、支农、救灾，医院越来越注重履行其社会责任。”院长魏奉才这样解释齐鲁医院的医疗服务理念。

从初创至今，齐鲁医院身上的公益色彩始终没有改变，医院的医生护士在国家需要的时候，总会挺身而出，担当为国为民的责任。2003 年的暮春，非典袭来。4 月 9 日，齐鲁医院成立非典防治工作领导小组、专家指导组和防治机动队，随后山东大学非典型性肺炎防治工作领导小组成立。4 月 29 日下午，齐鲁医院医护小组启程赴京支援中央党校非典防控工作，出色的表现受到了教育部和中共山东省委的表彰。齐鲁医院人在非典来袭时，坚守在最危险的工作岗位上，没有被穷凶极恶的病魔吓退，体现出了对社会责任的担当，被评为“全省防治非典型性肺炎工作先进集体”荣誉称号，一人记一等功，多人获二、三等功。

2008 年 5 月 12 日，汶川特大地震发生后，齐鲁医院积极配合省卫生系统，按照省委、省政府和卫生部的统一部署，先后组建了三批医疗救援队共 13 人，奔赴四川抗震救灾一线。都江堰、绵阳、平武、眉山、青川等地，留下了齐鲁医院人奋力施救的身影。13 名医疗队员团结协作，救死扶伤，为抢救受灾群众的生命作出了重大贡献，得到了震区人民的衷心感谢，得到了上级领导和当地政府的充分肯定，对新时期山东白衣战士的精神风貌作出了新的诠释。

## 地位不变　医界巨擘

齐鲁医院的“齐鲁”二字，体现出一种领先齐鲁的气势。齐鲁医院从成立至今，一直保持着这种领先地位，而且正不断向全国领先、世界领先的巅峰攀登。在历史上，齐鲁医院曾经创造过多项第一，在很多领域一直处于山东第一。

翻开院史，齐鲁医院人的许多个“第一”载入史册。1929 年，于复新主编的《实验诊断学》成为中国人编著的第一步检验学专著；1934 年，侯宝璋编著我国第一部病理学专著《实用病理组织学》；1947 年，孙鸿泉完成了国内首例内耳开窗术治疗耳硬化症；1952 年，尤家骏在国内首次制订了麻风病确认标准 1958 年，青年医师杨仁中创制了中国人工喉，建立了我国第一个语言康复基地；1991年，小儿内科沈柏均教授成功完成世界首例异基因无关供体脐带造血干细胞移植；1998年，卫生部批准齐鲁医院为临床药理基地，13个专业同时获准为基地专业，其数量居全国各医院之首；2001年，周瑞海教授发现人心、脑特异表达新基因……

近年来，齐鲁医院在脏器移植、微创手术、介入治疗、分子生物学和基因诊疗技术等代表世界诊疗技术发展方向的领域不断取得突破，在国内外产生了较大影响。近年来推行的具有国内外先进水平的新技术有：经脐单孔法腹腔镜胆囊切除术、人工血管植入术、无气腹悬吊腹腔镜应用，应用共聚焦显微内镜进行胃癌及癌前病变筛检，计算机导航种植牙技术，同期心脏冠状动脉搭桥术＋颈动脉狭窄内膜剥脱术、IVC长段闭塞开通＋成形术，男子性功能障碍神经检测技术，神经内镜辅助前循环动脉瘤夹闭术……

目前，齐鲁医院为国家卫生部直管医院，是一所集医疗、教学、科研、预防、保健等功能为一体的大型综合性三级甲等医院，在省内乃至国内居领先地位。

120年，时光荏苒，齐鲁医院的变化翻天覆地。一幢幢崭新大楼、一台台高新设备、一代代妙手名医、一颗颗公益仁心……绚烂夺目的成就背后，是百余年持之以恒的道义坚守和业务探索，与时俱进发展的背后则是齐鲁医院精神的永世传承。120年时光如白驹过隙，齐鲁医院从历史的烟雨中一路走来。随着齐鲁医院人医德与医术的不断传承与发扬光大，齐鲁医院定会与泰山一样永踞齐鲁之巅，与黄河一样泽被齐鲁百姓！

（原载2010年11月4日《大众日报》第16版）

# 群星璀璨　光耀杏林

## ——山东大学齐鲁医院120年院庆系列报道·人才篇

严连生　吕军

翻开齐鲁医院的院史，就像展开了一部厚重温情的史诗，抖开了一条群星璀璨的银河。120年间，那些光耀杏林的名字，来自五湖四海，穿越战火硝烟，怀揣着救死扶伤的共同信念走到了一起。他们代代传承，用青春和热血共同写就了齐鲁医院丰厚的历史底蕴，严谨的科学学风，博大的人文精神。

### 名医辈出　彪炳史册

自1890年的华美医院至今，齐鲁医院涌现出了一大批在国内外享有盛誉的专家教授，如尤家骏、赵常林、孙鸿泉、高学勤、于复新、孙桂毓、朱汉英、张振湘、江森、王天铎、侯宝璋、杨仁中、张茂宏、张运等，可谓名医辈出。让我们再来回顾一下他们的风采吧！

1917年，在齐大医院，一位27岁的化验人员从患者身上培养出了鼠疫杆菌，及时报告进而阻止了一场瘟疫在济南的流行；1921年，他发明的新的梅毒血清试验法被同行称为“于氏试验”名扬医界，1929年，他主编的《实验诊断学》成为中国人编著的第一部检验学专著。

他的名字叫于复新，中国临床检验专业的奠基人。这位只有中学文凭的贫家子弟，在外国人主办的名牌大学里被评为正教授，终成我国医学检验界耆宿，创下了我国医学界的传奇。

1937年，“七七事变”爆发，一位国民政府教育部特聘教授随齐鲁大学迁校蓉城，他就是中国病理学先驱侯宝璋。1934年，他编著了我国第一部病理学专著《实用病理组织学》，在外国专家主编的癌百科全书中专著肝癌病理学一章。1948年，他受英国教育部之聘去香港大学任教，后成为英国皇家学会病理学会终身委员，但1962年三年困难时期，他受周恩来总理之聘，在祖国最需要他的时候重返故土。

这样的名医大师在齐鲁医院历史上还有很多，以至当年医学界有“南有湘雅，北有齐鲁”的美誉。

尤家骏，我国麻风病防治专业的开创者和奠基人，著名的皮肤病专家、医学教育家、国际知名的麻风病专家。在那个麻风病流行、人人避之唯恐不及的年代，他常穿普通隔离衣出入于病人中间，用仁心、医术逐步打消人们对“天刑”的恐惧，直到让这个恶魔从神州大地消失。他1950年发表的《现代麻风分类及治疗》成为国内外麻风病专业的经典论著。

“骨科圣手”赵常林是新中国成立后齐鲁医院第一任院长，我国第一代著名的骨外科学专家。他的手术轻快准确，病人甚至不用输血、输液。他从小受害于婴儿瘫后遗症，却首创用肌腱移位术治疗婴儿瘫后遗症，为更多的人解除了病痛。他还在国内率先开展了用麦氏截骨术治疗股骨颈骨折、股骨粗隆下截骨术、膝关节半月板切除术、腰椎间盘突出症开窗法髓核摘除术等一系列手术，为我国及山东省骨外科学的医疗技术发展作出了开创性贡献。

孙鸿泉，我国耳鼻喉事业的开创者和奠基人，我省第一位医学一级教授。1942年，他与人合作，成功实施了我国第一例“全喉切除术”，并训练无喉病人用食管发音，开国内食管发音的先河；1947年他在国内首创“内耳开窗术”治疗耳硬化症，后以此治疗先天性耳畸形获得成功；面对苏联专家束手无策的病人，他执刀从病人鼻部取出了巨大肿瘤。1979年全国政协会议期间，他突发脑溢血，邓小平亲自指示要求全力抢救。

孙桂毓，全国著名眼科专家、齐鲁医院眼科创始人，负笈英伦后效力家乡，1952年开展角膜移植术获得成功，使许多盲人重见光明，1963年他主持分离出沙眼衣原体山东株，仅次于北京，处于全国先进水平。

高学勤，蒋介石曾点名请他看病的国内著名血液病、传染病医学专家，抗日战争期间，他三度深入日军细菌战疫区参加霍乱菌诊治，活人数千；他连续5年深入贵州麻风病疫区普查防治；他发明了“老醋泡铁钉”，用一剂便宜的验方救活了四川血吸虫病区无数贫苦民众的生命……

## 大医传承 乱世难摧

让我们回望一个故事，来重温医者给我们带来的心灵震撼。1958年秋，山东济南。

“毛主席万岁！”山东医学院附属医院耳鼻喉科普普通通的一间病房里，一位病人欢喜地泪流满面，手舞足蹈，“我能说话了，我能说话了！”

这位病人因患喉癌喉头已被完全切除，成为一名“半路哑巴”。这一天，佩戴着一个小小的仪器，他居然能再次说话了！几位已经切除喉头的病人流泪了；几位患喉癌等待手术切除的病人流泪了；几位因伤喉全破坏变成半路哑巴的病人流泪了！他们拍着巴掌，捶打胸膛，脚跺地板表达心声。25岁的年轻医生杨仁中在旁也泪流满面。

这个小小的仪器，就是杨仁中带队研制的“中国人工喉”！哑巴可以说话了！新华通讯社向世界发布消息，《人民日报》也在显要位置发布消息。中国震惊了，世界震惊了！因为贡献突出，杨仁中先后得到毛主席的7次接见，3次登上天安门城楼观礼。

但这还只是故事的开始。多为人所不知的是，在十年“文革”期间，杨仁中被扣上了“资产阶级学术权威”的帽子批斗游街，他的科研设备、凝聚了10年心血的器械、样机被砸得稀巴烂，扔进了垃圾堆！他捡回废铜烂铁重头再来。微薄的工资不够科研所需，老母亲养鸡卖蛋供他，妻子儿女没白没黑地糊火柴盒供他，大女儿为挣钱做小工，有病未及时治疗，失去了年轻的生命……

亦余心之所善兮，虽九死其犹未悔！无论是战争年代，还是动乱浩劫，齐鲁医院人都抱着济世救民的信念在拼搏，在坚守。读齐鲁医院的名医传记，我们读到，于复新从日本人占领的医院中借喂养实验动物之机冒险抢回医学仪器；19岁的张茂宏（后来成为国内著名血液病专家）穿越国民党两道封锁线走出济南城，只为追随南下的学校求索真知；文革中被迫害的孙鸿泉对“整”他的人也照样施治，一代医学宗师赵常林、张振湘教授被作为资产阶级学术权威批斗，而年轻医生陈雨历却拜他们为师，传承了齐鲁传统的手术技巧……

如果说战乱年代的坚守让人动容，在和平年代，更让人感动的是医生们仁慈的胸怀，对普通病人亲人一样的关爱。

1949年，59岁的检验专家于复新，将自己的300毫升鲜血毫不犹豫地赠给一名继续输血而经济困难的患者。1969年临终前，他要求捐献器官用于科学研究。

济阳县一位农妇难产，国内妇产科泰斗级人物江森雪夜出诊；临沂一位习惯性流产的农妇来信求医，他趁出差寻到病人家里治疗；他为刚做完手术的病人送去牛奶蛋糕，为刚生下孩子的产妇拿来红糖鸡蛋。

普外科教授李占元，他做过手术的每一个病人出院后，他都写信询问病人的康复情况。为了便于病人回信，每一封信里都装有回邮信封，写好了地址、贴好了邮票。这种追踪一般持续两年，到确认病人完全康复为止……

就这样，齐鲁医院的精湛医术、仁爱医风，在非常时期，在和平年代，一代一代，薪火相传。

## 严进严出　甘心育才

齐鲁医院的人才鼎盛，很大程度上取决于其严谨的人才培养机制。

老齐鲁大学的“严进严出”是海内外闻名的。老一代医学专家都对此有刻骨铭心的感受。那时的齐大医学院，每个班不过25个学生，5年研习，真正拿到毕业证书的不过半数。当时齐大医学院很有名气，最后毕业可以颁发加拿大的医学博士学位。至今在东南亚一些国家，只要持有齐鲁大学的毕业证，就可挂牌行医。

山东医学院时代也是如此。齐鲁医院泌尿外科教授郑宝钟回忆1959年入学后的情景：“我们上学这几年，几乎从来不出来玩，平时教室的灯都会亮到很晚，书也特别厚。每天这么学，那么学，老师一讲还是觉得不会。永远觉得自己学得不够。”

普外科教授王占民至今记得，1961年自己刚毕业当医生，张振湘教授在新大夫欢迎会上说：“你们住院大夫只有两个地方可以去，病房里管理病人是游泳，图书馆看书、查资料是晒太阳。我要求你们除了游泳就去晒太阳。”

至今，这种严厉劲儿还在齐鲁医院保持着。耳鼻喉科栾信庸教授，每年分给他的研究生，他认为不合格的坚决拒收；该科陈瑛教授，学生称她“永远都用国际标准要求我们。”

这样培养出来的人才，在工作中除了技艺高超，还一丝不苟，对病人高度负责。普外科教授王占民，有一次为确定一个病人是否是肠梗阻，在病床边听了近一个小时的肠鸣音；神经外科专家何守俭为及时掌握一个颅咽管瘤手术病人术后病情，在病房里支了张小床一住十几天；知名心内专家高德恩为了抢救病人，不惜和看法有分歧的同事拍桌子：“如果这位患者有冠心病，我高德恩割下头来！”

“熟读王叔和，不如阅历多”，齐鲁医院最早的病史和查体手册封面上就写着十个大字。其人才培养机制中，重视实践的特点非常明显。“病人是医生的老师”，是常挂在他们嘴边的一句话。培养的特色为“重质而不重量、重实践不尚空谈、结合临床著书立说。”

重视制度建设，对青年医师进行临床规范化培训，也是齐鲁医院育才的法宝。《院志》记载，1998 年，医院成立青年医师规范化培训办公室，制定了轮转期间奖金发放办法、考试考核办法等。青年医师进院后，直接由培训办公室按计划派往相关专业轮训，分阶段组织考试考核，自成一套规范的管理体系。

齐鲁医院培养人才，还有一个优良的传统：老师甘为人梯，学生孜孜以求。我国第一代临床神经病学工作者，神经内科三个创始人之一朱汉英“两点起床备课”的故事就是这样的典型：

退休以后，朱汉英每周查房一次，这也是年轻医生特别期待的日子：因为教授每次查房都要讲一个题目。朱汉英的女儿朱晓熹说，“周四查房，他周一就开始准备了。这时候家里气氛最紧张了，我们连大气都不敢出。”到星期三晚上，朱汉英总是早早睡觉，周四凌晨两点就起床了，扭开灯，戴上眼镜，摊开书本，开始备课、背书。到医院一讲就是一上午……

全国著名普外科专家李兆亭教授说：“书要教透，病要看好，心要放宽。”“培养医生是一件非常辛苦的事，为人师者，不仅要有渊博的知识、精到的讲解，更重要的是要具备不求名、不求利、甘于奉献、甘为人梯的伯乐精神。”正是有了这种自觉，齐鲁医院的医术医德才得以顺畅传承，人才得以快速成长。

## 汲外存中 继往开来

齐鲁医院起源于教会医院，素有国际交流的传统和国际化视野。这对高水平人才的培养和博大院风的培育是至为重要的。

早期教会医院阶段，医院的主要负责人和科室负责人基本都是外国班底，如创始人聂会东、外科教授巴慕德、英籍药理学专家裴伟廉、组织胚胎学教授施尔德、外科教授惠义路、美籍临床病理学教授柯德仁等。他们在管理医院和大学的同时，也带来了国际化的新知识、新技术、新理念。

当时，很多专家都有海外留学的经历。如侯宝璋，就曾留学于美国芝加哥大学、德国柏林大学、伦敦热带病研究所，曾赴美、英等国讲学，与外国权威专家合作著书立说，被评价为“学贯中西，一代宗工”。尤家骏、赵常林、孙鸿泉、孙桂毓、傅曾矩等著名专家也都是留学回国的一流人才。

当时齐大医学院特别吸引青年学子的一点是，在这里读书能颁发加拿大博士学位。直到山东医学院时期，“学校有相当一部分老教授都是国外留学生，他们知识渊博，学术造诣很高，在全国颇有影响，很多教材都是他们编写的。”1958年入学的齐鲁医院内科教授张尚忠回忆说。

在这样的氛围下，齐鲁医院的医生特别重视外语学习。很多人能熟练掌握数门外语，甚至有的中医专家亦如此。如中医科教授李莱田和肖珙能为一个不会说英语的加拿大留学生赶写英文中医教材，轮流用英语授课；李莱田的论文《从比较生理学论“肺主皮毛”》在英文国际中医杂志《美洲中医杂志》上发表后，20多个国家的专家学者向他索要原文。

齐鲁医院向来重视高水平人才的引进。翻阅院志，这样的记录比比皆是：“1927年，聘任留美回国的牙科专家王德超，设立牙科门诊”，“1937年5月，毕范和代理院长回国，特聘赴英专攻传染病学、曾任南京传染病院院长、红十字会医院院长的陈崇寿教授任齐鲁医院院长”，“1937年8月，从澳大利亚请来英国药理学家普瑞格担任齐鲁医院院长。”

120年星河流转，齐鲁雄藩泱泱大风。受齐鲁医院深厚文化底蕴滋养的新一代齐鲁医院人，风采不输当年。张运院士是今人中的杰出典型。1973年，这个本钟情于工科院校的鲁西青年被山东医学院的招生老师一厢情愿地领进医学院大门以后，突然发现了“心电图”这个兴趣点，从此一发不可收拾，32岁就拿到了挪威博士学位，成为获得挪威医学博士学位的第一个中国人。

在他的身上，微缩着齐鲁医院120年优良传统的元素。他流利的英语归功于当年刚从“牛棚”里放出来的英语教授胡玫，一个冒险地偷偷教，一个偷偷学；他勤奋要强、不服输，面对轻视中国医生的挪威专家“只许看，不许动”的禁令，他等晚上护士下班后才操作；为和当地病人交流，他报班自学挪威语。他的博士选题是一个世界性的医学难题，令外国导师大为震惊，他为此一天干十几个小时，研究结果在欧洲最权威的《英国心脏杂志》全文发表，震动了挪威甚至国际心脏病界。

他用2年完成了5年的博士研究工作，登上了挪威、荷兰、比利时等国有关国际学术讲坛，也受到了导师的盛情挽留和欧美国家的高薪聘请，但他还是毅然地踏上了归国的旅途。在他踏上飞机的一刻，我们看到了孙鸿泉1949年从美国登上开往青岛的客轮的身影，看到了新中国成立前夕张学衡穿着笔挺的毛料西装从上海登上齐鲁大地的身影，看到了高学勤放弃旧时南京大学200元大洋的月薪回到母校的身影……120年间，正是一代代齐鲁医学人的青春和热血，汇成了脍炙齐鲁、光耀杏林的璀璨星河。

（原载2010年11月11日《大众日报》第16版）

# 以人为本管医院

## ——山东大学齐鲁医院 120 年院庆系列报道·管理篇

严连生 吕军

“我们用岁月的辉煌写下华美的诗篇，我们用纯洁的心灵塑造齐鲁风范。”《齐鲁医院院歌》是这样唱的，齐鲁医院人在现实中也是这样践行的。

作为齐鲁大地上集医疗、教学、科研和预防、保健为一体的重要的医疗中心之一，齐鲁医院已经走过沧桑百年，难能可贵的是，如今依然保持着旺盛的活力，事业发展势头强劲。在齐鲁医院2009年度工作总结会议上，院长魏奉才骄傲地宣布：“2009 年度医院各项主要医疗业务指标实现新的突破。”

诚如管理学中的“飞轮效应”所讲：成功离不开坚持不懈的努力，这份光鲜业绩单的背后是其独特而有效的管理方式。

### 理念先行

管理的核心在于理念，而一向注重自身文化建设的齐鲁医院早在几年前便提出了一整套的发展理念：“制度规范、自尊自律”的管理理念，“博施济众，仁爱至诚”的运营理念，“提高大众生命质量，构筑患者健康家园”的服务理念，“居高者自远，业大人更强”的竞争理念。这些不同理念的共通之处在于以人为本的服务态度，而这也是医院管理理念的核心。

随着现代科技的发展，医学方面的研究也逐日深入，但同时人们也仿佛进入了一个“药越吃越多，病越治越多”的怪圈。面对如此困惑，人们逐渐认识到：医学应当是人的医学，而不是疾病的医学。于是，从研究人的“病”转向研究病的“人”成为医学发展的新趋势。

齐鲁医院“以人为本”的核心理念，不仅符合高水平的道德标准，而且还是“世界医学第三次革命”大背景下的与时俱进。

医学研究的趋势是开始向以人为中心转变，而医疗却始终是一个关系民生的社会问题，“看病难、看病贵”也一直是社会所关注的焦点，对于一家不断发展的百年老院来说，与时俱进本来就是多年来保持的传统；而作为大型的国有医院，为人民服务更是齐鲁医院坚持的宗旨，因此群众满意的重要性便不言而喻。

在2009年齐鲁医院的工作会议上，医院相关负责人就曾引用数据来提醒大家对医患关系的重视：“全省医疗机构每年提供医疗服务的人次达1.5亿，我们齐鲁医院年门诊量也达到150万余人次，如果有99%的患者对医疗服务满意，只有1%的患者不满意，那么全省有150万人次，齐鲁医院也有1.5万人次，再加上患者家属及其辐射人群，这是一个巨大的数目，势必影响医院的形象，影响医院的声誉，乃至影响医院的发展。”在如此背景下，齐鲁医院在改革过程中，首先便将观念从“重医疗轻服务”转变为“以病人为中心”，彻底改变了“见病不见人”的落后服务观念，在处理医患关系时主动将自己摆在一个“服务者”的位置。

## 制度保障

制度是理念实施的有效保障。齐鲁医院也把“以人为本”的管理理念渗透到了制度建设当中。“看病难、特检难、住院难、找好医生难”，是多年来困扰着患者和医院的突出问题，并且对医患关系产生了负面影响。而解决这一突出难题，就是对病人负责，减轻病人痛苦，为病人服务的一条重要途径。齐鲁医院从这一难点出发，制定了《医院改革管理办法及实施意见》和《岗位责任制管理办法》，以“定额管理，超额提成”为基本模式，明确各科室及医务人员个人的工作数量、质量、效益直接同科室和个人经济利益挂钩。齐鲁医院还在全省率先开设“专家（教授）门诊”，实行“急危重症加床制”，病房实行责任制护理，极大地调动了医护人员的积极性，医疗质量、服务态度、教科研工作都得到了快速的提高和发展。

质量是产品的生命，对于以“医道从德，术业求精”为院训的齐鲁医院来说，保证高质量的服务是提高群众满意度的关键，也是实现医院“名师摇篮、民生福地”核心价值的必由之路。

与病人联系最紧密的医疗活动通常也是医院管理制度中要求最细致的部分，而值班与交接班制度、病历质量管理制度，都是与病人利益、医疗质量紧密相关的核心医疗制度之一。齐鲁医院从2005年起，结合医院实际，细化了纲领性的《加强医疗质量管理的规定》及首诊负责制、三级医师负责制、病房质量评定制度、院内外会诊制度、疑难危重病例讨论制度等13个核心医疗制度。以此为支柱，医院对既有制度进行了全面修订增补，形成了一套厚厚的《医院管理制度》，分医疗、护理、门诊、行政、药品使用等五大分册，搭建起了比较完整的医疗质量管理体系。

从院长到职工，齐鲁医院把《医院管理评价指南》《医院管理年活动检查表》中的指标层层落实到人，并成立了专家检查组，对40多个临床科室进行每周抽查和大规模全面检查，检查结果以《医疗质量简报》的形式向全院通报；各科室建立以科主任领衔、分工明确的医疗质量控制小组，形成一个上下呼应的严密质控网络。

多管齐下，成绩斐然。

“一开始，我们集中查某科出院病历首页，对存在的问题进行了严格处罚，责任到人、到科室。责任明确了，行为就规范了，再也没出现类似情况。”医务处负责人这样介绍道。工夫不负有心人，长期在管理制度上花大力气的齐鲁医院取得了可喜的成绩，2008年8月在北京召开的“深化医院管理年活动暨全国医政工作会议”上，医院院长魏奉才便捧回了“2005 ~ 2007年度全国医院管理年活动先进单位”的大奖，一时之间，齐鲁医院的先进管理经验让业界同行为之叹服。

## 和谐医患

美国心理学家卡内基说过：“要想使别人喜欢你，那就去喜欢他，并且用所有语言告诉他你喜欢他。”

齐鲁医院十分重视和患者之间的双向沟通。尊重和维护患者知情权与选择权是社会进步的表现，这也是减少医患纠纷的重要措施。医院每年都会举办“医患沟通学习周”，请专业人员就医患沟通的重要性、沟通与医患纠纷的关系、沟通方法与技巧等进行讲座；并将医患沟通列入医疗质量管理督察的重要内容进行检查。同时医院还通过各种方式加强医患情感交流，如每年两次的社会监督员座谈会、每月一次的病人满意度调查、出院病人定期随访、工休座谈会、医院网站论坛医患互动等；各病房每两周举行病人与家属代表座谈会，倾听意见。规范医患沟通内容、形式，做到了交流用语通俗、易懂，取得了良好的沟通效果。使患者的投诉能得到及时、稳妥处理，齐鲁医院公布投诉信箱、电话，保证 24 小时接听畅通。建立健全了“防范纠纷小组—法规处—医院领导小组”三级负责制和三级预警机制，对纠纷处理努力做到早发现，早处理。

以病人为中心的服务理念不仅有制度保证，而且还体现在科技运用之中。齐鲁医院静脉用药调配中心（PIVAS）参与起草了国内第一个 PIVAS 行业质量管理标准，成功实现了“医 – 护”结合模式到“医 – 药 – 护”结合模式。此为业界首创，被誉为“齐鲁模式”。在临床治疗中经常会遇到药品规格大而病人用药剂量小的问题，此前，病人只能购买大规格药品，在用完小剂量后废弃，不仅病人费用高，而且浪费了资源，污染环境。齐鲁医院 PIVAS 通过“大规格小剂量”的合理分享彻底解决了这一难题，加上通过审方促进合理用药，病人每日平均用药量已从 3.1 袋下降为 2.2 袋，每袋从 112.87 元下降为 109.39 元，病人每日药费平均下降 31.2 元。

如何将以人为本的科学发展理念贯彻到医疗领域是解决诸多问题的关键。为此，自 2007 年下半年开始，山东省卫生厅开始在全省卫生系统内开展‘两好一满意’活动。“两好”即服务好，质量好；“一满意”即让病人满意，此举意在改善医患关系，提高服务质量，增强医务工作者的责任心。该活动一经展开，齐鲁医院便积极投入其中。医院领导对此十分重视。医院党委书记周日光就在活动动员大会上提出：“要进一步提高对开展“两好一满意”活动的认识，把群众满意作为医院工作中的永恒主题来抓。”

长期以来，“冷眼待人”和“收受红包”的行为让医院和白衣天使的形象在国人心目中大打折扣。针对以上问题，医院在制定出台的《山东大学齐鲁医院继续深入开展“两好一满意”活动实施方案》中也明确提出了对于医院职工服务态度的相关要求：要在改进服务态度上加大力度，用心为患者服务；认真落实以医疗质量 13 项核心制度为中心的各项制度；着力解决病人“看病贵、看病难”问题，按照“低水平，广覆盖”的原则，在提供医疗服务时充分考虑低收入患者的承受能力；

端正行业作风，杜绝收受红包、回扣等一切不良行为；重视品牌建设，突出特色，增强医院核心竞争力。

严格的要求带来的是突出的成绩，在 2010 年 7 月的活动总结会议上，山东省卫生厅副厅长康永军对齐鲁医院在“两好一满意”活动所取得的成绩表示肯定，并且要求医院“充分发挥示范带头作用，打造齐鲁医院的品牌体系。”

## 柔性服务

在以人为本的管理理念下，齐鲁医院给患者带来的益处也是有目共睹的，最明显的便是患者的医药费用负担压力得到了缓解。齐鲁医院心内科副主任黎莉教授常跟科里的医生们说：“农村患者种一亩地一年就挣个二三百块钱，却可能因为你的疏忽，用了一支不该用的药剂，这一亩地就白种了。所以，用药一定要慎重！”

为减轻患者药费负担，齐鲁医院明确提出：“不惜减少医院收入，推进合理检查、合理用药、合理使用抗生素。医院对每个临床科室针对病人不同情况具体规定了药费比例。”医院建立了特殊抗菌药物使用申请、医生处方权限资格检查、临床药物筛选、临床药师参与查房等一系列制度并严格执行，最大限度地保证用药的经济性、合理性、重要性。开展处方点评，每月抽查 100 份门诊处方进行点评；实行药品、器械、耗材的统一招标采购，开展单品种用药总量监控，每季度对用药单项总量前 10 位的品种进行公示，首位淘汰；在微生物实验室配备全自动细菌鉴定仪器，提高抗菌药物临床合理应用水平。效率的提高推动了目标的实现，齐鲁医院副院长高海青介绍说：“几年下来，医院的药费收入比例明显下降。2005 年是 52%，现在医疗用药降到了 37%，比以前降了 10% 以上。”

齐鲁医院对“柔性服务”的追求，减少了之前常被忽略的患者需求的“盲区”。在齐鲁医院普外病房，可以看到每张病床床头都挂着一张小牌子，写着该病人的主治医师、住院医师、教授、护士长等都是谁。“这是给病人备忘的。病床资源共享以后，一个病房都可能有好几个医师主管，有的病人记不住。有了这小牌子，他们只要对对牌子和医生胸卡就能认准了。”普外科主任胡三元教授如此介绍。而为了保护病人隐私，医院还对诊室布局进行了合理化改良，对皮肤性病门诊等有关科室建立单独诊疗室；对绝大多数门诊检查床装了帘子。为尽量让病人舒适就医，医院在门诊普遍设立了健康宣传栏、服务台、饮水机、磁卡电话、轮椅等服务设施，并在院内开通了电瓶车供病人和家属免费乘用。

求医过程中最痛苦的莫过于“排队挂号”，尤其是想挂到“专家号”，更是难上加上。为此，齐鲁医院推出了“流程优化”。近年来，医院整合门诊服务流程，将挂号与收款处合二为一，所有收款处都能挂号，并在门诊三楼、第二门诊、急诊、小儿科等处增设收款窗口，增加计算机台数；同时，通过建立 HIS 系统（医院信息管理系统），实现挂号、划价、收费、处方“一卡通”，提高了结算效率，大大缩短了病人的候诊时间。这一举措大大提高了诊疗效率，给患者节省了大量的时间和精力，使得“看病难”的问题也得到有效缓解。而医院也在实践中不断完善这一制度，今后齐鲁医院在继续开展 10 项便民服务的同时，将会重点加强电话和网络预约挂号、化验报告单免费邮寄等惠民便民业务……对于患者来说，未来更加光明。

## 文化鲜明

组织文化是在一个组织中形成的某种文化观念和历史传统，共同的价值准则、道德规范和生活信息，将各种内部力量统一于共同的指导思想和经营哲学之下，汇聚到一个共同的方向。

文化是一个组织管理理念的综合体现，齐鲁医院也十分重视自身文化建设。2008 年 8 月，由齐鲁医院历时两年编纂而成的文化建设力作——《山东大学齐鲁医院文化形象识别手册》正式出版。《手册》从理念识别、行为识别、视觉识别等三个部分概括了齐鲁医院在百年历史发展中所积淀的文化精髓，对多年来形成的医院文化进行了认真梳理和系统总结。在理念上，《手册》对医院文化进行深度挖掘，在准确把握医院发展战略定位的基础上，提炼出能够推进医院战略实施的文化核心。如院训：医道从德、术业求精；在行为识别系统中，对医院各部门、各岗位进行了规范化的要求，将规范化服务、个性化服务与感知化服务有机地结合成具有齐鲁医院独特亮点的医疗服务模式；同时，《手册》还对文字、图形、色彩等方面进行规范化标准设计，通过视觉标识在不同载体上运用的组合和变化，体现出医院“以人为本”的医疗服务理念，张扬出医院鲜明的个性，从而将医院大到户外广告牌，小到一只纸杯、一张处方单，无不以统一、严谨、精致的面貌展现于公众面前，使广大患者能够对医院产生最大限度的依赖和信任。

管理学大师彼得·德鲁克说过：“今天的组织需要的是一群平凡的人，做出不平凡的事。”而齐鲁医院即是如此。

有效的管理带来的是卓越的绩效：过去的2009年度，齐鲁医院在全省病案检查中获得第一名，在全国病案评比中获得一等奖，并在全国率先开展临床路径管理、手术分级管理、手术安全核对和手术风险评估等；全年共评出疑难危重抢救病例10项，新技术10项，“临床新技术项目启动基金”资助项目15项，资助金额47万元。

2009年度医院各项主要医疗业务指标都实现了较大增长，其中门诊工作量达197.4万人次，同比增长1.83%；出院人数57160人次，同比增长11.51%；手术量30387台，同比增加5.15%；床位使用率103.28%，同比增加2.48%；年平均住院日11.63天，同比减少0.95天；病床周转次数32.83次，同比增加2.89次；同时感染防控工作成效显著，感染发生率、例次感染率、I类手术切口感染率等有关指标均达到卫生部要求……这些便是齐鲁医院的平凡职工们做出的不平凡业绩。其实他们并不平凡，也正如院歌里的另外一句歌词唱的那样：“我们有春天般的情怀，我们有鲜花般的笑脸，我们像天使一样伴随人间！”

（原载2010年12月1日《山东大学报》D版）

# 齐鲁精神　薪传火旺

## ——山东大学齐鲁医院师道传承纪实

严连生　吕军

### 百年齐鲁　一脉相承

“博施济众”——在上世纪30年代中期建成的新医院门诊病房楼（现科研楼）的奠基石上，这四个醒目的大字是医院文化的最早源头。

“疾病之治疗，科学之研究，医护之训练”——同时，先辈又规定了明确的办院目的。

“同情、和善、礼貌”——医护人员“六字规范”也随即出台。

“‘热忱待人、严谨做事、求精立业、创新进取’——这是齐鲁医院文化的灵魂所在。我们医院目前的全面建设之所以一直领行业之先，是因为有着一脉相承的渊源。”院长魏奉才说。

是的。自1890年的华美医院至今，齐鲁医院涌现出了一大批在国内外享有盛誉的专家教授，如侯宝璋、尤家骏、赵常林、孙鸿泉、高学勤、于复新、孙桂毓、郑毓桂、张光溥、高仲书、朱汉英、张振湘、江森、王天铎、杨仁中、张茂宏、张运等，可谓名医辈出。追溯许多前辈们的高风亮节，每个人都可以用一本书来给予总结。正是这些高素质的群体，创造并传承了先进的齐鲁医院文化和进取精神，为新一代齐鲁人的成长提供了一个良好的环境。这一切一切的努力，才使今天的齐鲁有了一个响当当的品牌——这就是病人对医生高度的信任。

### “人命至重”

宋惠民十年磨一剑，主刀山东首例心脏移植——救患者于水火，苍生大医艺高胆大——厚积薄发，源于长期积累。

“我做护士30年了，在同一个病房里同时出现4位需要紧急抢救的病人还是第一次。4个病人处于危险状态，病情十分严重。”胸外科护士长石花婷回忆说。他们中有83岁的食道癌患者，同时伴有肺气肿，之前刚刚做过手术，就在手术后的第二天突然出现呼吸困难，生命垂危；有重症肌无力患者，之前反复发作，也是刚刚接受手术正在恢复中，当天病情再次出现反复；还有一位70多岁的病人，先后做过脾切除、胃切除两次大手术，这次是来治疗食管癌的，他在当天突然出现胃出血症状，一度休克；另一位也是食管癌患者，也是他们当中病情最严重的，这位患者患有严重的并发症，生命垂危。

四位同时发病的危重病人，不仅仅考验着这家医院的急救能力和责任心，同时也对整个医院内部协调能力提出了挑战。“举全院之力紧急抢救。”院领导立即发出指令。有关专家和器械在短时间内到位，抢救生命的战斗打响了……四位重症病人转危为安。

“作为‘救死扶伤’的医院，没有比抢救生命更重要的。”这是齐鲁医院人百年来遵循的宗旨。“前辈们都是这么做的，一路走过来，我们都习惯了。”年轻的大夫们说。

宋惠民，全国著名心外科专家。1955年毕业于山东医学院后一直供职于齐鲁医院。现任山东大学教授、博士生导师，享受国务院政府特殊津贴。

1999年春，宋教授全面参与了济宁医学院附院收治的一位心脏病终末期患者的救治。患者需要心脏移植，供体及前期工作也事先准备仔细了，可事到临头，原先选定的南方一家医院的主刀专家却因种种原因不能如期而至。宋惠民被推上了前台。

他没有犹豫。一辈子致力于心脏外科手术的研究实践，这一次移植，恰恰是他积蓄了半生力量所准备跨越的尖端高峰，但他也知道，自己从来没有做过此类手术，虽然在动物身上已做了多次成功的实验。人命关天，科学的东西又来不得半点虚伪和一丝一毫的马虎。也许，正是基于这么一种理念，他还是小心翼翼又满怀自信地顶上了这次重大手术的空缺。成功从来都是对有准备的人高看一眼，宋惠民十年磨一剑一举成功，成为山东心脏移植第一个吃螃蟹的人。2001年5月，这位康复后的心脏病患者与一位可爱的姑娘在济宁医学院附属医院举行了婚礼。

俗话说，艺高人胆大。在齐鲁医院这种挽江河于倒悬，救患者于水火的艺高之人的胆大之举真可谓不乏其举。

有一位 27 岁的产妇，产前突然出现食量大增，下肢水肿等表现，被家人送到齐鲁医院后，经检查发现患者全身黄染，胎儿也处在极度危险中。产科刘教授、张教授等科室多位教授会诊，诊断产妇为急性妊娠脂肪肝。这种病属于临床少见病，但病情危重，患者肝细胞已大量坏死。为了抢救患者及胎儿的生命，产科决定立即终止妊娠，他们冒着极大的风险作了剖腹产术，同时向医务处作了汇报，组织产科、消化内科、血液病科、泌尿内料、血液净化科等科室进行全院会诊。会诊意见为急性妊娠脂肪肝、爆发性肝衰竭合并肾功能不全、胃肠麻痹、肝性脑病及 DIC，患者死亡概率已超过 80%。但医生们没有退缩，他们为产妇紧急制定了详细周密的治疗方案。经过 2 个小时的治疗，患者意识逐渐得到了恢复，可怕的内毒感染没有出现，肾功能已恢复正常，肝功能各项指标都有了明显好转，病情明显好转。要知道，在国外对于爆发性肝衰竭的抢救成功率也只达 70% 以上。

## 滴水石穿

周显腾主任明察秋毫——高德恩教授取经有道，屈尊手抄同行病历——杏林掌故发人深思——病人有时也是最好的老师。

李大爷今年夏天突发的脑梗塞，尽管经过抢救没有什么生命危险，但出院不久李大爷就发现自己的四肢经常麻木疼痛，身体也不大听使唤了。而且随着时间的推移，发病的次数越来越多。

在脑血管病科，王翠兰主任查看了 CT 片后发现李大爷的部分脑血管严重狭窄。经过脑血管造影检查后，被确诊为两侧颈内动脉床突上段严重狭窄。经过仔细分析和研究，认为李大爷可以接受颈动脉支架置入手术，就是通过导管在狭窄的脑血管处安放一个支架，使血管充分扩张，使血液顺畅流通。类似的手术他们已经成功做过 40 多例，不过与以往置入传统的冠脉支架有所不同，此次手术使用的是柔韧性更好的脑血管专用支架——Wingspan 支架。王翠兰主任和吴伟医生在手术前作了充分准备，把各种可能发生的情况都考虑到了。最终，手术过程仅耗时 1

个多小时就顺利完成，一枚 3.5mm × 15mm 的 Wingspan 支架被成功置入了李大爷的脑血管中。

而令人惊奇的是，手术后第二天李大爷就能下床活动了，又过了两天竟然康复出院了。据悉，这是我省首例 Wingspan 支架置入术成功实施。为了掌握这一过硬技术，为众多的脑梗患者造福，脑血管病的大夫们付出了多少心血……

滴水穿石，非一日之功。对一种疾病的诊断治疗，一种术式的创造或改造，往往穷尽一个人或几代人毕生的精力和智慧。正因为此，医学忌讳纸上谈兵而强调临床经验。而经验又需要日积月累、总结、思索、提炼，薪火相传，代代相承，在大师面前，有时学生、病人也成为最好的老师。

**［大师风范一］** 内科周显腾主任问诊之详尽，查体之全面和仔细在全院是出了名的。他的学生秦力回忆说："一次周主任到三南病房查房，16 床是一位发烧待查病人，我接班时病人已作了多方面的检查，诊断仍不清楚。周主任详细问过病情就开始全面查体，从头查到脚，这是他一贯的做法。在查腹部时特别仔细，对肝脾的触诊多次反复，一会儿让病人平卧，一会儿让病人侧卧地检查，我们这'一群'住院、实习大夫都在仔细看。看着，看着，周主任的表情似乎发现了什么，他一边触诊脾脏，一边自语：'脾大，脾大。'我们都感到诧异，查过多少遍了，谁也没发现脾大。周主任说：'你们摸摸。'我们摸过之后，有的说好像摸到了又不敢肯定，有的说未摸到，我也摸了个似是而非。总之，我们这些住院大夫功夫不硬，没有人敢理直气壮地说脾大。周主任嘱咐按黑热病进一步检查，大家一听都感到愕然，这可是我们只在书本上看到而在临床上未见过的病啊！因为黑热病 20 世纪 50 年代基本上消灭了。后经进一步检查确诊这位病人患的正是黑热病，我想了很久，是什么原因使周主任想到了黑热病？是经验？是认真？是仔细？还是学识？"

对于一所大型综合医院，这样的故事可能只是每天都在发生着的数例中的小事一桩，但齐鲁医院在患者心目中的品牌形象，正是通过这一个个具体的病例垒固起来的。

无独有偶，在齐鲁医院的心内科，还流传着高德恩主任抄病历的故事。

1971 年，心内科成立了心跳、呼吸骤停抢救小组，恰巧夏天报载了一条消息：

威海404海军医院成功抢救了一例电击伤心跳、呼吸骤停20分钟的解放军战士。因为在此之前一般认为，心脏停跳10分钟，脑死亡即不可逆。高德恩主任知道这一消息后便约同伴去了404医院。他们看了病人，听了主治医师介绍，高主任觉得抢救成功的“秘诀”还不清楚，就向院方提出来要看病历。起初遭到婉言拒绝，经过反复说明和要求，医院终于同意。把病历拿回房间，一分为二，看了一会儿，高主任说，这办法不行，得把病历抄回去研究。就这样一个抄抢救过程，一个抄抢救中各种检查数据与结果，用了三个多小时，把一本厚厚的病历抄了回来。

10月份，他们又在上海新华医院重复过同样的故事。

抄回来的这些病历，不知道高主任花了多少时间去研究，也不知在其以后的实践中起了多大的作用，只知道一年以后，齐鲁医院首例“双停”病人抢救获得成功。病人姓郑，女性，因急性中毒致心跳、呼吸骤停。在其后的10多年里，该院的急性心肌梗塞抢救成功率，在全国保持着先进地位。

一位有着深厚造诣的心血管专家抄录别人成功的病历，是无能之举还是高明之举，一种为追求目标而不择“手段”“攫取”知识的精神，不为别的，恐怕只为多救治病人。

## 责任如山

“这种病人不盯着是救不过来的”——“病号若是我爹，我就去告你”——严师出高徒，责任重如山——大师风范，代代相传，方能有今天灿若繁星。

曾经有一个病人让胸外科的护士们记忆犹新。一天上午，胸外科接到了一个“120”送来的“三无”病人。“当时病人浑身上下黑乎乎的，根本看不清脸和皮肤，看样子多少年都没洗过澡了。”一打听才知道，原来是在千佛山下捡破烂的一个乞丐，不小心从山上滚下来，摔断了肋骨。

石花婷看见病人一脸痛苦的表情，实在不忍心。“不管什么样的人，不都是病人吗！”她心一横，叫来了一个实习的护士，两个人给他洗起了澡。就这样，两个人忍着一阵阵恶臭味，整整忙活了4个小时才把病人洗干净。之后，还把病人的衣服也洗了。

令人后怕的是经过一番检查，病人被查出患有传染性很强的麻风病。庆幸的是，最后经检查她们都没有被传染。提起这事，这位实习护士说：“就是知道他得的是麻风病，我也得给他洗澡啊！这是我们应尽的责任。”

在这所有着良好的学科传承之风，有着浓郁的人文学术气氛的百年名院里面，奋斗着的是一群永不满足、永远向着医学高峰不断登攀的医护人员。学无止境，而他们在医学上的不断创新也是永无止境的，在这儿，我们看到的不仅仅是医务人员的慈举善心，还有责任驱使下的技术创新。

业绩的创立，可以因之于才华，亦可因之于勤者，亦可因之于机遇；而若想在事业中达到一种境界，一种极致，则非责任感莫属了——于是有了责任重于泰山一说。

在齐鲁医院，这种责任感驱动的医疗质量的不断提高，从来都是在几代人中一脉传承。

［**大师风范二**］ 上世纪60年代初一个冬天，实习小组正在北二病房跟曹献庭教授查房，当查到2号床时，曹教授越过一床和二床直奔三床床前。这位病人昨天做的结肠代食道手术。按照惯例，应先有主治医师荀祝苓汇报病情，胡圣光作简单补充。曹教授查过病人，一没有提问什么，二没有给实习医师讲解什么，三没有指示下一步治疗，而是一言未发，急匆匆离开病房来到走廊里，胡、荀紧随其后也不知所措。正在大家纳闷的时候，曹教授突然发问：“这病人是谁管的？！”胡、荀抢答：“我！我！”曹教授接着又训了一句：“你们去看看，液体这么输病人能活吗？！”大家都愣了神，谁都没看见输液发生了什么事。等荀祝苓从病人那里回来，曹教授便训斥起来：“这么大的手术，输液每分钟7、8滴，不要说营养，就连水分都不能保证。”说着提高了声音：“这病人要是我爹，我就去法院告你！”曹教授的话还没有说完，他前头走，大家后头跟着一起来到了医师办公室。坐定，曹教授便讲起了手术后的病人管理。他说：“手术只是整个治疗的部分，手术成功了不等于病人治愈了，像这种病人术后管理更为重要，术后几天不能吃饭，营养、水分都要靠静脉补给，弄不好手术成功了，病人死亡了，你说谁的错！”……

［**大师风范三**］ “手术下午七点半开始，夜里十一点半结束，病人平稳回到

北二病房，吃完面条我去病房看看病人，就劝胡圣光医师回家休息，因为第二天上午还有一台食道癌手术要他上台。胡圣光医师说：‘回家也睡不着，不如守着病人放心。’看到胡圣光医师那股认真劲，我也没有了困意，说话间不时有值班医师来汇报病情。不觉时间长，天亮了，胡圣光医师到病人床前看过病人，就放心地去食堂吃早餐。然后又是一个上午的手术，在连续工作了30多个小时之后才回家休息。”秦力介绍：这次抢救的是一位31岁的农村妇女，住院31天，临出院时我们都去看她，她拉着胡圣光医师的手说：“俺这命是您给的，俺这辈子忘不了您。”

## 薪传火旺

在磨棚里做白内障手术的王永惕，总说“不要紧”的江森，宛若拉纤老者的王天铎……“厚德载物，舍身忘我”——齐鲁精魂，铸就百年丰碑。

走在齐鲁医院里面，人们常感受到一种特别的氛围：是在一百年岁月流转中沉淀下来的端庄大气；是代代相传因深厚医术功底而自然呈现出来的回春妙手；是因不断地将学习和交流的触角伸向更广阔的世界而潜移默化来的求精创新。这些都是，又都不能穷尽这座百年名院的文化氛围和职工精神风貌。

我们先前已通过“师辈风范”栩栩如生地看到了老一辈专家的高风亮节，而在各个科室医护人员的口中，更是流传着许许多多佳话：提及王天铎医师，一位曾跟王天铎共事多年的同事深情地说：“作为国内外知名的耳鼻咽喉科的专家，业界提及他时总是不乏赞美之词。殊不知，业绩与实践积累的过程，成就与苦涩却是相伴相生。我们所看到的这位学者，常常驼着脊背走在上下班多年不变的两点一线上。见了熟人打招呼语言少得不能再少，若在太阳底下走路，其侧影如同长江边上以拉纤为生的老者。”而为中国妇产科医学发展作出重大贡献的江森教授，因病住进病房仍不忘学习，他一边打点滴一边阅读医学专著或者修改自己的论著，其专心致志以至于竟没有发觉有人进去探望他。每当同事劝他休息时，他总习惯说：“不要紧，不要紧。”上世纪60年代是这样，80年代是这样，90年代也是这样，像套了一个公式。劳累不要紧，病痛不要紧，健康不要紧，对于他来说，什么是最要紧的呢？

2000年，齐鲁医院110年院庆，老教授、老齐鲁们凑在一起，谈起初进齐鲁时的感觉，朱汉英教授说，在不断接触病人中感到一种无形存在的东西，就是病人对医生高度的信任和仰望。这种威信并非来自一个人，而是归功于医院素有的良好服务态度、高超的医疗技术。是的，对于齐鲁医院的临床大夫，这一切当然都是必不可少的看家本领或者说本能。但对于一个大师级教授，仅有这些也还显单薄，他们不禁忆起学院基础部的李铭文教授，学术水平高超，为人质朴，心襟坦荡，生前留言把遗款捐给学校；国内数一数二的皮肤病专家尤家骏，对麻风病的钻研闻名国内外，临终时把自建住房留于医院；赵常林为国内第一代骨科专家，身为院长，在逆境中依然坚持医疗工作，一丝不苟……还有一大批富有实力的专家因文革失掉了获取博士学位的机会，也默默无闻地奉献在医、教、研一线……

这是一种精神，这种精神刻骨铭心；这是一种传承，这种传承一代又一代……

“怎么样？能躺下吧，腿肿不肿？”每个病人她都问得很仔细，听心脏、量血压，有时俯身去捏捏病人的小腿。一个病人很紧张，她笑笑说：“别着急。老皱着眉头血压能不高吗？”这就是齐鲁医院心内科副主任黎莉。2008 年 3 月，在首届全国医德楷模、医德标兵和医德建设先进集体表彰大会上，她被评为“全国医德标兵”。

有一个高血压病人，黎莉问诊后建议她换便宜有效的药，因为这种病要终生服药。两个年轻人陪老人从商河农村来，需要作 24 小时动态心电图检查，黎莉说：“回商河作就可以，住下来花费太高。”

黎莉对病人非常精心。她的病人一有个头疼脑热，她赶紧嘱咐护士用药压住，“其实医生很多时候只要精心，很多不利情况可以避免。”黎莉说。“发现问题赶紧解决，和说‘明天再说吧’完全不同。明天可能就严重了。”

这些现实场景，我们都能看在眼里，记在心上，但很少有人们知道骨科教授王永惕在“一根针，一把草”包治百病的下乡巡诊期间，在磨棚里为老太太做四例白内障手术；在只有一把止血钳的情况下做胃大部切除；当然也更不知他通晓世界语，酷爱摄影，会流利地用英语对话；甚至也更不知道“文革”期间，矗立在健康楼廊里近一人高的临摹油画《毛主席去安源》，竟出自他的手笔！而恰恰就是这一群群或者默默无闻或者声名彰显的几代齐鲁人，殚精竭虑，倾其一生，把齐鲁的丰碑树立在患者心中，也树立在了世界医学的殿堂！

（原载 2010 年 12 月 7 日《大众日报》A8 版）

## 高脂肪饮食也可以治病？

# 山东首次运用“生酮饮食”治癫痫

苏珊

高脂肪饮食因为与多种疾病相关而备受诟病，但在特定情况下，进食高脂肪含量的食物可以治病！记者今天从山大齐鲁医院获悉，日前该院在省内首次对6名癫痫患儿实施了“生酮饮食疗法”，取得很好的疗效，为癫痫患儿的治疗带来了新希望。

据山大齐鲁医院儿童医疗中心副主任王纪文介绍，癫痫是严重影响患者生活质量的一种常见病。据估计，中国大概有六七百万癫痫患者，其中儿童就占据了2/3。服用抗癫痫药物是治疗癫痫的普遍方法，虽然癫痫药物现在已经生产出了第三代，却有30%的儿童患者对目前各种抗癫痫药物产生抵抗。除了服用抗癫痫药物，还有手术治疗和饮食治疗两种方法，但目前我国手术治疗技术落后，饮食疗法就成了难治性癫痫病患者的希望。

王纪文说，生酮饮食是一种高脂肪、低碳水化合物和适当蛋白质的饮食。研究表明，生酮饮食对50%的难治性癫痫儿童有效，发作减少50%以上，30%的儿童可减少90%的发作。它的原理就是在正常的代谢中，碳水化合物是大脑首选的能量来源，而采用生酮饮食后，体内脂肪含量很高，碳水化合物很少，脂肪代谢产生酮体，成为大脑新的能量来源，酮体具有抗惊厥的作用。

但专家表示，不建议刚患上癫痫的患者一开始就接受生酮饮食，只有针对使用两种以上药物疗效均不佳的难治性癫痫患者，生酮饮食才显示出其意义。此外，由于儿童患者疗效较好，故通常接受生酮饮食治疗的最佳年龄是1～10岁，但不排除其他年龄患者试用。

（原载2010年12月14日《济南时报》A19版）

## 济南首家西医医院

# 山东大学齐鲁医院迎来120岁生日

苏珊

1890年，美国传教医师聂会东夫妇来到济南，在现青龙桥北后坡街117号建立了华美医院，成为济南首家西医诊所。120年过去了，华美医院已几经更名，成为现在的山东大学齐鲁医院。今天上午，山东大学齐鲁医院建院120周年庆祝大会在南郊宾馆举行，800余位来自海内外的嘉宾、市民代表一起为我市最老的医院祝贺生日。

第二次鸦片战争结束后，清政府被迫签订《天津条约》，增开山东登州等数处通商口岸。在这样的历史背景下，美国教会医师聂会东夫妇来到济南，于1890年创建华美医院，这便是齐鲁医院最早的雏形。1908年，华美医院与省内三家教会医院联合，开设了共合医院。1917年，合并了多家院校的齐鲁大学成立，共合医院改成齐鲁大学医科附设教学医院，始称齐鲁医院。在新中国成立前，齐鲁医院已是我省分科最全的医院。1953年，山东省卫生厅发文，齐鲁医院改名为“山东省立第二医院”。之后，医院先后又改为“山东医学院附属医院”、“山东医科大学附属医院”。2000年10月，新的山东大学成立，医院正式更名为山东大学齐鲁医院。

从一个占地不过亩、医生两三人的基督教会经营的诊所，经历了百余年的沧桑，如今山东大学齐鲁医院已发展成为卫生部直管医院，是一所大型综合性三级甲等医院，开放床位2000余张，年门诊量197万余人次，年出院病人5.7万余人次，年手术量3.03万余台次，齐鲁医院在省内乃至国内居领先地位。

（原载2010年12月19日《济南时报》第4版）

# 百年齐鲁　再创辉煌业绩

## ——齐鲁医院建院 120 周年庆祝大会隆重举行

吕军

12 月 18 日，齐鲁医院建院 120 周年庆祝大会在济南南郊宾馆隆重举行。

原中共中央政治局常委、中纪委书记吴官正，中共山东省委书记姜异康、省长姜大明，卫生部部长陈竺，中国医院协会会长曹荣桂，原中共山东省委书记苏毅然、梁步庭、赵志浩，原山东省省长李春亭、韩寓群，原山东省人大常委会主任李振、韩喜凯，原山东省政协主席陆懋曾，山东省副省长王随莲，山东大学党委书记朱正昌、校长徐显明，山东省卫生厅厅长包文辉等为山东大学齐鲁医院建院 120 周年发来贺信和题词。中共中央政治局委员，天津市委书记张高丽同志特地发来电函，对齐鲁医院 120 周年华诞表示祝贺，并对医院全体干部职工致以亲切问候。

山东省人大常委会党组书记、常务副主任高新亭，山东省副省长王随莲，山东省政协副主席、党组副书记乔延春，中共山东大学党委书记朱正昌，山东大学常务副校长王琪珑，省里的老领导赵志浩、陆懋曾、谢玉堂等出席了庆祝大会。在庄重、热烈的气氛中高新亭、乔延春、王随莲、朱正昌、周齐走上主席台为大会揭幕。

大会由山东大学齐鲁医院党委书记周日光主持，山东大学齐鲁医院院长魏奉才致辞。魏奉才在致辞中回顾了医院 120 年的发展历程，描绘了医院今后发展的宏伟蓝图。他指出，山东大学齐鲁医院今天根深叶茂、欣欣向荣的大好局面，经历了艰苦创业、初步发展、深根厚基、曲折前行、深化改革、跨越发展等历史时期，凝聚着几代齐鲁医院人的心血和汗水。今后，山东大学齐鲁医院将朝着建设“国内一流、国际知名高水平研究型医院”的目标而努力奋斗。

山东省卫生厅厅长包文辉在讲话中高度赞扬了医院在 120 年的发展历程中为

山东省乃至全国医疗卫生事业作出的巨大贡献。他说，作为一所有着悠久历史和光荣传统的国家级医院，齐鲁医院肇基济南，扎根齐鲁，在“博施济众”文化精神的引导下，践行“医道从德，术业求精”院训，致力于佑护山东百姓健康平安，致力于山东卫生事业发展，致力于山东省经济社会进步，在山东省卫生系统很好地起到了“引领、示范、指导”的作用。近年来，在“医院管理年”活动、“两好一满意”活动、“创先争优”等重要工作中，齐鲁医院均取得了优异的成绩；在抗击非典、抗震救灾、手足口病防控等卫生应急工作中，齐鲁医院发挥了中坚作用；在“卫生强基”、卫生下乡、扶助基层卫生事业等工作中，齐鲁医院贡献巨大。可以说，作为山东省医疗机构的引领者和排头兵，齐鲁医院不负党和人民重托，不负“百年齐鲁”盛名，以其实际行动和辉煌业绩，赢得了9000万山东人民的信任和尊敬。他指出，目前，山东省正处于深入实施“卫生强省”战略的关键时期，医疗卫生事业面临难得的发展机遇和挑战。他希望齐鲁医院能以建院120周年为契机，进一步解放思想，开拓创新，科学发展，借其在医疗、教学、科研、预防、保健等领域的雄厚实力和影响，在打造“卫生强省”的征途中发挥中坚作用。为推进山东省医疗卫生事业、提高医疗卫生服务水平、促进山东省经济社会发展作出新的更大的贡献！

卫生部医政司副司长赵明钢代表卫生部副部长尹力致辞，他指出，齐鲁医院120年历程，跨越三个世纪，标志了我国现代医学的开端，见证了我国医院沧桑巨变的历史，展示了我国卫生事业的腾飞。

山东大学常务副校长王琪珑代表校长徐显明致辞，他讲到，山东大学确立了在建校120周年之际，初步建成世界一流大学的新的办学目标。建成一批国际知名的、包括医科在内的学科群，齐鲁医院能否在现有基础上实现新的跨越，关系到大学战略目标能否得到实现。希望齐鲁医院以120年院庆为新起点，进一步解放思想，以国际化视野审视自己的发展目标，努力守成，不断创新，团结奋进，努力创造新的辉煌，为山东大学和社会发展作出更大贡献！

美国哈特福德医院院长、CEO，艾略奥特·约瑟夫、齐鲁医院第四任院长海贝殖的儿子罗伯特·海贝殖也在庆典大会上致辞。

庆典大会在气势磅礴的大合唱《齐鲁医院院歌》中结束。

出席今天庆典大会的领导同志还有山东省人民政府省长助理周齐、山东省纪委常务副书记、监察厅厅长王维新，山东省人民政府副秘书长马越男，山东省高级人民法院副院长李静，山东省人民检察院副检察长马永胜。来自海内外的各界嘉宾、齐鲁医院职工代表800余人参加了庆典大会。

（原载2010年12月28日《山东商报》T5版）

# 2011年

# 山东实现首例人体器官捐献

李永明

——捐献者为日照五莲一贫困家庭的33岁农家女子。

——捐出两个肾脏、一个肝脏、两个眼角膜，挽救5名患者。

"让能活的器官继续活下去，才是对逝去生命的最好慰藉"，2月18日，这一红十字博爱奉献的精神在日照五莲一名普通33岁农家女子的身上实现。因病抢救无效逝世后，作为一名人体器官捐献志愿者，她的生命在其他人身上得到延续，捐出的两个肾脏、一个肝脏、两个眼角膜，挽救了3名重病患者的生命，让2名失明患者重见光明。这也是自去年10月山东全面启动人体器官捐献试点以来，实现的首例人体器官捐献。

## 朴素愿望："不想让别人受苦"

志愿捐献者冯女士是日照五莲县一名普通的农家女子，和务农的丈夫一起养育着9岁的女儿，因家庭贫困，一直享受低保。

今年1月，冯女士因肺部病情，在日照市人民医院住院治疗。住院期间，病情加重，她主动联系了日照市红十字会，提出无偿捐献人体器官、遗体和眼角膜的申请，之后登记成为一名志愿捐献者。"我知道得病的痛苦，不想让别人也受我这样的苦。"冯女士这样告诉红十字会工作人员申请的原因。

2月18日，冯女士病情恶化，医护人员对其全力施救，但终因病情危重，心肺功能衰竭，抢救无效，于当晚7点20分宣布死亡。

随后，在山东省红十字会工作人员的见证下，严格依照捐献流程，省人体器官捐献获取组织成功获取两个肾脏、一个肝脏、两个眼角膜。所捐献的器官和眼角膜，在次日成功移植给 5 名等待移植的重病患者。移植手术后，5 名病人均恢复良好。器官捐献之外，志愿者的遗体也被山东大学医学院接受，用于医学研究和医学教育事业。

## 亲自劝说：年迈母亲终于点头同意

“首例捐献者是一名普通的农家女子，她让我们所有人感动。”参与捐献过程的山东大学齐鲁医院器官移植中心副主任董来东告诉记者，冯女士身高不到 1.3 米，四肢瘦弱，从小时候就患有呼吸道感染病。“但她很坚强，是家里的大嫂子，努力照顾全家人，包括年迈的母亲。”董来东说，最开始得知她要捐献人体器官，丈夫和其他亲属都理解和支持，但年迈的母亲还是想不开，不同意。“我得病受了这么多苦，我知道病痛的滋味，如果不能治好，至少也能帮助那些得病的人，让他们好好地活着。”冯女士生前在病情有所好转的时候，回到家中劝说母亲，最终母亲点头同意了。

## 捐献之后：名字将刻在纪念碑上

“在人体器官捐献过程中，我们严格按照国家相关法律法规和卫生部的要求，尊重患者的意愿。”山东大学齐鲁医院肾移植中心主任田军表示。

据省红十字会相关负责人表示，根据程序，他们会将冯女士的名字刻在遗体捐献纪念林的纪念碑上，让冯女士的家人有追思的地方。

谈及此次捐献过程，田军表示，山东在人体器官捐献上坚持的是“心脏停止”死亡标准，因为“脑死亡”标准目前还没有法律依据。此次捐献就是在冯女士心脏死亡之后实现的。

同时，田军告诉记者，尽管难度非常大，山东首例人体器官捐献过程非常顺利。“器官捐献因用于病人救治，故有较强的选择性。肾脏等器官移植时间不得超过 4 小时，而且还要经过预处理，以确保运送过程中器官不污染、不坏死、不凝血等。”田军说，最终的结果看，移植之后，接受移植的患者均恢复良好。

## 新闻背景

### 150 人中，只有 1 人有器官移植机会

“目前在我们这里，登记等待肾源的肾衰竭病人就有很多，等待肝源的病人也不少。现在肾源、肝源奇缺，肾衰竭病人通过血液透析，等待的时间可能会稍长一点，肝衰竭病人如果 3 个月内找不到供体，只能离开这个世界了……”山东大学齐鲁医院肾移植中心主任田军告诉记者，这样的情况在每一所能够开展器官移植的医院都普遍存在。

“在我国，每 150 个需要器官移植的病人，只有 1 个有手术机会；而在美国，5 个人中 1 个有手术机会；在英国，3 个人中 1 个有手术机会。”田军告诉记者，山东 9000 多万人口中，每年新产生上万名需要肾移植的患者，但很多人无法等到合适的供体，能实施手术的估计不到 1000 人。“受传统观念影响，我国公民对人体器官捐献还很不理解，在这种情况下，建立符合中国国情的人体器官捐献体系显得尤为重要。”省人体器官捐献办公室主任、省红十字会秘书长玄兴华表示，山东去年被确定为首批国家人体器官捐献试点省份后，在 10 所医院试点劝捐，目前已登记了近 300 名人体器官捐献志愿者，市民可自愿登记成为人体器官捐献志愿者。

省红十字会人体器官捐献咨询热线：0531-85599998。

（原载 2011 年 2 月 22 日《济南时报》A22 版）

# 阳光老人 感动你我

## ——齐鲁医院退休职工志愿者专访

赵连珍

这是些可爱的老人，他们虽然两鬓灰白，但依然爱心无垠，积极参加医院的志愿服务活动，为医院的发展奉献余热；他们每个人都是一盏明灯、一杆旗帜、一声号角，用夕阳无限好的光和热温暖你我，感动你我。

自去年 11 月齐鲁医院的“退休职工志愿者服务队”组建以来，医院的门诊大厅里每天都能看见身着白大褂的忙碌老人，他们虽样貌不同，但脸上的微笑都一样传达着温暖。向患者讲明就诊程序，为走错科室的就医者指路，耐心纠正患者填错的病历，同样的话一上午常要讲上几十遍，口干舌燥是常有的事。有时碰到不识字或行动不便的患者还要陪着去某个科室做检查，在医院里左拐右转地来回很多次，这份耐心和热情让人心生敬意，同时也为这群花甲老人的辛苦心疼，但他们却从未抱怨，冬去春来已坚持了近 5 个月。

姜续敏是年纪最大的志愿者，今年已 75 岁，当听到齐鲁医院要组织成立老年人志愿服务者的消息，她早早来医院报了名，很荣幸成为医院的第一批服务志愿者，能为患者服务她感觉很幸福。同样有幸福感的还有今年 70 岁的韩桂珍老人。她说，自己这么大年纪还能为医院作点贡献很高兴，在这为大家服务自己也能学点东西，感觉过得挺充实。志愿者服务队的 20 位老人工作都非常认真，值班的日子老人早上到的都特别早，甚至常常要等一会儿才开门，每次到点才离开，坚持站好最后一班岗。老人们的认真、细心感染着身边的医护人员，也温暖着每位受过帮助的患者。他们的热情互相感染着、激励着。

这些银发老人用自己无私助人的行动，描绘了最美丽的夕阳美景，向这群可爱可敬的志愿老人们送上最诚挚的祝福和问候！

（原载 2011 年 4 月 7 日《当代健康报》）

# 陈晓阳：医学是个大写的“人”

田可新

5月10日上午，细雨连绵，记者来到了山东大学齐鲁医院采访该院党委副书记陈晓阳教授。刚一落座，他就向记者提出了一个看似简单的问题——何为医学？医学属于科学、技术、经验，抑或是其他？陈晓阳告诉记者，在他看来，医学其实是个大写的“人”。而研究医学中的人文精神，正是他不变的科研追求。

陈晓阳，教授、博士生导师，常年从事人文医学研究和教育工作，全国优秀科技工作者。他是我国第一个、也是目前唯一一个国家教育部批准的人文医学博士点负责人。现为山东省生命伦理研究院院长，山东省人文医学研究中心主任，山东大学人文医学研究中心主任，山东大学医学院医学伦理学研究所所长。曾主持“医学伦理在临床医学和医学科研中的应用研究”，“医患关系的法律调整研究”等科研项目，并主持了山东省自然科学基金项目“动态博弈理论视角下的中国医药流通治理机制研究”及国家自然科学基金项目“中国社会文化情景下医务人员组织公民行为研究”。目前，正在主持国家社会科学基金重点资助项目“新医改方案与构建和谐医患关系若干问题研究”。

“人文医学其实是门交叉的学科，它包括医学伦理学、医学心理学、医学法学、医学哲学及医院管理学等等，目的就是通过这种“交叉”与“融合”，将人文学科的思想渗透到医学之中，用这种思维来指导医疗活动和医学科研。”陈晓阳介绍，这一学科的关注领域较广，而一些为人们所关注的诸如“克隆人”所涉及的医学伦理问题、“安乐死”所涉及的医学法学问题以及手术的知情同意问题，甚至医院新的医疗器械、新的药品的临床试验，是否符合相关规范等也都属于这一范畴。

“最重要的还在于突出‘人’的理念。”陈晓阳说，伴随医疗技术的突飞猛进，现代医学的分科越来越细，这常常局限了医生的关怀视野，导致有些医生过于关注自身的研究领域、更重视仪器设备的检测与观察，而对患者的体验与诉求有所忽略。有的医生坐诊时只简单地问一两句就叫病人去检查，而这往往会使得仍想进一步沟通病情的患者及其家属存有疑虑乃至不安，产生不信任感。“患者的疾病有时不仅仅是躯体上的，病痛往往还存在于心理，如果医务工作者一味地无视，会导致对患者、家属态度欠佳，而这就有可能使医患关系变得紧张。

“医学离死亡最近、离痛苦最近、离无奈最近，也离真实最近，所以医生应当敬畏生命，对病人发自内心地关爱。”陈晓阳说，在美国纽约东北部的撒拉纳克湖畔的一块墓碑上，镌刻着名医特鲁多的一句话——“有时去治愈；常常去帮助；总是去安慰”，或许就是人文医学的精神写照，而这也对医生医疗技术、从业道德、职业情感提出更高的要求。

“我希望遇到一个能够真正关心我，愿意真正了解我的人。我希望他不只能医治我肉体上的病痛，也能解决我心灵方面的问题；我希望遇到一个不会在乎我是谁的医生，不管我有没有钱，他都愿意帮助我，在我最软弱的时刻他能帮助我站立起来，在我最绝望的时候他能让我重燃信心；我希望遇到一个体贴的医生，他能知道我心深处的秘密，能从我微小的一举一动中，洞察我的心，让我有被了解的感觉……”采访最后，陈晓阳念了一段台湾网友创作的名为《我希望遇到一个什么样的医生》的短文，“其实，好医生都应如此，这篇文章值得医务工作者们共勉。”

（原载 2011 年 5 月 20 日《大众日报》第 9 版）

# 高龄动脉瘤患者齐鲁医院获新生
## ——神经外科成功为高龄患者实施复杂动脉瘤栓塞手术

王东海 邓林

近日，齐鲁医院神经外科第二病房成功为一例高龄大脑前动脉宽颈动脉瘤患者实施了介入栓塞术。

患者年届80岁，因突发剧烈头痛来齐鲁医院就诊，行颅脑CT检查发现蛛网膜下腔出血，本例病人同时合并有高血压、糖尿病。王东海副教授急症为病人进行了完整而细致的脑血管造影检查，发现患者动脉粥样硬化严重，主动脉弓、颈内动脉异常迂曲，于左侧大脑前动脉A1段远端发现一瘤颈宽约2.5mm，瘤体仅长1.3mm的宽颈动脉瘤，瘤颈：瘤体比1.92 ：1，确诊为左侧大脑前动脉宽颈动脉瘤。由于此例患者动脉瘤的瘤颈体比值高，加之患者高龄、高血压病、糖尿病、动脉硬化血管条件差等诸多不利于手术的因素，不适于行开颅动脉瘤夹闭术；而颅内宽颈动脉瘤由于瘤颈较宽、完全栓塞率低、弹簧圈解脱后易进入载瘤动脉造成脑梗死等特点，目前仍是血管内治疗的难点之一。李刚教授主持科内专家共同分析病情，综合评估了患者各方面情况及可能采取的手术方式，最终决定采用支架辅助血管内治疗，麻醉科费建春副教授亲临病房对病人进行术前状态评估，江玉泉教授会同李海燕等一起制定了周密的围手术期诊疗护理方案。齐鲁医院介入放射科大力支持，第一时间为病人安排了急症手术，王东海副教授术中克服了颅内血管严重痉挛、血管硬化入路困难等诸多不利因素，将一枚Enterpise支架精准的半释放于动脉瘤颈口近端，再向动脉瘤内填入一枚弹簧圈，继而将支架释放到位，弹簧圈被准确压入到动脉瘤内，血管造影显示动脉瘤被完全栓塞不再显影，手术顺利完成。在医护人员的精心呵护下，老人成功渡过术后血管痉挛、血栓形成的危险期，已康复出院。

目前，随着神经介入新技术和新材料的广泛应用，颅内动脉瘤的血管内治疗已取得长足进步，宽颈动脉瘤的介入治疗效果已逐渐发生了质的飞跃。经过近六年的努力，齐鲁医院神经外科血管病专业在相关科室的大力支持下，已经熟练掌握颅内复杂动脉瘤的手术与介入诊疗技术，同时对颅内巨大动静脉畸形、复杂的海绵窦瘘、硬脑膜动静脉瘘、脊髓血管病的诊治工作也上了一个新台阶。

（原载 2011 年 5 月 26 日《当代健康报》）

# 山东大学齐鲁医院
# 成功切除高难度腹膜后盆腔巨大肿瘤

刘崇忠 田玉清

山东大学齐鲁医院普外科东五病房与骨外科联合成功实施了难度极高的小盆腔巨大腹膜后肿瘤切除术，病人已于近日康复出院。

该患者24岁，因“夜尿增多、尿频6个月，小便不尽1个月”入院，入院诊断为盆腔肿瘤，肛诊时距肛门3cm可触及质硬肿物，活动度差，腹盆腔CT及磁共振均可见一20cm×15cm×15cm盆腔肿块，起源于梨状肌下孔，与直肠、子宫、阴道、输尿管、膀胱、尿道、股神经、髂血管等关系密切。因盆腔操作空间狭小，肿瘤体积大，且与周围组织器官关系密切，手术可能会造成骶前静脉损伤导致致死性的大出血，可能损伤输尿管、膀胱、尿道、生殖系统以及下肢感觉运动神经等导致生育障碍及大小便失禁或截瘫等风险。

经详细周密的术前讨论和准备，在智绪亭教授的指导下，由朱民副教授主刀，刘崇忠主治医师为助手，为患者实施腹膜后盆腔肿瘤切除术，术中探查发现肿瘤几乎占据整个小盆腔，无充分的操作空间，无法常规安全暴露、分离肿瘤，强行分离可损伤临近脏器组织，遂决定切除耻骨支及坐骨支以充分暴露肿瘤，提供有效的操作空间。经骨外科李昕上台会诊，切开耻骨联合，切断左耻骨支及坐骨支，保留坐骨结节，将耻骨支及坐骨支移除，充分显露肿瘤，将其完整切除，然后将切除的坐骨支，耻骨联合、耻骨支原位回植行钢板内固定术，术后患者恢复良好，顺利出院。

联合耻骨联合、耻骨支及坐骨支切除为小骨盆腔巨大腹膜后肿瘤切除提供了良好的新的手术入路和方法，耻骨联合、耻骨支原位回植行钢板内固定术，重建了骨盆的稳定性。该手术难度极高，标志着山东大学齐鲁医院在腹膜后肿瘤治疗方面跨入全国领先行列。

（原载2011年6月30日《现代医院报》B版）

# 将优质医疗资源“输入”新疆

田可新 吕军

不久前，山东大学齐鲁医院对口支援新疆地区医院建设高端远程会诊项目正式启动。在启动仪式上，齐鲁医院院长李新钢作了远程会诊演示。卫生部部长陈竺出席启动仪式并给予高度评价，说齐鲁医院为全国医疗信息化带了一个好头。

多年来，国家为改善边远地区的医疗卫生条件，推行了多项强力帮扶措施，随着“以卫生信息化建设实现远程医疗援助”工作的开展，远在数千里之外的边疆人民也开始享受到了优质、高效的医疗卫生服务。

## “跨越空间”的连线

83岁的患者阿依泊，生活在距新疆维吾尔自治区乌鲁木齐市1500公里的喀什地区，日前由于高烧昏迷住进了喀什地区第一人民医院。老人年事已高，又患有高血压、皮肤癌、胆囊炎，如何对其治疗让当地医生“犯了难”。6月14日，一场专门针对如何救治阿依泊的会诊举行，而参加者除了来自新疆维吾尔自治区人民医院、喀什地区第一人民医院的专家，还有山东大学齐鲁医院的医学专家，他们以实施在线视频的方式实现了“三地会诊”，并最终确定了最佳治疗方案。这让正在新疆维吾尔自治区人民医院调研的卫生部部长陈竺全程观摩后欣慰地表示，“高端远程医疗技术使山东大学齐鲁医院病理科的力量辐射到新疆维吾尔自治区人民医院及喀什地区第一人民医院，为全国的医疗信息化带了一个好头。”

原来，根据卫生部《关于2010年远程会诊系统建设项目管理方案的通知》的总体部署，山东大学齐鲁医院被指定为援建新疆远程诊疗的部级医院，已在国内首次实现两地跨省区联合网络会诊，建立了辐射全新疆的远程会诊系统。而这次“跨越空间”的“连线”，正是这项工作的一次成功体现。

如今，齐鲁医院与新疆维吾尔自治区人民医院之间开通了10兆专线的高端远程会诊体系，并下连40家县级医院，开通了4兆专线的远程会诊体系，终端实现无线、可移动，影像、病理、心电等各种传输信息的效果早已达到了高清、高速、稳定。

## 省钱高效的医疗合作网络

“专线专网是新疆远程医疗体系建设的一大主要特征，它改变了以往的远程连接方式，县级医院可直接通过无线上网，形成即通即诊。”山东大学齐鲁医院信息中心主任李勇向记者介绍，正是在这一高效、顺畅的远程会诊平台上，不少新疆的患者与远方的医学专家“见了面”，已经享受到了山东医生提供的高水平医疗服务，甚至远在新疆基层医院里正在进行的手术，山东的专家也能通过这种方式进行实时指导。

“以往，许多边远地区基层医院的基层病理诊断专家匮乏，有时提取组织、细胞、血液等做成切片，阅片后却难以确诊，这常常需要再邮寄甚至亲自送到大医院向专家求助，浪费了大量的人力和物力，而远程医疗新技术已经改变了这种模式。”齐鲁医院一位医学专家表示，该院的病理学是国家的重点专科，远程医疗让该院的这一“强项”彰显出了更大的力量。而除此之外，他们还将以往相关但相对独立的心脏远程监护、神经内科等远程医疗工作进行整合，并成立了山东大学齐鲁医院网络医学中心，增强了更多学科的远程会诊能力，使远程医疗的软硬件条件均得到不断完善。

“以前不能远程会诊时，重症患者要从地州转过来，在路途中危险性很大。”新疆医科大学第一附属医院发展改革部主任姜小明表示，新疆地广人稀，地州患者到乌鲁木齐市看病路途遥远，“看病难”一直困扰着地州的患者。而如果按县级医院平均住院费用2300元、地州医院5000元、新疆大型三级甲等医院平均住院费用12000元计算，平均每名患者留在当地治疗可直接节省费用7000～9700元，再加上往来交通、食宿的开销，节省得会更多，从这一点上看，远程会诊还有效缓解了群众看病难、看病贵的问题。

## 让 90% 的患者实现属地诊疗

“目前，我们在大力开展相关工作，就是希望通过对口支援新疆地区医院建设高端远程会诊项目，能够将最先进的技术和理念带到新疆，真正让新疆各族百姓充分得到实惠。”山东大学齐鲁医院院长李新钢表示，该院自 2003 年起就率先在全国推行了远程会诊工作，到如今已经积累了较为丰富的“实战经验”，有能力、有资源、有技术做好这项工作。“现在，我们已经实现了‘网上预约专家、点名挂号’。随着该项目的不断完善，新疆各族百姓也可以第一时间通过网络会诊中心预约到山东大学齐鲁医院的知名专家，然后，我院的知名专家就能会同新疆专家，联合进行专业的会诊并确定最终诊疗方案。”

据了解，未来山东大学齐鲁医院参与的远程会诊，还会将工作拓宽到重症医疗会诊等更多方面，特别是将继续加大远程网络医院与新疆兵地两家远程医学中心的对接力度，进一步建立辐射地州市县以及镇、乡、村的体系。同时，该院还将建立长效机制，从真正意义上实现“属地诊疗、正确转诊、疑难病例少出本地区”，让这项惠民工程促使约 90% 的属地病例能够通过远程平台实现属地诊疗，在保证最快时间挽救偏远地区疑难、重症患者生命方面发挥独特作用。

（原载 2011 年 7 月 7 日《大众日报》第 18 版）

## 齐鲁医院卫生援疆工作取得新突破

# 对口支援新疆地区医院高端远程会诊项目启动

宿可伟 吕军

近年来，国家对于新疆地区的援建力度不断加大，新疆地区在社会各界的关注和支持下日益富饶美丽。日前，在卫生部支持下，山东大学齐鲁医院开展的远程医疗会诊项目大大提高了新疆地区病患的就医质量，对于改善新疆地区的医疗条件作出了重大贡献。

### 视频会诊“巧手”化平安

日前，距新疆维吾尔自治区乌鲁木齐市1500公里的喀什地区第一人民医院接收了一名“棘手”的病人——83岁的阿依泊老人，老人来到医院时已经陷入发烧昏迷的状态，因有高血压、皮肤癌、胆囊炎等病史，加上患者高龄，复杂的病情给治疗带来了鲜见的难度。幸运的是，根据卫生部《关于2010年远程会诊系统建设项目管理方案的通知》的总体部署，山东大学齐鲁医院承担了援建新疆远程诊疗的任务，已在国内首次实现兵地跨省区联合网络会诊，建立了辐射全新疆的远程会诊系统。得益于这次援建，6月14日，山东大学齐鲁医院、新疆维吾尔自治区人民医院、喀什地区第一人民医院的专家通过实时在线视频，展开三地会诊，在最短的时间内为阿依泊老人制订出了最佳的治疗方案。

当天正在新疆维吾尔自治区人民医院调研的卫生部部长陈竺，在观摩全程后欣慰地说：“3个现场进行的远程医疗诊治，采用的技术就其质量、视频效果及其分辨率都是一流的。”陈竺表示：“高端远程医疗技术使山东大学齐鲁医院病理科的力量辐射到新疆维吾尔自治区人民医院及喀什地区第一人民医院，为全国的医疗信息化带了一个好头。”今后，利用远程会诊技术为相隔数千里外的新疆地区患者诊治疾病，将成为山东大学齐鲁医院卫生援疆工作中的又一重大突破。

## 会诊眼线“看遍”全疆

自古以来，新疆地区地大物博，但因地处边远，地广人稀，国内先进的医疗技术普及难度较大，当地居民的看病就医问题比较突出。自治区的基层医院及县、乡两级医疗卫生服务机构无法满足周边地区医疗救治和应急保障的需求。“以前，重症患者从地州转过来，由于交通不发达，路上具有很大的危险性。”新疆医科大学第一附属医院发展改革部主任姜小明表示。按县级医院平均住院费用 2300 元、地州医院 5000 元、新疆大型三级甲等医院平均住院费用 12000 元计算，患者留在当地治疗可节省费用 7000 ~ 9700 元。这对于经济水平相对落后的新疆地区的患者而言，无疑具有很重要的意义。

为提高新疆地区的医疗条件，提高当地居民的就医质量，卫生部高度重视新疆地区的医疗信息化建设，积极推进面向基层的高端远程医疗技术，以促进新疆卫生事业实现跨越式发展。2010 年 12 月，山东大学齐鲁医院积极响应卫生部号召，认真研究部署对口支援新疆远程会诊工作，迅速整合心脏远程监护、神经内科等医院原有信息系统资源，成立山东大学齐鲁医院网络医学中心，实现了国内首次的兵地跨省区联合网络会诊，建立了辐射全新疆的远程会诊系统，与新疆维吾尔自治区人民医院之间开通了 10 兆专线的高端远程会诊体系，并下连 40 家县级医院，开通了 4 兆专线的远程会诊体系，可高清、高速、稳定地传输影像、病理、心电等各种病患信息。截至目前，齐鲁医院已与新疆维吾尔自治区人民医院、新疆医科大学第一附属医院、新疆喀什地区第一人民医院等多家医院正式实现了远程会诊的对接工作，并计划于今年年底在新疆范围内实现专网县县通会诊体系建设，保证约 90% 的属地病例能够通过远程平台实现属地诊疗。

“专线专网是新疆远程医疗体系建设的一大主要特征，它改变了以往的远程连接方式，县级医院可直接通过无线上网，形成即通即诊。”山东大学齐鲁医院信息中心主任李勇说。据了解，远程会诊中心可同时安排 10 位专家进行会诊，从患者提出申请开始，普通会诊8小时内完成接诊，急会诊在半小时之内应诊，目前已开展了普通会诊、专家会诊、急会诊、多科会诊等业务，使新疆偏远地区的患者在家门口就可得到齐鲁医院专家的会诊，大大缓解了该地区“看病难”的现状。

## 医疗援疆细水长流

除了远程会诊技术之外，齐鲁医院多年来致力于对口支援新疆地区医院建设。2010年3月，山东大学齐鲁医院儿科PICU（重症急救）主任杨杰自愿报名加入到第六批援疆干部队伍，来到了新疆医科大学第一附属医院。在被任命为新医大一附院儿科主任后，杨杰加强科室管理，积极推广、应用新技术、新项目，为新医大一附院儿科培养了一支技术过硬、能力卓著的医疗队伍，为新疆医疗卫生事业作出了突出贡献。

而像杨杰主任这样活跃在新疆地区医疗战线上的齐鲁医院人还有很多。同时，齐鲁医院已于新疆地区多家医院建立了长期交流合作计划，除派遣专家前去支援工作外，还定期接收新疆地区医院医生到齐鲁医院学习交流，为新疆地区医疗卫生事业发展积蓄人才。

山东大学齐鲁医院院长李新钢表示，医院今后还将进一步扩大与新疆地区各医院的交流与合作，让齐鲁医院的医疗资源充分为新疆地区广大患者所用，成为解决新疆地区人民群众看病难问题的重要工具。

（原载2011年7月12日《齐鲁晚报》B05版）

# 以国际领先技术保障患者健康

## ——山东大学齐鲁医院腹腔镜外科专业团队侧记

吕军 张光永 程志强

“服务好、质量好、医德好，群众满意”，这是新医改背景下，各级医疗卫生机构工作的重要内容。而如何让“三好一满意”达到最佳效果？医疗机构能否提供技术高超的诊疗服务是一个关键。作为拥有先进医疗技术、优质医疗资源的山东大学齐鲁医院，一直将不断开拓进取、努力提高医术作为发展的重中之重。日前记者在对该院普外科采访中发现，该科室的“三个一”，恰恰从不同侧面展示了该专业、该科室乃至该院勇于探索、不断创新，努力保障人民群众身体健康的实力和决心。

### 一次国际领先的手术

2011 年 5 月 23 日，山东大学齐鲁医院普外科胡三元教授和何庆泗教授及共同领导的团队成功地实施了国际第二例单孔腹腔镜经腹会阴联合直肠癌根治术。

据了解，该患者为老年男性，今年 62 岁，因肛门坠胀伴腹泻半年多而入院接受治疗，术前肠镜及病理活检结果证实其患了直肠腺癌。当时，该院普外科胡三元教授及何庆泗教授共同领导的团队综合病情及各项检查，认为术前患者直肠癌诊断明确，应该行手术治疗。但患者年龄较大、营养差，术后常规手术切口并发症风险高，考虑到上述因素，也为了减轻病人的创伤，手术团队决定行单孔腹腔镜直肠癌根治术（Miles 术式）。手术过程中，仅在左下腹部做一直径约 2cm 切口，通过这个仅有的切口中置入腹腔镜及各种操作器械，按腹腔镜直肠癌根治术（Miles 术式）标准程序操作，将肿瘤完整切除并进行了盆腔淋巴结清扫后，于腹部 2cm 直径的切口处进行乙状结肠造瘘，手术顺利完成。通过手术后的营养支持、预防性应用抗生素等治疗，患者恢复良好，目前已康复出院。

由于采用了单孔方式进行手术操作，唯一的手术切口被用作造瘘口使用，使得腹部无其他手术瘢痕，不但减小了手术所致组织创伤，而且还避免了直肠癌手术常见的切口感染及愈合不良等并发症。据了解，经检索国内外文献，本次手术为国际第二例单孔腹腔镜经腹会阴联合直肠癌根治术，技术处于国际领先水平。

## 一个“专攻难题”的团队

完成这次国际领先水平手术的，是怎样的一个团队？那便是在全国最早开展腹腔镜手术的单位之一、始终在全国处于领先地位的山东大学齐鲁医院腹腔镜外科专业团队。与传统手术相比，腹腔镜手术创伤小，美容效果好，仅需在腹壁上做数个直径 0.3 ~ 1.0cm 切口；术后恢复快，住院时间短，因此深受患者欢迎。上世纪 90 年代，腹腔镜技术兴起之初，齐鲁医院在国际上率先开展了腹腔镜胆总管切开取石术，此后，在胆道疾病、脾脏疾病、结直肠癌等疾病的腹腔镜手术治疗方面，在全国和山东开创了多个第一，同时把腹腔镜在普外科其他疾病及其他外科领域进行了进一步推广。

近年来，根据腹腔镜外科进一步微创化的发展趋势，山东大学齐鲁医院普外科胡三元教授领导的腹腔镜外科专业团队开展了多种国际及国内首例单孔腹腔镜手术。2008 年，他们在国内率先开展了经自然腔道内镜手术的动物实验，并于同年完成了国内首例真正意义上的“经脐单孔腹腔镜胆囊切除术”，成为了我国“无瘢痕腹腔镜手术”的第一个里程碑，次年又完成了国内首例内镜下“经胃胆囊切除术”，而后，为了进一步改进单孔腹腔镜技术，齐鲁医院在国际上率先开展了多种经脐单孔悬吊腹腔镜手术，使得“无瘢痕手术”成为了现实。

到目前为止，山东大学齐鲁医院腹腔镜外科探索完成了许多高难度腹腔镜手术，山东省首例腹腔镜胃癌根治术、腹腔镜肝叶切除术，腹腔镜胰体尾切除等。而同时，根据近年来腹外疝特别是腹股沟疝发病率增高的趋势，针对传统疝修补术后易复发的特点，该科率先在省内进行了各种腹腔镜腹壁疝无张力修补术，显著降低了术后复发率，以其疗效肯定、创伤小、美容效果好等优点赢得了广大患者的青睐。

## 一位不断创新的带头人

先进的团队自然离不开学术带头人的引导和带动。由于在腹腔镜外科方面开拓性的学术工作，该专业学术带头人胡三元教授被遴选为山东大学二级教授，被授予“山东省医学领军人才”“山东省卫生系统中青年重点科技人才”等称号。同时，胡三元还担任着卫生部 NOTES 专家指导委员会副主任委员，中华医学会消化内镜分会 NOTES 学组副组长、山东省医学会腹腔镜内镜外科学组组长等职务。由于对腹腔镜及内镜事业作出的巨大贡献，胡三元教授连续三年被中国医师协会授予内镜医学最高奖“恩德思奖”和“中国内镜杰出领袖奖”，被中国科学院黄志强院士誉为“开拓我国腹腔镜外科的先驱者之一”。

正是在胡三元教授的带领下，该专业的教、科、研方面成绩十分显著。他们创办了全国唯一的腹腔镜外科专业刊物《腹腔镜外科杂志》，创建了“全国腹腔镜医师培训基地”，并在 2007 年通过了卫生部的严格评审，成为首批“卫生部内镜诊疗技术培训基地”；他们开拓性地进行了一系列腹腔镜技术的基础及临床应用研究，其中“腹腔镜技术基础及临床应用系列研究”获山东省科技进步一等奖，“电视腹腔镜联合纤维胆道镜在肝内外胆管结石治疗中的推广应用”获教育部科技进步二等奖。

（原载 2011 年 7 月 28 日《大众日报》第 14 版）

# 医者仁心　大医精诚

## ——山东大学齐鲁医院公益事业发展纪实

严连生　吕军

### 中西交汇，医者仁心

百余年间，山东大学齐鲁医院已从当年华美医院的数间诊所发展成今天现代化的三甲医院，虽然建筑外观焕然一新，但立于医院科研楼下的那块刻于1934年的“博施济众”奠基石却仿佛在告诉大家齐鲁医院的精神依旧。而大医精诚、大爱无疆、博施济众便是贯穿着齐鲁医院120年历史而不变的核心精神。

1890年，美国基督教传教医师聂会东在登州行医近十年后来到了济南，在东关华美街上扩建了“文士医院”，重新定名为华美医院，此即为山东大学齐鲁医院之肇始。而自成立之初，医院便开创了博爱的公益传统：作为济南首家西医诊所和分科最全的医院，该院实行男女分诊，一般免费诊疗，并开始实行医护分工。其后数十年间，无论是合并成“济南共和医院”，还是之后改称“齐鲁大学医科附设医院”，医院都保持了热心公益的优秀传统，也正是得益于这种积极的态度，齐鲁医院发展迅速，在全国也颇具影响，与北京协和医院、上海同济医院、成都华西医院一并称为建国前中国四大教会医院。而建国后，尤其是改革开放30年来，齐鲁医院也伴随着时代步伐取得了长远的发展，但仍然不忘体现着自己“医者仁心”。

### 爱洒齐鲁，博施济众

“人道主义在这里发扬光大，救死扶伤是我们的诺言。”诚如《齐鲁医院院歌》里的歌词所述，医院自身十分注重社会责任的承担。在泉城济南，齐鲁医院时常会举办相应的健康义诊和卫生讲座。2010年6月爱眼日到来时，齐鲁医院先是在槐荫广场进行保健宣传并接受了群众的现场咨询，而后又组织了教授李维宁等八人的医护队伍来到山东省老年大学，为老年大学的学员及附近居民近200人进行了免费诊治。而在之前的2005年9月，由山东省慈善总会“山东慈善保康复明基金”举办的“爱心复明——慈善救助贫困老年性白内障患者复明”活动启动仪式也在山东大学齐鲁医院举行，该项活动共投入100万元，专项救助贫困老年性白内障患者实施复明手术800例。

“看病难，看病贵”一直是社会所关注的焦点问题，为此，自2006年4月起，山东大学齐鲁医院便开始积极实施“惠民医疗工程”，把城镇特困、低保、残疾人、烈军属及农村特困人群作为惠民医疗对象，共开设60张惠民病床，并在每专业科室都设立了惠民门诊，同时推出的惠民举措包括病房三免、门诊四免、检查治疗十五减等，减轻了患者不少的经济负担。如此之例，不胜枚举，医院健康体检中心主任张志勉在2010年全国“健康管理社区行——社区全科医生公益性培训”工作总结大会上获得了先进个人荣誉称号，而这也是整个齐鲁医院公益心的一个缩影。

“博施济众”是齐鲁医院120年传承下来的精神底蕴，而“博施济众”所贵之处便在于“博”、“众”二字。齐鲁医院在泉城悬壶济世的同时，也积极响应国家号召，博施济众，送医下乡。2008年齐鲁医院便专程在淄博市桓台县举行了“情注三农，心系桓台”的大型义诊活动。在之后的2009年5月，齐鲁医院还与桓台县人民医院签订了对口支援协议。当月底，齐鲁医院便向对口支援单位派驻医师，开展为期三年的帮扶工作。

为促进全省卫生系统人力技术资源向基层流动，提升基层医疗单位的医疗卫生服务保障能力，山东省卫生厅推出了“卫生强基”工程。齐鲁医院高度重视此项工作，不仅组织召开了落实省厅实施“卫生强基工程”意见的专项工作会议，而且还成立了实施“卫生强基工程”领导小组及办公室，专门制定了贯彻落实省厅精神的实施意见，在全院干部大会上进行了广泛动员。而在2009年的“卫生强基”工作中，齐鲁医院对口帮扶平邑县人民医院等4家县级医院、民族社区卫生服务中心等3个社区卫生服务中心。2009年全年齐鲁医院共派出专家100余人次进行对口帮扶，开展手术50余台，诊疗患者近400人次，讲座15次，取得了良好的社会效益，其中医院与民族社区的合作也已成为省市两级“卫生强基”工作的优秀典范。

而在送医下乡的过程中，齐鲁医院并没有忘记那些当年作出巨大贡献的革命老区。2009 年 10 月中旬，时逢国庆 60 大典之际，齐鲁医院副院长高海青一行来到了革命老区蒙阴县，将价值 30 万元的“U-9958”心脏远程移动监护系统设备赠与了蒙阴县人民医院。随后，医院工作人员又来到支前模范“沂蒙六姐妹”的家乡野店镇烟庄村，看望慰问支前模范“沂蒙六姐妹”。齐鲁医院医护人员为伊淑英、张玉梅和伊廷珍三位老人带上心脏监护预警器，给她们做了细致的健康检查，让几位老人十分感动。2010 年 8 月，医院又派医疗专家和职工代表赴沂源看望特级革命伤残军人、全国劳动模范——朱彦夫，并为朱老送上了日常用药和保健品，随行的专家为朱老做了细致的体检，并对朱老的日常用药注意事项做了详细解释和指导，将齐鲁医院职工的关切之情带给了老人。

近年来，支援新疆工作一直受到国家高度重视。根据卫生部《关于 2010 年远程会诊系统建设项目管理方案的通知》的总体部署，山东大学齐鲁医院承担了援建新疆远程诊疗的任务，并在国内首次实现兵地跨省区联合网络会诊，建立了辐射全新疆的远程会诊系统。与新疆维吾尔自治区人民医院之间开通了 10 兆专线的高端远程会诊体系，并下连 40 家县级医院，开通了 4 兆专线的远程会诊体系，可高清、高速、稳定地传输影像、病理、心电等各种病患信息。截至目前，齐鲁医院已与新疆维吾尔自治区人民医院、新疆医科大学第一附属医院、新疆喀什地区第一人民医院等多家医院正式实现了远程会诊的对接工作，并计划于今年年底在新疆范围内实现专网县县通会诊体系建设，保证约 90% 的属地病例能够通过远程平台实现属地诊疗。对此，卫生部部长陈竺表示：“高端远程医疗技术使山东大学齐鲁医院病理科的力量辐射到新疆维吾尔自治区人民医院及喀什地区第一人民医院，为全国的医疗信息化带了一个好头。”

## 大医精诚，兼济天下

一方有难，八方支援，在全国多次抢险救灾工作中，都活跃着齐鲁医院工作人员的身影。2003 年 4 月 28 日，正在非典肆虐之际，山东大学接到教育部的紧急通知："立即派一支思想技术过硬、医德医风高尚的骨干医疗小组赴京执行抗击非典任务。"而这支在中央党校抗击非典的医疗组也不畏险阻，始终奋战在抗击非典的第一线，取得了巨大的成绩，时任中央党校常务副校长的虞云耀在接见齐鲁医院医疗小组时也激动地说："你们在这个非常的时期、非常的时刻，来到北京，来到中央党校，代表着山东人民对首都人民的深情厚谊，你们是友谊的使者，更是真心英雄！"

2008 年 5 月 12 日汶川大地震发生后，齐鲁医院按照省委、省政府和卫生部的统一部署，先后组建了三批医疗救援队共 13 人，奔赴四川抗震救灾一线。5 月 13 日晚，齐鲁医院医疗队便在雨中赶到都江堰市人民医院，医疗队员与当地部门沟通后，冒雨在院外的大街上搭建帐篷，立即投入到抗震救援的工作中，在不到两天的时间里，他们救治伤者近 200 人。与此同时，后方的职工们也心系着灾区。齐鲁医院全院职工在首批为灾区募集捐款 37 万元之后，5 月 22 日上午，医院再次掀起捐款热潮，仅半天时间又募集捐款近 50 万元；还有很多人在献血地点排队等候，其中放疗科工程师张学峰在泉城广场排队等候 4 个多小时，终于献了 400 毫升鲜血。在灾区救助工作中齐鲁医院作出了巨大贡献，普外科医师牛军等五人因表现突出荣获二等功，而齐鲁医院抗震救灾医疗救护队也荣获全省卫生系统抗震救灾先进集体称号。在灾后的重建中，齐鲁医院工作人员也积极参与其中，医院医疗队便前赴四川绵阳市安昌镇灾区，开展了为期 3 个月的援建工作。而在青海玉树地震之后，齐鲁医院也和山东大学第二医院共同组成了山东大学救灾医疗队，又赶赴救灾一线，抢救生命。

除了对灾区的大力支援之外，齐鲁医院还积极响应国家卫生部支援西部的号召，早在 1977 年山东省组建第三批援藏医疗队时，医院便有 6 位医生请缨领命，深入雪域高原。而自 2005 年起，齐鲁医院每年都会向西部地区派出医疗队进行为期一月左右的医疗支援，宁夏固原、中宁，重庆云阳、黔江都留下了他们的足迹，正是伴随着他们的足迹，齐鲁医院的医者仁心也传遍了全国。

## 国际天使，大爱无疆

国际交流也在院史长河中闪耀着光辉的一页。山东省自 1968 年以来开始进行对坦桑尼亚、塞舌尔等非洲国家的医疗技术支援工作，四十余年来齐鲁医院派出了大批的专家医生远赴非洲参加援助医疗队，把自己的爱心带出了国界。2008年11月，中国援非医疗队山东援坦桑尼亚40周年表彰大会举行，并由山东卫生厅主编出版了专门记述中非友谊和援外医疗队的丰功伟绩的大型纪念画册《永远的记忆》，其中齐鲁医院的专家和医生在此历史画卷中留下了光辉的篇章。

据初步统计，1968 ~ 2008年的40年期间，齐鲁院共派出医生和专家65人，参加了赴坦桑尼亚、塞舌尔和西萨摩亚等中国援外医疗队，将自己辛勤的汗水洒在了异国的土地上，浇灌着中非人民之间的友谊。

坦桑尼亚首都医学中心创伤外科主任，后来担任坦桑尼亚卫生部部长的萨隆迪教授就曾在全院职工大会上十分友好地说："中国专家对非洲医生不仅授之以鱼，而且还授之以渔。"坦桑尼亚质朴的人民称赞中国医生是白衣使节，而这位援非的老医师自己也感叹："在非洲播撒的中国神经外科的种子必将成长为非洲生机盎然的大树，永远成为中非友谊和中非医学史上的光辉丰碑。"齐鲁医院为发展中外人民友谊作出的贡献不可磨灭，而这跨越国界的友谊也深深地体现着医院"大爱无疆"的医者仁心。

## 得道多助，延续辉煌

齐鲁医院120年如一日的公益奉献，得益于其世代传承的"博施济众"精神，而更重要的一点是医院已经根据多年的经验总结和自身特点把公益活动日常化、制度化、规范化。2009年，医院在工作报告中明确提出了"推进应急和公共服务体制机制建设，进一步强化社会服务能力"的任务和目标，共涉及到四个方面："增强突发公共卫生事件应急能力，提高重大活动医疗保障水平；担承社会责任，提供高水平医疗服务；加大医保管理体制机制建设；继续推行医院集团化经营，大力拓展社会服务空间"。公益活动的日常化和制度化使得奉献几乎成为了齐鲁医院的习惯：每年"七一"前后，齐鲁医院干部保健科党支部总要组织一次大型的公益活动。此外每逢与卫生有关的节日和气候敏感的季节，齐鲁医院都会举行相应的免费咨询和义诊活动。

在公益活动的日常化上，齐鲁医院做得积极出色；而在应急处理方面，医院同样也是有条不紊。面对频繁的抗病救灾任务，齐鲁医院常年配备应急医疗队，一旦接到上级下达的任务，便携带药品、器械，随时奔赴省内外抗病救灾的前线：1998 年 9 月，江西九江发生特大洪灾，齐鲁医院便派出 4 人医疗队第一时间奔赴救灾。而在 2009 年甲型 H1N1 流感防治工作中，面对疫情，医院迅速采取应对措施，加强感染病科力量，完善各病房隔离防范体系，建立良好的转院机制，不仅圆满地完成了院内防治任务，同时还对口支援省胸科医院、聊城市、菏泽市，共派出专家 99 人次，抢救甲流重症患者 107 人次。在承担山东大学 3 个校区的甲流防治任务之时，医院调度了 9 批共 78 人长驻大学开展防治工作，患病学生治愈率达 100%，得到了社会各界的广泛好评。

得道者，多助也。公益不仅是在帮别人，而且还是在帮自己。120 年间，齐鲁医院从一家教会诊所发展成为今天以医术精湛、人才荟萃、设施先进、服务优质而著称的大型三级甲等综合医院，改革开放 30 年来更是每年都上一个台阶。

几年前，齐鲁医院提出了自己的发展愿景："传承百年基业，铸就长盛品牌"，如今思来，支撑起这个百年基业、长盛品牌的基石，不正是"医者仁心、博施济众"的精神么？

（原载 2011 年 8 月 22 日《齐鲁晚报》T11 版）

## 山东首家个体化药物治疗基因检测机构成立

# 吃药也将可“量体裁衣”

李永明

“是药三分毒”，这让老百姓尤其是癌症等重症患者对药物又爱又恨。如何避免仅靠医生个人经验开处方，从而实现依据不同个体差异合理用药？随着人类基因组计划完成，一个基于每个人的基因差异引导“个体化药物治疗”的时代正拉开帷幕。近日，山东省首家个体化药物治疗基因检测机构在山东大学齐鲁医院成立，将联合中国工程院院士周宏灏及其团队，探索基因检测基础上的“个体化医疗”之路。

### 基因密码决定每个人用药差异

山东大学齐鲁医院临床药理研究所专家魏春敏解释，基因是生命的密码，人的性别、性格、长相、身高等均与之密切相关。不同个体对药物的反应敏感还是不敏感，由遗传因素决定，通过破解相关基因的密码，医生就可以科学地而不是臆断地决定某一位患者该使用哪种药，用量应该是多少。

魏春敏说，在中国工程院院士周宏灏及其团队的技术支持下，将能通过基因检测指导更多病种，有助于更多临床医生合理选择药物；同时，基因检测还能帮助制药企业更快地研发和推广新药。

### “量体裁衣”用药已成为可能

“与传统千篇一律的‘经验型’用药相比，根据病人个体的遗传结构差异，可实现‘量体裁衣’式的个体化用药方式，这也将成为未来理想的治病新模式。”中国工程院院士周宏灏表示。与药物相关基因的变异，导致有些病人需要超出标准剂量的药物才能有治疗效果，有些病人却只需要 1/10 个标准剂量就能达到最佳疗效，否则就会引起不良反应。“‘个体化药物治疗’通俗解释就是将根据病人基因结构信息，尤其是发生变异的基因结构，有针对性地选择药物，并确定最适合病人的用药剂量。”周宏灏说。

## 未来前景：每个患者将有基因档案

“我们是对药物进行用量检测，并不是针对特定某一种疾病。”周宏灏说，一些认为所有药都需要“量体裁衣”，实际上这样的观点不正确。“个体化医疗”主要强调基因是否变异，因而只有与基因有肯定关系的药物才具有测定基础，例如糖尿病、肿瘤病、精神病等的相关药物与人体基因存在肯定关系，因而这类药物的个体化用量是研究的重点。

周宏灏及其研究团队成员希望，在不远的将来，病人就医时随身携带一张储存着与药物代谢以及药物治疗相关的基因档案，据此，医生可以根据病人的不同基因型实施给药方案，以达到最理想的效果。

（原载 2011 年 8 月 30 日《济南时报》A15 版）

# 百年砥砺话沧桑　医者仁心著华章

## ——写在山东大学齐鲁医院华美楼正式启用之际

严连生　吕军

山东大学齐鲁医院是山东大学附属医院，也是国家卫生部的直管医院，作为一所综合实力雄厚、医疗资源丰富、在省内外均享有很高声誉的百年名院，她的成长与发展一直牵动着社会各界的心。10 月 16 日，该院全力建设、精心打造的新门诊保健综合楼——华美楼正式启用，这无疑在健全、完善医院硬件建设的同时，更使其提供的医疗卫生服务走向“更优”“更精”“更强”，从而进一步推动医院大跨步向前迈进，在省内医学界起到引领作用。

### 新大楼，是平台，更是桥梁

2006 年 12 月正式开工，2008 年 4 月完成主体建设封顶，2010 年底完成内部安装及装饰装修、通过各项验收正式竣工，2011 年 6 月下旬开始试运行……五年的时间，一栋气势宏伟、功能齐全、设计人性化的门诊保健综合楼的面纱逐渐被揭开。

看看新大楼外观——它位于医院院区东侧，南临文化西路，北至广智院南侧，南北向长 78.14 米，东西向长 125.38 米，建筑高度 54.45 米，总建筑面积为 13.6 万平方米，是目前山东省内各大医院中单体建筑面积最大的医用综合楼。以红色到黄色的渐变色调填充的主要立面，使整栋建筑显得简洁、大气，而金色遮阳板和入口处的玻璃雨棚，搭配上灰色调的铝单板，又让大楼显得非常明快。

瞧瞧新大楼的内部——整栋大楼分地下两层，地上 13 层和 1 层设备层，其中地下两层主要为医技检查区，1 ~ 3 层为门诊医疗区，4 层为 47 间层流净化手术室、CCU 监护病房，5 ~ 13 层为外科病房、保健病房等；楼内共设有 25 部电梯，其中5部医梯，10部客梯，2部专用电梯，2部医用垃圾电梯，4部消防电梯设在南北塔楼两端。自动扶梯从地下二层至地上四层每层2部。室内的装修采用的是欧式设计，各层功能区域明朗、病房宽敞明亮，现代感十足。“最重要的是看病方便多了。”前来求诊的群众激动地表达这样的感受——“导医的工作人员微笑着详细指路，有了难题找她们会得到极为耐心的解答”“挂号时间大大缩短了，取药还能听着叫号到指定窗口办理，快速又便捷”“候诊空间开阔了许多，病房特别干净敞亮”……人们欣喜地议论着，舒适的诊疗环境，“扩容”的医疗资源让他们切实感受到了医院为缓解“看病难”所作的努力。而据了解，大楼内设床位1700张，预计可容纳门诊病人260万人次/年以上，将有效地改善这所知名大医院曾经看病挤、住院难的状况。“而这也为医务工作者搭建了一个提高技术、提升服务的平台。”该院器官移植中心副主任、血液净化中心主任田军表示。大楼启用前，该中心位于医院的一栋二层小楼上，门诊是和其他科“拼”在一起的，有限的病房床位无法更好地满足患者及时就诊的需求。如今，新大楼的器官移植中心面积扩大到了原来的4～5倍，床位也大增，患者不仅能及时入院，而且还可以在舒适的环境内接受诊疗服务，而与此同时，配备的先进的办公、科研、教学设备也让科室有了“施展拳脚”更广阔的空间。“这将促进我们业务的进一步提升，更让中心‘以病人为中心’的服务品牌做得更加深入、细致。”“新大楼的启用更为医患之间架起了和谐沟通的桥梁。”该院小儿内科护士长张昕婷表示。与以前候诊空间狭小、环境嘈杂拥挤相比，如今的科室环境已经有了“质”的飞跃，候诊区建宽敞了，科室装饰漂亮了，还有7间诊室，有了儿科专用的急诊、药房……“温馨的氛围内，患儿及其家长焦急、烦躁的情绪能得到缓解，而医生的诊治更耐心，护士的呵护也更贴心，医患交流顺畅了许多，关系更加融洽。”

## 百年传承，坚守中追求“华美”

新启用的门诊保健综合楼还有个动人的名字，叫作“华美楼”。之所以如此命名，是因为其中蕴含着厚重而深长的意味，展示了山东大学齐鲁医院一直以来不变的坚守与追求。

“华美”在于历史悠长。1890 年，美国北美长老会传教医师尼尔·聂会东夫妇成立了济南首家西医诊所和分科最全的医院“华美医院”；1908 年，“华美医院”又与省内三家教会医院联合，组建了“共合医院”，逐渐发展成为当时国内实力较强、颇负盛名的医院之一；1917 年，合并了多家院校的齐鲁大学成立，“共合医院”改为齐鲁大学医科附设教学医院，称为“齐鲁医院”；1953 年，改名为“山东省立第二医院”，之后又先后被称为“山东医学院附属医院”“山东医科大学附属医院”，2000 年 10 月，新的山东大学成立，医院正式更名为“山东大学齐鲁医院”。院名的更迭，仿佛将医院 120 年的发展历程娓娓道来。从最初那所只有门诊没有病房的医院，到现在早已壮大成如今占地百余亩，拥有近百个临床医技科室、3000 余张床位的国内一流水平的大型综合性三级甲等医院。

“华美”在于勇攀高峰。1929 年，于复新主编的《实验诊断学》成为中国人编著的第一部检验学专著；1934 年，侯宝璋编著我国第一部病理学专著《实用病理组织学》；1947 年，孙鸿泉完成了国内首例内耳开窗术治疗耳硬化症；1952 年，尤家骏在国内首次制订了麻风病确认标准；1958 年，杨仁中创制了中国人工喉，建立了我国第一个语言康复基地；1991 年，沈柏均成功完成世界首例异基因无关供体脐带造血干细胞移植；医学大师赵常林、高学琴、孙桂毓、郑毓桂、张光溥、高仲书、朱汉英、张振湘、江森、王天铎、张茂宏、张运等不同时期、不同领域、在国内外享受较高声誉的专家、教授不断涌现……而如今，院士、千人计划、泰山学者、杰出青年、突贡专家、高级专业技术人员、青年医学骨干组建的高素质的人才队伍，以及 2 个国家重点学科、8 个省级重点学科、1 个省部共建国家重点实验室、5 个省部级重点实验室、8 个省卫生系统重点学科（实验室），3 个省级临床医疗中心，11 个国家临床重点专科建设单位等，构建了更强大的医疗技术网络，尤其在脏器移植、微创手术、介入治疗、分子生物学和基因诊疗技术等领域里取得了更令人瞩目的突破。

“华美”在于精品频出。历经几代人的共同努力，一大批高水平、有特色的科室为该院擦亮了品牌——心血管科，对心血管重构的易患基因、动物模型、调控机制、检测技术、预测指标和治疗方法研究深入，在心电图诊断、冠心病的基础和临床、心包疾病的诊治方面居全国先进水平，在超声心动图学领域，处于国际先进水平和国内领先水平；血液科，在疑难血液病诊治、止血和血栓以及免疫血液学研究方面居国内领先水平，科室设有国内一流的造血干细胞植层流病房，在白血病诊断方面保证了国内一流的诊断水平，对于再生障碍性贫血的诊治和研究处于国内领先地位；妇产科，其妇科肿瘤为优势专业，在学界享有盛誉，在卵巢癌基因治疗关键技术研发、早期诊断临床蛋白质组学技术、光动力学治疗、干细胞研究、产前诊断技术等方面取得重要成果；耳鼻咽喉科，是我国耳鼻咽喉科学的发源地和奠基地之一，自 20 世纪 50 年代起，该科就以内耳开窗术、颅脑手术、面神经减压、人工喉等享誉国内外，在头颈肿瘤治疗方面取得了一系列重要成果，在国内率先成功进行了颈总动脉的人工血管移植重建，在省内最早开展了电子耳蜗植入术、鼻内镜手术、悬雍垂腭咽成形术等微创外科手术；消化内科，在消化内镜技术、功能性胃肠病、胰腺疾病、消化道肿瘤、肝脏疾病等各种常见胃肠道疾病诊断和治疗方面具备丰富的经验，其共聚焦激光显微内镜技术处于国际领先水平，对胰腺疾病的诊断和治疗已经达到国内一流水平，尤其在慢性胰腺炎的早期诊断治疗、胰腺癌的早期诊断方面已经与世界水平接轨；形成了腹腔镜外科、肝胆外科、肝脏移植外科、胃肠外科、胰腺甲状腺外科等特色专业，率先开展多项手术的普外科，建科以来颅内肿瘤切除术已超 2 万余例，近年来已开展微电极定位立体定向术、血管内治疗技术、电视内窥镜技术、神经导航手术等高精尖技术的神经外科，还有“胎盘造血功能研究”、“难治性癫痫的治疗对策研究”达到国际领先水平、无血缘关系脐血移植术处于国内领先水平、对儿童糖尿病、矮小症、性早熟、甲亢等内分泌疾病的诊治处于省内领先水平的小儿内科……

“华美”还在于创新与传承。在“科技兴院”方针的指导下，近五年来，该院共主持国家“863”科研项目 2 项，“973”主要基础研究分项目 1 项，科技部重点国际合作项目 1 项，卫生部临床重点项目 8 项，2010 年获得国家自然科学基金优秀团队 1 项，2011 年获得国家自然科学基金杰出青年基金 1 项，山东省新药临床评价研究技术平台建设经费 1 项，其他省部级和厅局级科研项目 424 项。齐鲁医院 2005 年和 2006 年连续获得 2 项国家科学进步二等奖，2007 年以来共获省部级奖励 96 项。其中，2008 年张运院士获得山东省最高科学技术奖，省部级一等奖 8 项。2007 年以来，医院共获得国家纵向科研经费 12863.9 万元。2006 ~ 2010

年全院共发表SCI收录论文720篇。在2010年医院获得国家自然科学基金资助项目43项的基础上，2011年又获得62项之多，进入全国省部级医院一流行列。而作为山东大学临床教学医院，该院还承担着大学各医科学院的理论授课和临床带教任务，并设有国家临床药理基地、博士后流动站和山东大学临床一级学科博士点，有博士生导师133人，硕士生导师245人，卫生部专科医师培训试点基地29个（其中普通专科16个，亚专科13个），卫生部内镜诊疗技术培训基地6个，卫生部心血管疾病介入诊疗培训基地1个，卫生部临床药师培训试点基地3个，省级住院医师规范化培训基地18个。

医院长期推行“导师帮带”制，引导专家教授培养业务骨干，使青年人才迅速成长，为医院积蓄了后备人才资源，让医院的人才梯队建设不断完善，促使全院的医、教、研工作永远生机勃勃。

## “人”字支撑，将爱心播撒四方

“术业求精”更要“医道从德”，“以人为本”，全力救治患者、真心为群众奉献，这是山东大学齐鲁医院始终坚持的精神追求。

如何缓解群众“看病贵、看病难”的问题？自2006年4月起，山东大学齐鲁医院便开始积极实施“惠民医疗工程”，把城镇特困、低保、残疾人、烈军属及农村特困人群作为惠民医疗对象，共开设60张惠民病床，并在每专业科室都设立了惠民门诊，同时推出的惠民举措包括病房三免、门诊四免、检查治疗十五减等，减轻了患者不少的经济负担。该院坚持“卫生强基工程”，向平邑县人民医院等帮扶对象派出医务人员进行支援，开展手术、诊疗患者、进行讲座，取得了良好的社会效益，其与拜耳基金会合作开展了全省区域性医疗协同项目，组织召开全省基层医院院长会议，每月组织专家讲师团作全省巡讲，更使更多基层医院、医生直接受益；

如何在第一时间确保人民的生命健康？每当重大突发事件和重大疫情发生时，山东大学齐鲁医院人又总是冲在第一线，战斗在第一现场。2008年5月12日汶川大地震发生后，齐鲁医院医疗队便在5月13日晚赶到都江堰市人民医院，在街上搭帐篷，在不到两天的时间里，他们救治伤者近200人；2009年的手足口病防治工作中，医院组织医疗队赴重疫区菏泽市开展救治工作，共派出医护人员71人次，合计工作日765天；第十一届全运会召开期间，作为医疗保障单位和篮球竞赛委员会卫生处处长单位，该院凭借优异的表现得到组委会的高度评价；在2009年甲型H1N1流感防治工作中，该院对口支援省胸科医院、聊城市、菏泽市，共派出专家99人次，抢救甲流重症患者107人次，医院调度了9批共78人长驻山东大学3个校区开展防治工作，患病学生治愈率达100%，得到了社会各界的广泛好评……

如何让优质的医疗资源实现更广的覆盖？该院以信息技术作支撑，让基层群众、边远地区患者借助远程医疗享受优质诊疗服务。该院自2003年3月份成立了远程会诊中心，2011年5月与心脏监护中心进行业务整合，成立了山东大学齐鲁医院网络医学中心，成为集远程医疗、远程监护、远程会诊等为一体的综合网络医疗平台，如今已与省内约30家技术协作医院以及上一级医院建立“跨空间”联系，医患借助其可实现“面对面”会诊，从而实现医疗健康服务全方位、全过程、全天候、零距离。目前，还承担了通过网络平台，对新疆维吾尔自治区医院、新疆医科大学第一附属医院、新疆喀什地区第一人民医院、新疆生产建设兵团医院进行对口支援。6月16日，该项目在新疆维吾尔自治区人民医院成功对接。在国内首次实现兵地跨省区联合网络会诊，建立了辐射全新疆的远程会诊系统，卫生部对此予以高度评价。而齐鲁医院还派出了大批的专家医生远赴非洲参加援助医疗队，把自己的爱心带出了国界。自1983年以来，医院也参与到山东省卫生厅派遣神经外科专家援助非洲的行动中，将具有中国特色的神经外科技术和理论传遍非洲大地，培养了许多优秀的非洲神经外科医生，为发展中外人民友谊作出了不可磨灭的贡献。

## “十二五”，新起点上续写辉煌

2011年4月，山东大学齐鲁医院领导班子换届调整工作圆满完成，新一届领导班子年富力强，他们有领导医院各项事业向更高层次、更远大目标发展的能力和决心、信心。

也正是有了这样的引领，该院进一步明确了“十二五”期间的发展目标，即

“向与山东大学‘创建世界一流大学’目标相适应的‘国内一流、国际知名高水平研究型医院’迈进，力争5年内成为规模适度、功能完善、设施完备、环境优美、管理规范、技术精湛的国家区域性医疗中心”。“研究型医院的核心是创新，‘围绕临床搞科研、科研成果为临床’是其基本特征，突出医教研结合特色，不断创新诊疗技术和方法，使齐鲁医院成为国家区域性医疗中心、疑难危重疾病救治基地、临床医学高端人才培养基地是我们的发展方向，推动国家医学事业的发展，办人民满意的医院，是我们应该承担的社会责任。”新任山东大学齐鲁医院党委书记的曹宪忠对医院特色发展也有自己的理解和认识。

医院未来五年制定了扎实、细致的航程——该院将加强临床基本技能的训练与培养，鼓励并扶持临床新技术的开展和应用，积极促进技术创新；改善医疗条件和服务流程，加强便民服务措施，逐步发展壮大志愿者服务队伍，提高随访工作水平，不断改善患者的就医感受；建立更完善的教学管理机制，切实提高临床教学和医师培训工作水平；还将确保国家重点学科和国家临床重点专科总量明显增长，承担国家级重大重点项目3～5项，国家自然科学基金项目年度60项以上，获得国家科技奖3～5项，省部级奖80～100项……“华美楼的正式启用，也将有力地推动医院的发展迈上一个新台阶。”山东大学齐鲁医院院长李新钢如是说。“我们将坚持‘博施济众，广智求真’的宗旨，秉承“医道从德，术业求精”的院训，以病人为中心，以质量安全为重点，进一步加强人才梯队建设和学科建设、加强医教研硬件建设、加强医院管理工作执行力度、加强医院文化建设，从总体上实现医院管理水平、医教研水平、人才培养质量、社会服务能力的新跨越、新发展。”

（原载2011年10月12日《山东大学报》D版）

# 齐鲁医院率先启用“银医一卡通”

苏珊

马上临产的齐女士打算在齐鲁医院产科生产，但一直担心没床位，几天前她得知她不用再遭受“走廊加床”的命运，可以直接入住病房。这完全得益于山大齐鲁医院新建门诊保健综合楼——华美楼的启用。16 日，该综合楼正式启用仪式举行，楼内开放床位 1700 张，将大大缓解齐鲁医院“看病难、住院难”的问题。

据了解，16 日正式启用的华美楼总建筑面积为 13.6 万平方米，是目前省内医院中单体建筑面积最大的医用综合楼，集门诊、医技检查、手术、重症监护、消毒供应、住院、保健于一体，患者在大楼内就可完成包括门诊和住院在内的所有诊治程序，也是省内功能最齐全、自动化程度最高、单体手术室手术间最多的医疗综合大楼。楼内共设有 36 个住院病区，开放床位 1700 张，预计年门诊量将超过 260 万人次以上。

记者采访发现，在华美楼内启用的“银医一卡通”服务无疑成为该楼启用的一大亮点，齐鲁医院也成为省内首家正式启用“银医一卡通”系统的医院。与以往部分医院推出的“医卡通”服务不同，“银医一卡通”真正实现了患者自助，一卡在手，患者可在更短时间内完成一系列就医程序。它是由齐鲁医院与中国工商银行山东省分行联合开发的银医合作系统，以银行卡为载体，实现“齐鲁医院诊疗卡”的功能。患者就医时，可以从医院自助发卡机或工行山东省内各网点柜面取得该卡。华美楼内各楼层均设置有自助发卡机和挂号交费机，便于患者及时完成发卡、挂号等程序。

与以往患者仍需到医院窗口为“医卡通”人工充值不同，患者可在医院内设置的存取款一体机上自助向卡中进行现金充值，也可在工行所有营业网点柜面及自助设备上充值。充值后，患者可利用该卡自助完成在交费挂号机上当天挂号、一周内预约挂号、查询就医费用明细，并在就诊科室实时交费，自助打印诊疗结果等就医程序，免去了各窗口间来回奔波就医之苦，缩短就医时间。该卡也可在医院外作为普通银联卡使用，具有银行卡存取现金、转账、结算、投资理财、电子银行、代发工资等功能。

（原载 2011 年 10 月 17 日《济南时报》A8 版）

# 百年名院 再铸新的辉煌

## ——山东大学齐鲁医院新建门诊保健综合楼（华美楼）正式启用

严连生 吕军 孙孟 赵永鑫 谢静

山东大学齐鲁医院是山东大学直属的卫生部部管医院。它坐落于泉城济南风景秀丽的趵突泉畔，是集医疗、教学、科研和预防保健于一体的大型综合性三级甲等医院。医院始建于1890年，先后称华美医院、共合医院、齐鲁医院、山东省立第二医院、山东医学院附属医院、山东医科大学附属医院。2000年10月正式更名为山东大学齐鲁医院。

作为在山东省医疗卫生行业有着特殊地位的百年名院，山东大学齐鲁医院多年来为全省的医疗卫生事业和人民的幸福安康作出了重要贡献。但是，由于医院古旧建筑多、布局不合理、业务用房不足，致使医院发展受到严重限制。省委、省政府高度重视齐鲁医院的发展问题，从上世纪80年代起就确立了建设一栋综合性大楼，一举解决齐鲁医院业务用房严重不足问题的方略。多年来，各级党委、政府和主管部门全力支持齐鲁医院新建门诊保健综合楼工程，积极协调、精心组织，克服了大量困难，为门诊保健综合楼——华美楼的顺利建成打下了坚实的基础。

齐鲁医院华美楼位于医院院区东侧，南临文化西路，北至广智院南侧。该楼于2006年12月正式开工，2008年4月完成主体建设封顶，2010年底通过各项验收正式竣工，建筑高度54.45米，总建筑面积为13.6万平方米，是目前省内各大医院中单体建筑面积最大的医用综合楼，在设计、布局和配置上均已达到国际一流水平。华美楼的投入使用，极大地缓解了齐鲁医院多年来的发展“瓶颈”，使医院多少代人的梦想变成了现实，是齐鲁医院120多年发展史上的重要里程碑。

## 人文理念 尽在其中

山东大学齐鲁医院华美楼按照国际一流的智能化标准及节能、人文、现代等理念设计建设，规划科学，布局合理，功能完善，环境优美，信息化程度达到国内领先水平。整体设计力求简洁现代，以红色到黄色的渐变色调作为建筑的主要立面。金色遮阳板和入口处的玻璃雨棚，搭配灰色调的铝单板，室内装饰装修采用欧式设计，各层功能区域明朗、病房宽敞明亮，都反映出现代气息，体现出人性化的医疗建筑风格。

整栋大楼分地下两层、地上十三层和一层设备层。其中，地下两层主要为医技检查区，一至三层为门诊医疗区，四层为47间层流净化手术室、CCU监护病房；五至十三层为外科病房、保健病房等。大楼集门诊、医技检查、手术、重症监护、消毒供应、住院、保健于一体，患者在大楼内就可完成包括门诊和住院在内的所有诊治程序。患者可通过大楼内25部垂直电梯和10部自动扶梯更方便地到达各个楼层的科室。所有需要检查的项目在大楼内即可完成，门诊就诊全部采用电子智能化，方便、快捷。

楼内共设有36个住院病区，内设普通病房、双人间和VIP单人间，每个房间设有自动呼叫、中心供氧系统和网络、有线电视系统，卫生间可供24小时洗澡，住院条件达星级宾馆标准。大楼内安保、消防、照明和HIS（医院信息系统）具有很高的智能化水平。新大楼建材材质和设计优良，是山东省内地区功能最齐全、自动化程度最高、单体手术室手术间最多（47间）的医疗综合大楼。同时，配备的彩色超声、检验及高压高温消毒、磁共振、螺旋CT等先进设备达到国际领先水平。

为减轻导医人员工作强度，增加导医服务感染力，缓解病员来院就诊的心理压力，医院配备了先进的数字机器人导医设备。机器人导医员能为患者指路、介绍医院情况，也能唱歌，还具有迎送功能等。此外，医院新设立的病员服务中心也可为患者提供诊前、诊中、诊后一体化服务，该中心将医学证明的登记审核盖章、健康宣教、病历复印、导医服务、预约诊疗、便民服务、志愿者服务等多项服务内容集成整合，能为患者提供零距离的“一站式”快捷服务，及时为患者排忧解难。同时，为方便患者就医，楼内还设有银行、超市、餐饮等便民设施。

为简化门诊流程、方便患者就医，医院还在华美楼内推出了“银医一卡通”服务，为省内首家正式启用该系统的医院。患者通过银行的自助终端、网上银行和电话银行等自助渠道就能方便快捷地实现预约挂号，就诊时可享受到“先诊疗，后结算”的便民服务，省去来回奔波排队交费的麻烦。“银医一卡通”从建卡、挂号、就诊、取药到缴费、充值、打印化验单和交费凭证等，患者都可以通过自助终端顺利完成，极大地方便病人就诊，充分体现了以病人为中心的服务理念。

## 继往开来 再创辉煌

随着华美楼的落成，医院将原有的远程会诊中心与心脏远程监护中心进行业务整合，成立了山东省首家网络医学中心，是一个集远程医疗、远程监护、远程会诊等为一体的综合网络医疗平台。该中心的成立实现了“面对面”会诊，形成了全方位、全过程、全天候、零距离地为患者提供网络医疗服务的新模式，不仅方便了各类患者就医需求，而且还有利于医疗资源共享，同时能为重急症患者急救提供快速的技术支撑，为生命救治搭建一条优质快捷的绿色通道。

目前，山东大学齐鲁医院华美楼开放床位1700张，预计年门诊量将超过260万人次以上。

华美楼的正式启用，不仅能大大缓解齐鲁医院看病难、住院难的现状，而且还能为患者提供一个舒适、现代化的诊疗环境，更好地服务于广大人民群众。这标志着齐鲁医院的发展掀开了崭新一页，必将在山东医疗卫生事业的发展史上留下浓墨重彩的一笔。

跨入新世纪的齐鲁医院新一届领导班子制定了“十二五”发展规划，更好地描绘了医院发展的蓝图。

他们将带领全院职工以华美楼启用为契机，认真贯彻落实科学发展观和国家深化医疗卫生体制改革的重要精神，继续发扬优良传统，强化以病人为中心的服务理念，进一步加强内涵建设，提升医教研综合水平和整体实力，努力构建和谐医患关系，在新的医疗改革进程中，鼓足干劲，奋发图强，争取把齐鲁医院建成“国内一流、国际知名高水平研究型医院”，为广大人民群众提供更加优质、高效、安全、方便的医疗卫生服务，为全国卫生事业的发展、为人类健康作出更大贡献。

（原载2011年10月18日《健康报》第4版）

## 我省一医院尝试打破护理体制束缚
# 工资考核不看护士身份

杨芳

我省很多医院的护理人员是“分等”的：有的有编制，有的是合同工，有的是临时工，他们的工资待遇也相差很大。记者昨天从山东大学齐鲁医院获悉，从本月起，该院护理人员已打破这种身份管理，开始实施岗位管理、绩效考核，护理人员多劳多得。这在我省护理工作中，属破冰之举。

记者昨天从山东大学齐鲁医院获悉，从本月开始，该院对护理人员改革考核方式，实施“岗位管理”，绩效考核，护士干多干少、干好干孬，每个月在工资和奖金里会有明显区别。

据该院护理部护士长曹英娟介绍，护理单元实行分层管理模式，即护士长、高级责任护士、中级责任护士、初级责任护士、助理护士。护士层级管理综合考虑年资及护士评估和干预能力、交流能力、评判性思维能力、人际交往能力、管理能力、领导教学能力和知识综合能力等护士核心能力标准，择优上岗，可以低职高聘，也可以高职低聘。

“绩效考核方案，首先依据护士层级设定分层系数。然后依据岗位系数、工作量、工作质量、科室绩效、夜班系数、出勤情况等计算每个护士的个人绩效。”曹英娟介绍，其中工作质量评价标准是基于患者、护士长、护士同事及医师对护理工作的评价。

另外，医院还设有护士夜班基金，按夜班岗位由医院统一发放。原来一个夜班最高不超过 20 元，现在则是根据科室工作量、风险强度、病人危重程度将临床科室划分为四类，不同类别对应不同的夜班费标准：40 元、50 元、60 元。

# 2012年

# 医教研全面发展 人为本福泽苍生

## ——山东大学齐鲁医院 2011 年发展纪实

作为山东大学直属的国家卫生部部管医院和集医疗、教学、科研和预防保健于一体的大型综合性三级甲等医院，山东大学齐鲁医院 2011 年在学科建设方面成绩显著，教育、教学、科研、医师培训、国际合作交流工作都再上新台阶。

### 大医精诚 公益为本

2011 年，医院多项新技术应用临床。在认真开展好原有诊疗检查项目的基础上，医院临床一线的医护员工充分发挥主观能动性和创造性，全年共有 17 项新技术应用于临床，为患者造福。其中，医院抗生素使用专项治理工作受到卫生部领导高度评价。根据卫生部制定的整治活动方案，对抗生素的用销量、使用处方、围手术期用药、细菌送检情况等进行全面自查，同时合理筛选了 50 个品种作为医院抗生素的采购药品并制定了采购目录，对采购行为加以规范。经过认真的准备和整改，我院抗生素使用各项指标均达到卫生部要求，其中门诊患者抗菌药物使用率为 8.2%，住院患者抗菌药物使用率为 59%，抗菌药物使用强度 35.7DDD，微生物送检率为 77.9%，清洁手术抗菌药物预防使用率为 28.5%，

随着华美楼的正式启用，2011 年医院在原有基础上陆续推出了多项便民服务措施，简化了服务流程，提升了门诊整体工作效能。如设立病员服务中心；在国内率先开展机器人导医服务；在省内率先推出“银医一卡通”服务；成立了山东省首家网络医学中心；同时医院还为患者提供了陪检服务、志愿者服务，在华美楼内设有银行、超市、餐饮等便民设施。

2011 年，医院公益性活动成果显著，勇敢担承社会责任，积极开展社会服务。

继续巩固“卫生强基”成果，全年向帮扶医院派出专家481人次，涉及14个专业；举办全国“微笑列车”唇腭裂培训班，培训医务人员近70名；2011年派出4名同志分赴新疆生产建设兵团医院和西藏日喀则地区执行卫生援疆、援藏任务；在对口支援新疆地区工作中，医院建设的高端远程会诊项目在国内首次实现跨省区联合网络会诊，建立了辐射全疆的远程会诊系统。此举受到卫生部陈竺部长的高度评价；努力降低就医成本，切实减轻患者就医负担，药品收入占业务收入比例控制在45%以内；开辟绿色通道，及时妥善救助“三无”人员；积极开展志愿者和义务诊疗活动，全年向社会提供便民服务达17万人次，组织各类义诊12次，派出医护人员200余人次，受益群众近万人，深受社会各界好评。

## 学科建设　硕果累累

在2010年4个国家临床重点专科建设项目基础上，齐鲁医院2011年又新增心血管内科、血液内科、内分泌科、神经外科、耳鼻咽喉科、重症医学科、心血管重构与功能研究重点实验室7个国家临床重点专科建设项目，至此我院已有11个学科获得国家临床重点专科建设项目，项目数在全国各大医疗机构中排名并列第五位。同时，内科学、外科学、耳鼻喉科学、影像医学与核医学、老年医学、神经病学六个二级学科成为山东省“十二五”重点学科；妇科肿瘤、神经肿瘤免疫、腹腔镜技术基础与临床应用、胃肠疾病转化医学四个实验室成为山东省“十二五”高校重点实验室，其中妇科肿瘤、神经肿瘤免疫实验室为强化建设实验室。

## 人才兴院　代代相传

2011年，医院选拔留用研究生59名，博士及以上学历者占47.5%。留用学生中既包括山东大学的优秀毕业生，也有北京协和医学院、北京大学等8所高校的优秀学生；经过严格遴选，从兄弟医院调入2名手足外科高级职务医疗人员，为医院筹建成立手足外科提供了人才保证；合同制员工的招聘、使用和管理更趋规范化，制定了《山东大学齐鲁医院关于合同聘用制专业技术职务评聘暂行办法》，并开展合同聘用制人员专业技术职务评聘工作，为850名聘用制职工认定初级职称资格，推荐6名申报中级职务的聘用制职工报中级评审委员会评审；高端人才队伍建设取得重要进展，2011年新增“泰山学者特聘教授”2名；张运、李新钢分别当选山东省“十一五”卫生系统十大影响人物和十大领军人物，高海青获评“全国科协先进工作者”，张运、牛军被评为首届山东省十大名医，高海青、刘玉光被评为山东省首届杰出医师，刘玉光、范医东获山东省优秀科技工作者称号并记二等功；建立优秀学科带头人制度，制定了《山东大学齐鲁医院建立学科带头人制度实施意见》，共评聘15名专家教授为我院首批优秀学科带头人。

## 临床教学 春风化雨

医院高度重视临床教学质量，圆满完成了山东大学下达的各项教学任务。

全年共完成本科生理论授课2760学时，见习带教2074学时，临床实习教学9670学时。学生临床基本技能培养成效明显。2006级临床医学(七年制)学生参加“山东大学第二届大学生临床技能竞赛”获团体第一名，并夺得6个单项技能竞赛奖；研究生培养成绩显著，全年招收硕士、博士研究生449人，毕业研究生403人；有3名研究生获得山东大学2011年度研究生校长奖学金，1篇博士学位论文被评选为全国优秀博士论文，5篇学位论文获得山东省优秀学位论文奖，9篇学位论文获山东大学优秀学位论文奖。

导师队伍建设进一步加强。圆满完成博士导师遴选、招生资格复审等工作，新增博士生导师15人。

继续医学教育稳步推进。全年协助举办国家级项目28项，省级项目13项，组织申报2012年国家级项目32项，省级项目6项，组织安排院级继续医学教育讲座26次，发放学分约3380人次。

2011年共组织实施院内各项培训考核1500人次，全省阶段统考3545人次，招录全省社会化学员90余名；申报并通过卫生部全科医师规范化培训首批示范基地首轮专家评审；完成年度住院医师培训学员、临床药师招考、面试及结业考核；举办内镜诊疗技术医师培训班6期；组织实施专科医师培训学员临床医学专业硕士学位课程学习、论文开题、答辩计50余人次。

## 科研创新 志攀高峰

科技创新能力显著增强。全年获立项课题 183 项，获资助经费 6964.5 万元。其中彭军教授荣获杰出青年基金（A 类）一项，张运院士获得国家“十二五”科技支撑计划 1 项，高海青教授获得国家重大新药创制平台项目 1 项，同时医院还获得“863”重大项目子课题 1 项，“973”子课题 3 项，国家“十二五”科技支撑项目子课题 2 项；国家自然科学基金 63 项；山东省科技攻关项目 16 项、山东省自然科学基金 21 项、山东省优秀青年科学家基金项目 17 项。

科研成果喜获丰收。2011 年获得省部级科技进步一等奖 1 项、二等奖 14 项、三等奖 8 项。李新钢教授的“帕金森病发病机理及其干预因素的实验研究”获山东省科技进步一等奖，这是我院连续第五年获得山东省科技进步一等奖。

学术论文发表量多质优。发表 SCI 收录论文 178 篇，被引用 153 篇，被引用篇数在全国医疗机构中排名第 10 位。表现不俗论文 38 篇，在全国医疗机构排名第 5 位；心血管内科张澄、张运的学术论文入选 2010 年中国百篇最具影响国际学术论文，普通外科张光永、胡三元的学术论文入选 2010 年中国百篇最具影响国内学术论文。

## 放眼国际 汇通四海

2011 年，医院先后三次组团成功出访了加拿大、意大利、德国、比利时、澳大利亚、新西兰等国家的 10 多所大学和医院，成功签订双边合作协议并达成多项合作共识，既进一步巩固、加强了与老朋友之间在临床、教学和科研方面的合作与交流，又结识了一批新朋友，为将来与他们建立友好合作关系奠定了良好的基础。同时接待境外专家来访 30 余人次，派出 125 人赴海外进修或作学术交流；初步建立海外校友资源库。

（原载 2012 年 1 月 10 日《齐鲁晚报》B07 版）

# 急诊分诊台的不眠夜

王凯

1月22日晚9点，除夕夜，山东大学齐鲁医院急诊室里灯火通明，一片忙碌，设在门口的分诊台，成了整个医院的神经中枢。

“大夫，肚子痛！”随着一阵急促的脚步声，两个中年男子，扶着一位中年妇女推门进来……“家属填写患者基本信息、挂号，病人过来坐下……”值班护士戴娜，一边给病人测血压，一边询问了解患者的病情。

“孩子鼻子里塞进蜡烛了！”前边一拨患者还没走，一对年轻夫妇就慌慌张张地抱着孩子冲进来。“坐电梯上三层耳鼻喉诊室，大夫在等！”情况紧急，戴娜直接让病人进了诊室。

“一晚上都没能闲下来。从下午4点接班，不包括直接分流到感染发烧门诊的，仅在我这儿登记的已经有53人。”好容易抽时间停下，戴娜给记者介绍了些基本情况：1例眼球炸伤，正在进行手术；5个脑梗塞，需要留院观察，1例正在抢救室抢救，还不知道结果会怎么样；1例带状疱疹，虽然已经结痂，但患者剧烈头痛，需要作进一步的检查治疗……主要是外伤、心脑血管、消化道胃肠疾病占多数。戴娜说，这已是自己第四年春节值班，每年不是除夕，就是初一，春节假期基本上没休全过。

“孕妇37周，肚子疼痛，怀疑有不规律性宫缩……”伴随着一道道蓝光闪过，一辆急救车停在了大厅门前，济南市120急救中心警官医院分中心的连宾强推门进来。“直接进产房，已经联系好医生。”戴娜说。

23时30分，抢救室，尽管经全力救治，但最终还是没能挽回一位老年患者的生命，随后分诊台作了死亡登记，并联系清洁工、太平间，清扫、整理、消毒用过的床铺……

1月23日零时，大年初一，周围噼噼啪啪的鞭炮声响成一片，戴娜这才交班。

（原载2012年01月24日《大众日报》第2版）

# 齐鲁医院："双引擎"驱动新跨越

"服务好、质量好、医德好，群众满意"，这是新医改背景下，社会各界的新期望，也是长期以来各级医疗卫生机构工作的重点。而如何让"三好一满意"达到最佳效果？提供质量不断提高、水平不断上升的医疗卫生服务成了根本，这急需强大的科研力量和人才队伍作支撑。作为拥有先进医疗技术、优质医疗资源的山东大学齐鲁医院，一直将不断开拓进取、鼓励科研创新、加强人才培养作为发展的重中之重，通过打造科技、人才这两大"引擎"，强力驱动医院实现跨越式发展。

## 百年历程 "首创精神"结出硕果

1890 年，山东大学齐鲁医院的最早前身华美医院成立。120 多年来，一所占地 120 余亩、拥有近百个临床医技科室、3000 余张床位的国内一流水平的大型综合性三级甲等医院逐渐长成，为全心服务人民，全力保障群众健康积极释放着巨大的能量。

而这能量从哪里来？回顾齐鲁医院百余年的发展历程，不难发现，"首创精神"正是喷涌不息的源泉——1921 年，于复新发明诊断梅毒新方法"环状沉淀试验"；1942 年，郎健寰、孙鸿泉成功进行了国内首例全喉切除术，并开国内食管发音先河；1947 年，赵常林在国内领先开展麦氏截骨术治疗股骨颈骨折、用肌腱移位术治疗婴儿瘫后遗症；1951 年，尤家骏在我国首次发现并报告黄色酿母菌，并首创用硫酸铜、碘剂治疗该病；1958 年，杨仁中创制了中国人工喉，建立了我国第一个语言康复基地；1958 年，江森对子宫颈癌根治术术式进行了改进，并首创腹外淋巴清扫术；1975 年，王天铎在国内成功实施首例"全喉切除再造术"；

1978 年，孙涌泉首创“改良腭裂手术——腭咽环扎术”；1984 年，张运首先在国际上提出应用多普勒超声心动技术定量诊断瓣膜性心脏病的四个全新模式和计算公式；1991 年，沈柏均成功完成世界首例异基因无关供体脐带造血干细胞移植；2003 年，用腹腔镜切除甲状旁腺手术、“多点环箍术”治疗先天性颈静脉扩张、“成人巨结肠腹腔镜辅助经肛门脱出术”先后成功开展，均为国内首例；2008 年，胡三元和他的团队成功完成我国首例 NOTES 动物实验；2010 年，普外科在全国率先开展序贯肝动脉、门静脉栓塞技术用于极限肝切除术……“首例”“第一”“领先”，一项项开创性的成果始终闪闪发光、令人瞩目。

也正是在这种“首创精神”的激励下，2011 年，山东大学齐鲁医院的科研工作更是迎来了“大丰收”，在这一年的时间内结出了累累硕果——

一方面，科研取得骄人成绩。2011 年获得省部级科技进步一等奖 1 项、二等奖 14 项、三等奖 8 项。李新钢教授的“帕金森病发病机理及其干预因素的实验研究”获山东省科技进步一等奖，该院连续第五年获得这一殊荣。

另一方面，科技创新能力显著增强。全院全年获立项课题 183 项，获资助经费 6964.5 万元。其中，彭军教授荣获杰出青年基金（A 类）1 项，张运院士获得国家“十二五”科技支撑计划 1 项，高海青教授获得国家重大新药创制平台项目 1 项，同时医院还获得“863”重大项目子课题 1 项、“973”子课题 3 项、国家“十二五”科技支撑项目子课题 2 项；国家自然科学基金 63 项；山东省科技攻关项目 16 项、山东省自然科学基金 21 项、山东省优秀青年科学家基金项目 17 项。

此外，学术论文发表量多质优。发表 SCI 收录论文 178 篇，被引用 153 篇，被引用篇数在全国医疗机构中排名第 10 位；表现不俗论文 38 篇，在全国医疗机构排名第 5 位。心血管内科张澄、张运的学术论文入选 2010 年中国百篇最具影响国际学术论文，普通外科张光永、胡三元的学术论文入选 2010 年中国百篇最具影响国内学术论文。

## 勇攀高峰　领军人物带动创新

科研成果喜人，离不开一代代齐鲁医院人孜孜不倦地开拓进取。一支支高素质的人才队伍和一个个重点学科、重点实验室的不断壮大，切实充实了该院的科技创新力量。

2011年，该院新增泰山学者特聘教授2名，目前，已有泰山学者特聘教授7名；高海青获评“全国科协先进工作者”，刘玉光、范医东获山东省优秀科技工作者称号并记二等功；15名专家教授成为该院首批优秀学科带头人。

2011年，该院新增心血管内科、血液内科、内分泌科、神经外科、耳鼻咽喉科、重症医学科、心血管重构与功能研究重点实验室7个国家临床重点专科建设项目，至此已有11个学科获得国家临床重点专科建设项目，项目数在全国各大医疗机构中排名并列第五位。此项工作将获项目财政补助资金5000万元，加上医院匹配资金，该院用于国家临床重点专科建设项目的资金将达到1亿元。同时，内科学、外科学、耳鼻喉科学、影像医学与核医学、老年医学、神经病学六个二级学科成为山东省“十二五”重点学科；妇科肿瘤、神经肿瘤免疫、腹腔镜技术基础与临床应用、胃肠疾病转化医学四个实验室成为山东省“十二五”高校重点实验室，其中妇科肿瘤、神经肿瘤免疫实验室为强化建设实验室。

而在齐鲁医院勇攀医学高峰的道路上，一批领军人物的带动作用举足轻重——

张运，中国工程院院士，美国心脏病学院院士，山东大学终身教授。现任山东大学副校长、医学院院长、教育部和卫生部重点实验室主任和齐鲁医院心内科主任，中华医学会超声医学分会主任委员、中华医学会心血管病学分会副主任委员。曾获国家级科技进步二等奖1项、三等奖3项，何梁何利基金科学与技术进步奖1项，山东省科学技术最高奖1项，省部级科技进步一等奖5项，山东省十大成果奖1项，省部级科技进步二等奖21项、三等奖14项。获得国家级有突出贡献的中青年专家、国家“百千万人才工程”首批第一、二层次入选者、全国卫生系统先进工作者、首届中国医师奖等荣誉奖励20余项。2011年，当选山东省“十一五”卫生系统十大影响人物。

李新钢，主任医师、泰山学者特聘教授、博士生导师。现任山东大学齐鲁医院院长，中华医学会神经外科分会副主委、中国神经科学学会神经损伤与修复分会副主委、山东省医师协会副会长、山东省医学会神经外科分会主任委员、卫生部有突出贡献中青年专家、山东省有突出贡献中青年专家、山东省医学领军人才、山东省卫生系统杰出学科带头人，享受国务院政府特殊津贴。曾获中华医学科技三等奖、山东省科技进步奖、山东省医学科技奖及山东省科协优秀学术成果奖等10余项奖励。2011年，当选山东省“十一五”卫生系统十大领军人物。

孔北华，主任医师、教授，博士生导师，现任山东大学齐鲁医院副院长、中华医学会妇产科分会副主任委员、中国医师协会妇产科协会副会长、山东省医学会妇产科学会主任委员，十一届全国人大代表。泰山学者特聘专家、山东省教学名师、山东省和卫生部有突出贡献的中青年专家、山东省医学领军人才，享受国务院政府特殊津贴，获得省部级奖12项。

李延青，主任医师、泰山学者特聘教授、博士生导师，现任山东大学齐鲁医院副院长，中华医学会消化专业委员会常务委员、中华医学会山东消化委员会主任委员、卫生部中青年有突出贡献专家、山东省中青年有突出贡献专家，山东省医学领军人才。获山东省科技进步一等奖1项、二等奖2项，教育部科技进步二等奖2项。

侯明，主任医师、教授、博士生导师、泰山学者、卫生部有突出贡献中青年专家，享受国务院政府特殊津贴。任山东大学齐鲁医院肿瘤中心主任、血液科主任，兼任美国血液学会会员、瑞典皇家医师协会会员、山东省医学会血液专业委员会主任委员，中华医学会血液学分会委员。在ITP发病机制、特异诊断及治疗方面取得一系列创新性成果，在国内外处于领先水平。

还有更多的国家、省部级突出贡献专家，更多的国务院政府特殊津贴获得者，更多的山东省卫生系统杰出学科带头人……如今，医院担任中华医学系列杂志副总编、常务编委及编委29人，担任中华医学会副主任委员、常委8人，担任山东省医学会主任委员43人，副主任委员100余人。这些杰出的专家上下求索、成绩卓越，也正是在他们强力的带动和深刻影响下，该院相关研究才站在了相关领域的最前沿，同时医院的科研创新能力也在不断突破新高。

## 重视教学　培养人才做好传承

教研须相长，搞好传承始终是山东大学齐鲁医院高度重视的工作。作为山东大学临床教学医院，该院承担着大学各医科学院的理论授课和临床带教任务，并设有国家临床药理基地、博士后流动站和山东大学临床一级学科博士点。多层次教学在该院得到了同步推进。一大批优秀的本科生、硕士生、博士生的临床、科研能力不断增强，为未来成为一名优秀的医务工作者打下了坚实的基础。

而这样的成效在2011年的教学工作中体现得尤为明显——该院圆满完成了山东大学下达的各项教学任务，全年共完成本科生理论授课2760学时，见习带教2074学时，临床实习教学9670学时。其中，学生临床基本技能培养成效显著。2006级临床医学（七年制）学生参加“山东大学第二届大学生临床技能竞赛”获团体第一名，并夺得6个单项技能竞赛奖；同时，研究生培养成绩突出，全年招收硕士、博士研究生449人，毕业研究生403人，有3名研究生获得山东大学2011年度研究生校长奖学金，1篇博士学位论文被评选为全国优秀博士论文，5篇学位论文获得山东省优秀学位论文奖，9篇学位论文获山东大学优秀学位论文奖。

加强继续教育则是该院的另一项重点。目前，该院有卫生部专科医师培训试点基地29个，卫生部内镜诊疗技术培训基地6个，卫生部心血管疾病介入诊疗培训基地1个，卫生部临床药师培训试点基地3个，省级住院医师规范化培训基地18个，一个个良好的平台令医学界的青年才俊们有机会、有条件全面提升素质、不断增长本领。2011全年协助举办国家级项目28项，省级项目13项，组织申报2012年国家级项目32项，省级项目6项，组织安排院级继续医学教育讲座26次，发放学分约3380人次，组织实施专科医师培训学员临床医学专业硕士学位课程学习、论文开题、答辩50余人次。

而为了打造人才梯队、增强医院活力，该院更长期推行导师帮带制，引导专家教授培养业务骨干，每年还选送若干名科研骨干赴国外进修学习，更让一大批年轻的员工近距离向医学权威求教，全方位地了解国际前沿知识，促使他们迅速成长起来，为医院的医、教、研工作注入更鲜活的血液。

## “引擎”发动 力促实现新跨越

2011年，“科研”和“教学”这两大“引擎”发动得隆隆作响，强力促动了齐鲁医院各项工作扎实有效地开展了起来，特别是在医疗服务方面，各项业务指标、服务质量均明显提升——2011 年，在认真开展好原有诊疗检查项目的基础上，临床一线的医护员工充分发挥主观能动性和创造性，全年共有 17 项新技术应用于临床，为患者造福；抗生素使用各项指标均达到卫生部要求，其中门诊患者抗菌药物使用率为 8.2%，住院患者抗菌药物使用率为 59%，受到卫生部领导的高度评价；17 个专业 79 个病种开展临床路径工作，入组率达到 90% 以上；病案质量明显提高，全年审查病历 13612 份，病案甲级率达 96.5%。截至年底，优质护理服务普及率达 100%；全年向帮扶医院派出专家 481 人次，举办全国“微笑列车”唇腭裂培训班，培训医务人员近 70 名；派出 4 名同志分赴新疆生产建设兵团医院和西藏日喀则地区执行卫生援疆、援藏任务，1 名同志参加援助塞舌尔的工作；在对口支援新疆工作中，医院建设的高端远程会诊项目在国内首次实现跨省区联合网络会诊，建立了辐射全疆的远程会诊系统；全年向社会提供便民服务达 17 万人次，组织各类义诊 12 次，派出医护人员 200 余人次，受益群众近万人，深受社会各界好评……2011 年，医院获得了“2011 健康山东品牌医院”、“山东省临床输血先进集体”和济南市“文明诚信药房”荣誉称号，干部保健科获评 2010 ~ 2011 年度全省卫生系统十大服务品牌，健康体检中心、手术室获评全省卫生系统示范集体。同时，医院在大众网举办的“影响力 · 大众网 2010 山东网民系列品牌评选”中获评“影响山东 2010 山东网民首选医院”。

“医教研密切结合，将有力地推动齐鲁医院向建设‘国家区域性医疗中心、疑难危重疾病救治基地、临床医学高端人才培养基地’这一目标迈进。”山东大学齐鲁医院党委书记曹宪忠表示，科研创新、学科和人才队伍建设是该院工作的重中之重，在此基础上，他们将以更宽的视野、更高的境界、更大的气魄，促进医院科学发展，尽早建设成为“国内一流、国际知名的研究型医院”。

为此，2012 年齐鲁医院已经明确提出了科研和教学方面的发展目标——

将实施人才强院战略，加大高层次人才引进力度，年内选拔一批优秀中青年学科后备人才，落实学科带头人目标责任制，规划院士候选人培养方案，为重点学科和重点实验室聘任院士级学术大师担任学科参谋，造就高层次创新型学科人才梯队。

将强化教学精品建设意识，争创名师、名课程、名教材，实施院级教学研究立项，争创重大教研成果。强化医学生的医德教育。强化研究生培养管理，争创全国百篇优秀论文。加大国家级继续医学教育学习班申报力度，不断增加医院学科知名度。加强住院医师规范化培训，创建国家级医师培训基地。

将面向国家重大需求，进一步凝练科学研究方向，将医院科学研究重点转移到转化医学研究和临床实用新技术创新上来。全面做好国家自然科学基金，特别是重点重大项目申报的工作，实现中标项目的新跨越。加强科研项目过程监管，催生重大科技成果，保持科研成果水平和数量在我省医疗机构的领先地位；加强医疗技术专利申报工作，促进科研成果转化。进一步提升学术论文质量和学术影响力，保持高影响因子SCI收录论文和被引频次在全国医疗机构的一流地位。

将做好今年国家重点学科的申报工作，力争实现临床医学一级国家重点学科的突破。做好今年国家临床重点专科建设项目的申报工作，力争中标专科数量达到部管医院的最好水平。强化心血管国家重点实验室培育基地的建设，为实现国家重点实验室零的突破夯实基础。加强泰山学者建设岗位和各级重点实验室建设，构筑一批高层学术研究平台。

“齐鲁医院是中国近代起源性医院，百余年来，为保障人民群众身心健康、服务地方医疗卫生事业发展发挥了重要作用。今后，医院将充分发挥医疗、教学、科研、人才优势，以高尚的医德、一流的技术、优质的服务继续服务社会，为我国医疗卫生事业的发展作出新的更卓越的贡献。”山东大学齐鲁医院院长李新钢表示。

（原载2012年2月23日《大众日报》第20版）

# 急诊科里没胖人，他们都在和死神赛跑

李永明 刘青

记者走进齐鲁医院急诊室，“零距离”体验医界特种兵。

一年 365 天无节假日，压力和误解中追寻医者救人理想。

生死之间、争分夺秒！这里，不是战地医院，但每一秒钟都可能决定患者的生死；这里，医生和护士大都穿着运动鞋，因为一天里多半工作时间都是站着，穿梭在病人之间；这里，不能有丝毫疏忽，因为病人罹患重症之时，医者仁心，不能留下无法弥补的遗憾。

急诊医生，被称为“和死神面对面的人”，是医界的特种兵。2 月 21 日，山东大学齐鲁医院急诊室里普通的一天，记者走近急诊医护人员，“零距离”接触与死神赛跑的这群人，感受他们的酸甜苦辣，他们的期望和理想。

## 黄金准则：“先救命后治病，急诊医生都是在刀尖上行走”

突发疾病，生命垂危，患者第一时间被送到的地方，就是医院的急诊室。

穿上白大褂，2 月 21 日上午，在齐鲁医院急诊科副主任吕瑞娟的带领下，记者走进急诊室。

此时，急诊室里一片忙碌，一眼望去，走廊上摆满了临时添加的床位，抢救室里 10 多张床位上，都有病人在接受治疗，旁边就放着心电监护仪。“实在没办法，病人太多了。”吕瑞娟说，齐鲁医院急诊科年急诊量达到了 10 万余人次，居全省之首，平均每天的病人在 200 多人次以上。

“和普通的门诊医生不同，急诊科医生的心脏必须更加强壮。”吕瑞娟说，每一天，急诊医护人员都是在刀尖上行走，快速判断病情，快速抢救，每个急诊医生都有一条黄金准则，就是“先救命，后治病”。病人到急诊，很多都是重症，延误 1 秒钟，危险就加剧一分。

在急诊室的短短 1 个小时，不停有病人被推进来，一名 70 多岁的老人因尿毒症发作，已经晕厥，被 120 救护车送到急诊室后，三名医生立即展开急救，呼吸机以及心电监护马上就位。“我们医院急诊科包括各专业独立诊室（内、外、妇产、口腔、耳鼻喉、眼科、皮肤科等），现在有 50 多名医生，大都是博士学历，还有 90 多名护士，即使这样，人手也不够用。一年 365 天，节假日也难以休息，时刻在紧张的轮转之中。”吕瑞娟说。

## 医者理想：“最有成就感的是，将濒危病人从死亡线上拉回来”

急诊是一门新兴学科，容易被误解为“只是前线、过渡科室，技术含量低”。

吕瑞娟说，其实急诊才是一个医院真正实力的体现。在瞬间作出决断，确定抢救方式，每个急诊医生最有成就感的时候，就是将一名濒危病人从死亡线上拉回来。

在去年年底，吕瑞娟说，她和同事们经历了一个难忘的病例。当时，一名 40 多岁的男子，急性心肌梗死，来的路上心跳就已停止。送到急诊抢救室后，医生们一同努力，30 多分钟的心肺复苏后，患者恢复心跳。

其后，患者血压、心跳都不稳定。在这种情况下手术，有着极大的危险，但家属给予医生最大的信任。随后，在手术室四五个小时的手术后，患者从死亡线上被拉了回来。“这是我们医院急诊科遇到的第一例如此险重的心肌梗死病人被救治成功的案例。”吕瑞娟说，以往，即使能保命，患者脑部缺血也会导致脑功能坏死。

经过 1 个多月的治疗后，患者康复出院。“我觉得自己得少活好几天。”吕瑞娟笑着说，但她和同事们都觉得非常值。

齐鲁医院急诊医学科是国内第一批成立的急诊科室之一，也是山东省医药卫生重点学科。在这样的环境下，吕瑞娟说，尽管工作压力巨大，但医疗技术随时在更新，医生们都在提升自己的素质。“急诊是医院和老百姓打交道的一个重要窗口，患者来了，渴求健康，渴求能再次和家人拥抱，我们怎能不尽最大的努力？”吕瑞娟说。

## 工作状态：急诊科没有胖人，他们都在小跑着工作

在齐鲁医院抢救急诊室里，不停穿梭在各个病床之间，打针、护理、监测、拿药、回答患者和家属疑问、安抚病人和家属情绪，一溜小跑着的一个个绿色身影就是急诊室的护士。

她们平均年龄在二十五六岁，“别看她们年纪轻，治病救人的经验多着呢，‘实战’能力强，每个人拉出来都能赶上个全科大夫”，护士长姜玫说起急诊科的护士们，一脸自豪。

姜玫，齐鲁医院急诊科护士长，有 20 年的急诊工作经验。说起自己做急诊科护士的缘由，姜玫说，当时自己又黑又结实，领导开玩笑说，“这种姑娘能吃苦，分急诊上吧”，于是一干就是 20 年。

“来了急诊才知道，领导不是开玩笑，干急诊，不仅技术要过硬，而且还必须有过硬的体格和坚强的意志力。”姜玫说，“你看我们急诊科的护士们，就没有胖的，天天小跑着工作，护理、搬挪都是体力活。”

11 点 20 分，刚在值班台前坐下的姜玫忽然站起来，“来病人了，大家做好准备”，听见姜玫的话，记者才听出是 120 急救车的鸣笛声，这时一名护士已经冲出了急诊室，指挥着将病人从救护车搬入病房，另一名护士赶忙准备检测仪，还有一名护士准备输液的用品。

由于长时间都是站着工作，记者注意到，这里的医生和护士大多穿的是运动鞋。“我们这里的姑娘忙得都没有时间谈恋爱，大部分都还单身呢。”姜玫说。

## 夜色为伴：急诊医生 24 小时值班，随时待命

急诊科护士的工作压力大，作为医生的李勇也不轻松。

在病人登记本上，记者发现，从 21 日早晨 8 点到下午 4 点，来的病人都属于李勇所在的内科。“午饭啥时候吃的？”记者看到李勇的病人病情稳定下来，趁机赶紧和他聊了两句，“没注意，得空了就吃一口”，李勇说在急诊工作，护士和医生吃不上正点饭的情况很普遍，并且大家都练就了快速吃饭的本领，在家里吃饭速度都减不下来，“我们作为医生能不知道细嚼慢咽的好处吗？平时工作都习惯了，慢不下来，也不敢慢。”

“爱穿运动鞋啊？”李勇低头看看自己的鞋，然后抬脚让记者看他的鞋底，“软的，穿着舒服”，李勇介绍，他们一工作就是24小时，一半多的时间是站着的，并且他需要不断往返于抢救室和办公室之间，如果天天穿皮鞋，脚就太难受了。

急诊科被同行们公认为承受病人打骂最多、风险最高、压力最大的科室。

选择做急诊大夫后悔吗？李勇开玩笑说“我不下地狱谁下地狱”，随后他笑笑说，自己不觉得这份工作有多累，相反他觉得特别有意义，他回忆在工作的四年中，已经记不清有多少病人在自己和同仁手下转危为安了，“很享受那种成就感”。

晚上11点，夜色正浓，但是急诊室灯火通明，突然来了一位酒精过敏的病人，李勇赶紧联系同事处理。随后，他还得照看自己的病人。尽管眼中已经充满了血丝，但是他仍然在忙碌着，随时关注病人的情况。

## 医患关系：挨骂甚至挨打，急诊医生如履薄冰

对于在急诊工作中的困扰，急诊科的医护人员几乎给出了相同的答案：医患关系。

姜玫说，“病人是弱势群体无可厚非，可是我们急诊科的医护人员觉得特别没有安全感”，姜玫介绍，在急诊科工作这么多年，几乎每个同事都被打骂或者投诉过，“无论病人怎么做，我们都只能打不还手，骂不还嘴，该救人还得救人。”

吕瑞娟说，现在有些患者，一进了医院，就觉得进了保险箱，无论得了什么病，只要打了120，将病人送到医院，那么病人一定能得救，如果病人没有被抢救成功，就谴责医院没有尽到责任和全力，于是就投诉，甚至打骂医护人员。

“失去亲人的痛苦都能理解，但是我们做那么多，仍然被误解，的确难过。”吕瑞娟说，急诊科医生都在努力培养和患者沟通的能力，戒急用忍。

急诊的理念是“先救命、后治病”，病人来了，先采取措施稳定病人的生命体征，然后再针对病症下药治疗。“但是有些家属对这种急诊的特殊做法不理解，有时阻碍治疗，或者对我们的治疗方式提出质疑。”吕瑞娟说，病人多的时候，医生会根据病人病情的轻重缓急进行处理，有时并不是按照先来后到顺序，这时就会有病人家属不谅解，就会出现矛盾。

现在提出公立医院改革，让老百姓看好病，作为急诊一线医护人员，直接面对的是患者最危险的情况，所以，家属的信任和理解特别重要。吕瑞娟说，前段

时间外地曾爆出急诊医生穿盔甲的新闻，这让她深有同感，现在医患关系有时的确紧张，一些人觉得医生冷漠不负责任，其实应该让更多的公众了解医生，了解急诊的特点，让公众对急诊医生更有信心，彼此多些谅解。

## 打造顶级急诊胸痛中心 齐鲁医院急诊打通生命绿色通道

山东是中国人口大省，急诊急救任务十分繁重。在众多急危重症之中，胸痛是一种常见类型，病因繁多，严重性不一，及时正确地进行诊断，有着非常重要的临床意义。

“急诊医生最怕的是急性心肌梗死等患者，如果不及时抢救，很可能有生命危险。”齐鲁医院急诊心内科医生徐峰说。

以往，急诊科经常被人们称为“分诊科”、“中转站”、“垃圾箱”，急诊医生是“万金油”。之所以如此称呼，是因为专科同行往往认为急诊科医生什么都治，而什么都不精，治不好还是得转到其他科室。

“这是不正确的观念，急诊学科的发展相比其他学科，有点缓慢，但近年在国家层面，越来越重视急诊，毕竟这直接关系到患者的生命安危。”徐峰说，他们一直致力于四个主要方向：急性胸痛和心肺脑复苏、危重症、急诊创伤以及急性中毒。

在山东省内，齐鲁医院2000年成功申报山东省急诊医学硕士点，2007年又实现了山东省急诊医学博士点零的突破。目前已经培养博士生10余人，硕士生40余人。

针对急诊重症患者，齐鲁医院于2002年10月在山东省率先成立胸痛中心，并在全省首家开通“急性胸痛24小时咨询热线”。齐鲁医院胸痛中心设置在急诊科，由中国工程院院士、著名心血管病专家张运教授担任顾问，齐鲁医院副院长、急诊科主任、山东大学急危重症医学研究所所长陈玉国教授担任中心主任。

“急性主动脉夹层是胸痛中常见而严重的类型，如不及时诊断和处理，48小时内病死率高达50%。非心源性胸痛中常见而严重的类型为肺血栓栓塞症，具有发病急、变化快、死亡率高的特点。”徐峰说，他们在急诊科设立绿色通道，接诊病人一旦怀疑是相应疾病，立即进入通道，在几分钟之内就能完成心电图检查。

“一旦确定需要进行手术，24小时待命的医疗小组成员会立即赶到现场。”

徐峰说，他们为急性心肌梗死患者设立“绿色通道”，介入医生24小时轮流值班，导管室24小时全天候开放，随时应诊急性心肌梗死的患者。今年春节7天，齐鲁医院急诊科共做了十几例急性心肌梗死手术。

徐峰告诉记者，通过设立胸痛中心，在急诊科设立绿色通道，这样既保证急性胸痛患者到达医院后得到早期评估、危险分层、正确分流与合理救治；又避免了高危患者的漏诊，同时也减少了低危患者住院检查治疗的费用。

## 记者手记

### 医生和患者有相同的期望

采访中，说起工作中的酸甜苦辣，急诊科的医护人员都比较淡然。齐鲁医院急诊科护士长姜玫说：“我们是看过很多生死的人，面对救治失败的病人，我们很难过，但是工作还得继续，病人不会等我们慢慢调整心态，我们得赶紧准备好，用全力去救下一个病人。”

在急诊室，记者从上午10点体验至晚上12点。从最初对急诊室忙乱的印象，到离开时体会到急诊工作的乱中有序。“治病救人，容不得半点干扰，我们从事这个职业，就必须有淡定的心态。”急诊心内科医生徐峰说。

近年来，医患关系紧张，深圳儿童医院“八毛门”、“妇产医院助产护士缝合肛门”事件相继爆出，被公众误读后，医患关系更加紧张。“如履薄冰”，这是很多急诊医生共同的体会。医患关系何以至此？一位护士说，她刚到急诊室接受培训时，培训老师就告诫她，“你们不要以为进了医院，就万事大吉，你们一只脚在医院，另一只脚或许就在法院。”

新医改提出解决群众看病难、看病贵，医生是医改的主力。“我觉得，有时候公众总觉得我们是被改革的人群，其实，我们何尝不期待医疗体系更加完善，让患者都能康复。”徐峰说，医生不是患者的对立面，他们有着相同的期望。

著名医史学家西格里斯曾经说过：“每一个医学行动始终涉及两类当事人：医师和病员，或者更广泛地说，医学团体的社会，医学无非是这两群人之间多方面的关系。”医患关系，实质是一个“利益共同体”。“医”和“患”不仅有着“战胜病魔、早日康复”的共同目标，而且战胜病魔既要靠医生精湛的医术，又要靠患者战胜疾病的信心和积极配合。

（原载2012年2月23日《济南时报》A20–21版）

# 王传新：医学检验要与“早”结缘

田可新　范海聪

3 月 19 日下午，记者来到了山东大学齐鲁医院的医学检验中心。宽敞整洁的检验楼里，各种检验设备正在高速运转读取数据，医务人员正在专注研究一项项结果，忙而有序。

“在这儿，病人早上抽血，当天上午 11 点前后检验报告便可传送至病房，医生在查房的过程中就能应用，这一过程比以往提前了将近一天。”山东大学齐鲁医院临床医学检验中心主任、检验科主任王传新对记者说。

王传新，医学博士，教授、博士研究生导师。山东大学齐鲁医院优秀学科带头人。他所带队的检验科，2009 年获评“中国检验医学十大优秀科室”，2010 年获选首批“国家临床重点专科”。

“检验这项工作是为全院服务，每天要出具 5000 份左右的报告单，必须保证又快又好。”王传新对记者说，为此实验室信息系统（LIS）、医院信息系统（HIS）全面升级，科室上马了世界上最先进的监测系统——生化免疫检测系统，检验科更采用错时制上班办法，还加强了复核工作，这都推动他们的工作有了质的飞跃。“一方面提升了效率，方便了病人；另一方面加快了床位周转率，减少患者留院时间，更令对病人的诊断、抢救、用药准确性、及时性大大提高。”

“医学检验要体现一个‘早’字。及早地发现问题，这是检验专家的主攻方向。”王传新介绍说，围绕此，他开展了“肿瘤标志物与肿瘤早期诊断”的研究，已经入选了教育部、科技部、中国科学院和国家自然科学基金委联合发起征集的“一万个科学难题”（2011）。而在其建立的“肿瘤标志物转化医学基地”，部分科研成果已经应用于临床——建立的血浆 Bmi-1　mRNA 宫颈癌早期诊断方法，显著提高了宫颈癌的阳性检出率；新发现 ORM2 可作为结直肠癌早期诊断生物学标志物，并进行临床验证。

而此外，王传新率领团队研发出具有自主知识产权的 HCV 核心抗原单克隆诊断性抗体，这项研究使医学检验更好地参与到了丙肝的早期诊断中去。“该技术同时检测丙肝的抗原和抗体，使原本 70 天的丙肝病毒抗体检测窗口期缩短至 2 周左右。同时，我们还在与美国 UCSF 联合建立‘肿瘤诊断和治疗单克隆抗体研发平台’，应用噬菌体展示技术和药物基因组学技术进行肿瘤的早期诊断和个体化治疗，抗体不再来自小白鼠，而是‘人源化’，这样一来，‘来自人体的抗体’就不仅能用来诊断个体有没有患某种病，而且还能和患者体内的癌细胞结合并予以清除。”

“生活中，人们对身体的关注也要写好个‘早’字。”王传新谈道，随着生活水平的提高、工作压力的增大，加之一些不良生活习惯的养成，不少人都处在了“亚健康”状态。体检过后，血糖、尿酸、转氨酶、转肽酶、肿瘤标志物等一系列指标轻度异常，实际就给人们“提了个醒”。而一旦出现异常，人们还可视情况作有针对性的专项检查，并能及时发现高血压、冠心病、糖尿病及肿瘤等多种疾病。通过及时干预，辅以更健康的生活方式，使疾病晚发或者不发，使身体达到一个更好、更健康的状态。

（原载 2012 年 3 月 23 日《大众日报》第 9 版）

# 动手术，“开膛破肚”不再必须
# 摘胆囊，“开钥匙孔”安全搞定

王兴步 李永明

记者走进齐鲁医院观摩腹腔镜手术，医生用最小创伤祛除患者病痛。

提起外科手术，市民们可能都会联想到“开膛破肚”，不免产生恐惧感。但随着医学技术的发展，手术不再等同于开刀。腔镜技术使得做外科手术不再开刀，只需在病人身体上切几个钥匙孔大小的切口，医生便能将纤细的内镜伸入，在“小孔”中用微型器械对病人的腹腔或者胸腔实施手术。

这样的手术有多神秘？日前，我们走进齐鲁医院手术室，全程体验了中国腹腔镜外科开拓者、齐鲁医院副院长胡三元教授进行的一台腹腔镜手术全过程。没有想象中血淋淋的场面，没有大面积的伤口，患者坏掉的胆囊就被顺利取出。“外科医生的理想，就是通过最小的创伤，除掉患者的病患。”胡三元说，未来腔镜手术将能占到整个手术量的70% ~ 80%。

## 看着屏幕手术，患者腹壁开4个“钥匙孔”

下午3点30分，我们在更衣室穿上全套手术医生装备，经严格消毒流程后，走进手术室。

齐鲁医院华美楼4层，整个平面分布着47个手术室。护士长翟永华告诉我们，这其中有两间手术室的配备属于世界一流，是一体化手术室，里面所有设备都实现信息系统控制，还有内窥镜高清摄像。

手术室里，一台手术床周围一共有七个显示屏。手术台上躺着一位60多岁男性患者，患胆囊结石多年，嘴里插着管子，正在接受麻醉师全身麻醉，“病人得的是胆囊结石，需胆囊切除。”胡三元介绍。

助手在患者肚皮上，用穿刺器作了 4 个钥匙孔大小切口。之后，胡三元和助手分别将不同功能的腹腔镜器械插到患者腹腔之中。我们看到，手术台上方有三台显示器清楚地显示出患者腹部内脏的情况。“腹腔镜可将里面情况放大 10 倍，不需翻开肠胃，定位后，看着电视屏幕就能做手术。”胡三元说。

## 1 个多小时胆囊被取出，纱布数量不遗漏

传统胆囊切除手术需在病人的腹壁上作一个长的切口，暴露出手术区域，而腹腔镜手术只需在患者腹壁上开三四个钥匙孔大小的切口，置入镜头，将手术区域清楚显示在电视屏幕上，医生通过屏幕，用特殊器械进行操作。

整个手术过程中，我们看到，胡三元熟练使用着腹腔镜，确定胆囊位置。“这位患者病情相对比较麻烦，手术不太复杂，不过他病变的胆囊被脂肪包裹。”胡三元说，正常情况下，梨形的胆囊吊在肝脏上，但这个患者因看不到胆囊，大部分发生粘连，这就需要先分离。

手术过程，常常是不停地更换合适的器械。下午 4 点 33 分，1 个多小时后，患者的胆囊被成功剥离，胡三元从小小的切口中取出病变的胆囊。就在我们以为可以闭合伤口时，胡三元让护士认真清点纱布数量，果然一块纱布还在体内，胡三元通过内窥镜取出最后一块纱布，手术终于完成。

## 手术现场直播，实时教学推广腹腔镜

在腹腔镜技术这一学科领域，胡三元曾开创了山东乃至全国多个第一：1992 年在国内率先参与开展腹腔镜胆总管切开取石 T 形管引流术；1994 年在全国率先开展腹腔镜小儿脾切除术，腹腔镜结直肠癌根治术，成为中国腹腔镜外科的先驱者之一……

从 1992 年至今，胡三元已完成腹腔镜手术 11000 多例。胡三元在齐鲁医院创办全国腹腔镜医师培训基地，并通过了卫生部的严格考核。在这次手术过程中，我们注意到，胡三元不时地通过话筒讲解着腹腔镜胆囊摘除手术的要点。“这样的一体化手术室，能够随时向学员直播手术整个过程。”胡三元说，主治医生以上，

开刀技术过关的，培训三四个月后，就能开展腹腔镜手术。

外科手术大都是脏器切除或者是重建，以前是在腹部切开一个 10 厘米或者 20 厘米的伤口，把手直接放进去，医生在直视下直接通过双手操作进行手术，创伤大。胡三元说，而现在整个操作都是看着“电视”在做手术，创伤小，病人恢复快，住院时间短，痛苦小，切口感染发生率大大降低。“现在，我们研究的方向是经自然腔道进行内镜手术。如先用胃镜把胃部切开一个小口，然后胃镜通过口腔进到腹腔，进行胆囊切除。从嘴里就可以把坏掉的胆囊拿出来，这样切口更少，体表没有疤痕。”胡三元说。

目前，包括腹腔镜在内的微创手术，正在逐步取代原有的传统开刀手术模式。胡三元说，齐鲁医院外科手术有 50% 左右通过腔镜进行，未来预计能达到百分之七八十。

## 外科医生心声：手术费偏低，期待体现医生价值

“在目前的医疗体制下，手术费等技术性收费确实偏低。”中国腹腔镜外科开拓者、齐鲁医院副院长胡三元坦言，比如胆囊切除手术，整个手术需要八九个人，包括前期护士，麻醉医生，一般在一两个小时，但手术费只有 1500 元，医生的技术含量没有体现出来，服务水平没有体现出来，还是主要靠设备、靠药品来完成收入。

“培养一个医生不容易，本科 5 年，硕士 3 年，博士 4 年，12 年后才毕业。这么长时间的学习和培训，投入很大，家庭负担很重。”胡三元说。

胡三元建议，提高医护人员服务收入和技术收入的水平，前提是降低药品和医疗设备收入的比例，从而体现人的价值。

从医 25 年，胡三元一直在自己热爱的领域从事外科医生。他说：“作为医生，就是治病救人，这是我的理想。”胡三元说，外科医生就像是画家一样，一旦自己的作品完成，祛除病人病痛，这是最自豪和最有成就感的时候。

（原载 2012 年 4 月 10 日《济南时报》A16 版）

# 护理岗位管理让同工同酬不再难

张忠田 曹英娟 赵永鑫

日前，记者在山东大学齐鲁医院了解该院护理工作实行岗位管理、绩效考核的情况时，普外科于护士自豪地说：“我们医院真正做到了同工同酬，是名副其实的岗位管理。我们的工作积极性提高了，患者的满意度也跟着上去了，真是一举两得。”

据山东大学齐鲁医院护理部主任杨敏介绍，该院自去年12月开始，对科室护士的管理从过去的身份管理转变为岗位管理，并实行绩效考核制度。心内科的张护士反映，自从该科实行绩效考核以来，大家对优质护理工程的内涵有了更进一步的认识。年轻的护士们业务学习积极性更高了，基础护理工作比原来做得更到位，护患关系也更和谐了。患者们都主动地配合护理工作，表扬的多了，投诉的基本没有了。

## 护士职责与岗位能级对应

岗位管理包括全院科室分类和护理单元层级划分。根据工作量、风险强度、患者危重程度，将全院科室划分为4个类别：一类科室有ICU、CCU、急诊室等，二类科室包括普通内科、外科，三类科室包括肿瘤、五官科等，四类科室主要是门诊各科室。在收入分配上，向类别高的科室倾斜，如I类科室的夜班费60元/个（全夜120元），依据不同的类别，依次递减。

与科室分类的同时，各护理单元对护士实行分层管理模式。其层级从N0（助理护士）、N1（初级责任护士）、N2（中级责任护士）、N3（高级责任护士）到N4（高级责任护士），是综合考虑了护士的年资及沟通、管理、领导、教学等能力来划分的，医院对划分标准和对应职责有详细的划分说明。

比如N0助理护士为大专及本科毕业后工作不满2年的护士。该级别的护士不能独立值班，需在N1及以上的护士指导下工作，主要负责协助完成患者的生活护理和间接护理工作，参与夜班倒班工作。对其职责要求主要是能够熟练掌握基础护理的知识和技能，能够完成基础护理的各项工作，完成患者入院及出院的处置、健康教育、患者身体清洁工作等。N4高级责任护士的聘选条件为，大专及本科毕业后工作满8年以上的护师及主管护师。工作重点为病情危重患者的全部护理工作，并承担培训及带教工作，定期参与夜班倒班工作。对N4护士的职责要求是：能够熟练掌握本专业的护理知识及技术，有较强的抢救能力及应急能力，能够积极参加危重患者的抢救工作；具有敏锐的观察力，能够及时发现病情变化，具有较好的患者管理能力；能够善于沟通与协调，深入病房解决危重患者护理问题，积极有效完成健康教育工作；作为护理骨干力量，承担对下级护士的业务指导和培训，承担临床带教工作；具有较好的病房管理能力，能协助护士长做好病房管理工作。

护士择优上岗，可以低职高聘，也可以高职低聘。护士层级越高，对其聘选条件及职责要求越高。如试点科室普外科现有护士22人，其中N0级的2人、N1级的9人、N2级的2人、N3级的4人、N4级的5人。

## 根据能级设定绩效系数

绩效考核的具体方案是根据护士层级设定层级系数，由低级到高级，系数逐渐增加。助理护士（N0）的系数为0.1，初级责任护士（N1）的为0.4，中级责任护士（N2）的为0.6，高级责任护士（N3）的为0.8，高级责任护士（N4）的为1.0。然后，结合护理服务数量、质量、患者满意度等核算个人绩效。比如工作数量，是依据患者的护理级别、病情危重程度等计算的，工作质量评价标准是基于患者、护士长、护士同事及医师对护理工作的评价。这样做的结果是：直接分管患者的一线护理人员的系数高，护理质量高，患者满意度高的护理人员的奖金系数就高，充分贯彻了同工同酬、多劳多得、优劳优得的宗旨。

为便于摸索总结经验，该院将心内科、普外科等4个科室作为首批试点。自去年 12 月试行绩效考核以来，已收到了满意的效果。护士的收益比实行岗位管理前提高了 30% ~ 60% 不等，极大地提高了护士工作的积极性，通过科室每月定期举行的护患沟通会及出院追踪调查，试点科室患者、家属的满意度达到了 98% 以上。据悉，目前绩效考核方案正在医院全面推开。

杨敏主任从实践中体会到，建立公正、公平和激励性的职业氛围，真正让护士由身份管理向岗位管理转变，并实行绩效考核，有利于调动护士的积极性。这是建立优质护理服务长效机制的关键所在。

（原载 2012 年 4 月 16 日《健康报》）

## 银医一卡通在齐鲁医院率先启用，可实现挂号、交费、查询诊疗结果等服务

# 到大医院看病有望一卡通行

王颖军 生秀明

在齐鲁医院、省立医院等大医院，就医难、挂号缴费等待时间长一直困扰患者。记者从17日工行山东省分行与山东大学齐鲁医院举行的全面战略合作协议签约仪式上了解到，已经在齐鲁医院试运行4个多月的银医一卡通系统目前性能稳定，即日起正式启用，患者持工行银行卡即可实现自助挂号、预约挂号、交费、就诊、查询和打印诊疗结果等服务。

到每家医院就诊都要办一张诊疗卡，让市民感觉很麻烦。据了解，工行与省立医院、千佛山医院、济南市中心医院等大医院的合作也在推进中，不久后市民在济南各大医院看病交费有望只带一张工行卡即可。

### 30台自助机上阵，挂号不到1分钟

17日上午10点，在齐鲁医院华美楼一楼，一位患者的家属绕过了排长队挂号的人群，在一台自助挂号交费机前操作了不到1分钟，就拿到了一张打印的挂号单，直接到科室分诊台取号去了。记者看到，齐鲁医院已经布设了30台这样的自助挂号交费机。

“这机器怎么用啊？”一位60多岁的老先生看着崭新的机器，一时间无从下手。

“只要您有工行的银行卡，就可以在这台机器上实现挂号、预约挂号、就诊、交费、查询和打印诊疗结果等功能。如果您现在没有工行的银行卡，可以用身份证在机器上自助办理一张银医一卡通，我们在齐鲁医院设有银行网点，也可以现场帮您办卡。”工行的工作人员拿出一张银行卡，现场演示起来，将工行卡插入

自助挂号交费机，输入银行卡密码，点击“办理银医一卡通”，输入本人的联系方式，这样“签约”过程就结束了，整个过程不过30秒钟。“签约”是指客户将自己的银行卡与齐鲁医院的诊疗ID签约绑定，确保客户是实名挂号就诊。

签约之后，工作人员点击挂号，屏幕显示“挂号成功”，机器打印出了一张“齐鲁医院自助服务终端凭证”，单子上标明了姓名、门诊号、挂号种类等信息。

“机器还可以自助打印各类检查报告单。只要用过一次，老百姓就不会再去排队挂号、交费了。”尽管30台自助挂号交费机大多数时间处于“休息”状态、医院的挂号交费窗口前仍是人挤人，但银行、医院方面的工作人员均向记者表示，自助设备的使用很快就会有效果，交费窗口的压力会大大减小。

## 能刷信用卡，医疗费也可分期付

银医一卡通系统在我省是首次推出，也是银行、医院密切合作的首度尝试。工行山东省分行营业部相关负责人汤凯表示，市民只要持本人的工商银行卡，不论是本地卡、异地卡，借记卡或信用卡，都可以通过自助挂号交费机与齐鲁医院的诊疗ID签约绑定。绑定后，患者不需要额外支付任何费用，银行卡具有诊疗、金融双重功能，原有的存取现金、转账结算、电子银行、刷卡消费、投资理财等功能不变。“其中，信用卡可以透支医疗费，也可以选择分期支付医疗费，比如一次手术花费2.4万元，可以透支后在一年内付清全部费用，每月还款2000元”。

“减少患者的医药费用预付，这是一次公立医院收费服务管理的改革。”齐鲁医院负责人表示，高效的付费结算服务有助于改善医院门诊、急诊秩序，缓解医患矛盾。

医院方面特意向记者强调：“银医一卡通业务流程是对医院原有门诊流程的优化和补充，原有门诊流程仍保留，患者可自主选择。”

## 其他医院也在推进暂不支持医保报销

汤凯介绍，银医一卡通在齐鲁医院已试运行4个多月，目前性能稳定，工行方面正在与省立医院、千佛山医院、济南市中心医院等驻济大医院共同推进这一项目，合作医疗机构会不断增加；这一项目也将在省内其他地市大医院推行。不久的将来，市民持一张工行卡可在省内各大医院看病。“今后芯片卡将取代磁条卡，一张卡片内可以存储患者全部诊疗信息、病历档案。”

济南市卫生局是银医一卡通的推动部门，其相关负责人表示，按照国家卫生部的要求，国内部分城市、医院已试点居民健康卡、银医一卡通项目，此举方便了患者，不需要在每家医院就诊都办一张卡。目前各大医院都加快了基础信息化建设，齐鲁医院成功运行后，将积极推动银医一卡通在各大医院的通用。

目前银医一卡通暂不支持医保报销，挂号费及诊疗期间的各项费用需个人全额付款。

如果患者需要医保报销，可采用原有的结算方式。据了解，工行、济南市卫生局等部门也在与医保部门协调，争取早日实现医保卡兼容，届时患者可先使用医保报销，不足部分再个人付款。

业内人士透露，也有其他银行看好了医疗市场“大蛋糕”，将来很可能与工行争抢这块市场。从技术上来看，自助挂号缴费机也可以兼容其他银行卡。

（原载 2012 年 4 月 19 日《济南时报》B3 版）

# 莫让“白衣天使”陷入“折翼”困境

## ——山东大学齐鲁医院护理部主任杨敏一席谈

姜照欣 吕军

走进山东大学齐鲁医院护士站，迎面扑来的就是一片繁忙。随着护患关系紧张的加剧，又值“5·12”护士节之际，护患关系和护士面临的工作困境问题又开始浮出水面，成为大众讨论的话题。尽管有过各种媒体连篇累牍地刊登了“白衣天使”无私奉献的感人故事，展现出她们“美丽、聪慧、自信、成功”的形象。然而，又有多少人知道，护理行业自身的“困惑”已到了不得不直面的境地。而怎样解决这些“困惑”，已成为医院和卫生医疗部门迫在眉睫的事情。

### 现象一：护士流失量大，祸端是劳累

因工作繁忙、压力大，很多医院每年都有护士离岗流失。据不完全统计，世界上大多数国家护士与总人口的比例约为千分之五，而我国这一比例只有千分之一，以此计算，我国尚缺数百万名护士。加上20来岁的独生女护士难以承受越来越脏累的护理工作，每年因为不堪重负而被迫离开护理一线的情况，几乎每家医院都有，由此出现了一种“一人住院全家陪床”的现象。很多住院病人都曾遇到的这种无奈和尴尬，如今在全国仍未根本解决。

因为远远超出卫生部“每名责任护士平均负责患者数量不超过8个”的数额，几乎每个护士长期“只有下班的概念，没有准点下班的实质”，“每天总有做不完的事情，常常几个小时连喝水的时间都没有”。比上班时间不停忙碌更令她们焦虑的是，即使下班回家，类似于“今天做错什么没有”、“给患者家属交代清楚了吗”等连串问题，一直在脑海里盘旋。更有甚者，经常半夜被电话吵醒，要求火速赶到医院。这种超负荷的工作量，有时难免会让人崩溃，从而产生一种急

于“逃离”的心理。

若干年前，护士是年轻女性所推崇的职业。但由于体制、机制等方面的种种原因，从而造成了护士资源相对缺乏和流失。一个一线护士每天的工作量，除了扎针输液、送药等医疗护理，生活护理工作也非常繁重，“我们的护士还要为患者洗脚、洗脸、擦身等，”齐鲁医院护理部主任杨敏说，“遇到危重病人多的时候，护士们累得直哭。她们有的实在受不了了就选择辞职，这也是相当无奈的。”

“在这种状况下，护士最终离开护理岗位，离开自己学了这么多年的专业，舍得吗？肯定舍不得，但她们也是人，离开实属无奈的选择。”

## 现象二：同工不同酬，岗位待遇低

此前网络上有关“护士一天9元护理费，不及发廊洗头钱”的话题引起众人争议。据悉，一个护士每天都要干超出正常工作量的事情，不过，护士的一级护理费用是9元，二级护理6元，三级护理3元；可两年前，一级护理费用仅为3元，二级、三级护理费用更低。这些护理费用还不包括为病人洗头、洗脸、洗脚等生活护理。

不得不承认，生效整整四年的《护士条例》，其中“同工同酬”这一条在很多地方都是被“打折扣”执行的，编制问题就更是无从谈起了。

不过让人感到欣慰的是，这一问题在齐鲁医院已经基本上得到解决，很多护士都自动请调到最苦最累的岗位上工作。

“我作为一个护理部的主任，当然很能理解我们护士的心情，毕竟付出了就要有回报啊。现在有这么多年轻的孩子，她们要解决房租、饭食、交通方面的问题，偶尔还要买几件衣服，年轻女孩子谁不想穿得漂亮点啊？所以这么多年，我们一直在努力解决她们的工资问题，让马儿跑总不能不让它吃草吧？”杨敏主任感慨地说道。

## 现象三：缺少理解和尊重

每当出现医患纠纷时，大众与媒体总是呈现“一边倒”的现象，护患关系同样如此。其实，这在很大程度上加剧了事态的恶性发展。

随着医患关系负面报道的增多，很多病人家属对医院的指责变得越来越理直气壮，而这种无名的火气，自然是首先撒在临床护理的一线护士身上。他们有很多人把护士当成了类似酒店的“服务员”，吆三喝四态度蛮横。“有时候，当我们的护士给有的病人家属解释为什么给病人用一种药时，如果家属当时没有听明白，就一口咬定是我们滥用药物多收费，即使到后来弄明白了，也绝不道歉，仍然说是我们护士的错。还有就是，如果我们护士正在忙着，病人家属叫我们，我们说一句‘请稍等一下’，有的人还会静静地等一会儿，但有的人就直接开口大骂。这些让我们护士是相当委屈的，但是有什么办法呢？我们做这个工作，就要负起这个责任。”有护士这样无奈地说。

在医院，几乎每个护士都受过不同程度的委屈，“病人们来医院治病一般都抱有很大希望，认为没有医生治不了的病。但是当病人出现生命危险或者是并发症的时候，有的家属便将一切过错都归在医院头上，那首当其冲的便是一直为他们做护理工作的护士了，像病人拿着板凳追着打的这种情况，我们都遇到过。”杨敏主任说。

其实，很多时候，面对病患及其家属，医护人员也是“哑巴吃黄连，有苦说不出”。“我们也不图别的，只要病人一句‘辛苦了’就能让我们减压。”杨敏主任告诉笔者，尤其在这个属于护士自己的节日里，最希望得到的就是病人的理解和社会的支持。

由于受某些负面舆论影响，很多病人及其家属在遇到问题时永远只站在自己的角度思考，甚至有的家属认为，护士为病人洗脚洗脸是理所当然，只要护士在，自己绝不动手；护士不在，也要等到护士在的时候要求。这样一种“倾斜”的心态，让护士在护理工作上的信心很受打击。在与病人家属出现意见冲突时，也只能站在理亏的一方，“有时候听见哪个病房的说话声音大，就以为发生什么争执了，条件反射地往病房跑。其实，我们既然选择了护理行业，就已经有一定心理准备，但是，我们真的需要有一个良好的沟通环境，需要尊重和理解。”

面对“白衣天使”面临的“折翼”困境，2011年年初，卫生部副部长马晓伟释放积极信号，“加大对临床一线的支持和保障力度，充分调动护士积极性。医院要加大投入，薪酬分配向临床一线倾斜，提高一线护士福利待遇，真正体现收入与工作的质与量挂钩。”

为有效解决“护士断层”问题，合理保障护理人员的切身利益，自去年 12 月始，山大齐鲁医院在全省率先落实卫生部《关于实施医院护士岗位管理的意见》，以建立岗位管理制度为核心，将护士从按身份管理转变为按岗位管理，科学设置护理岗位，实行按需设岗、按岗聘用、竞聘上岗，建立激励性的用人机制。通过实施岗位管理，实现同工同酬、多劳多得、优绩优酬，极大地提高了护士工作的积极性。

（原载 2012 年 5 月 15 日《大众日报》第 19 版）

# 探路“社会办医院”

王凯 陈代惠 吕军 谢静

2011年10月16日，山东大学齐鲁医院13.6万平方米的医用综合楼——华美楼启用，病床数也随之翻番，达到3000张。日均7000人次的门诊、3万多人的流量，相对封闭的空间，这里俨然变成了一座“医院城”。

随着规模的不断扩大，患者就诊流程的简化、医院社会功能的配套完善，已成为摆在各大医院面前的现实问题，这不仅体现医院的服务理念和管理水平，而且还关联着患者及家属、医务人员的感受、满意度。

市场无处不在。市场不仅仅是商品交易的场所，更是一种优化配置资源的神奇力量。在那只“看不见的手”推动下，“医院办社会”正朝着“社会办医院”悄然转变……

## 最显眼的地方建起服务大厅

“请你稍等一下，我马上通知护士长来解答你的问题！”5月22日，在齐鲁医院华美楼一层西南角的病员服务中心，身着粉红色制服的工作人员刘燕，微笑着听完一位中年男子反映的问题后，转身拨通了相关科室的电话。

“快递费22元，复印费预交50元，多余的随信退还……”齐鲁医院门诊部副主任耿磊，一边认真核对身份证，一边帮助患者办理病历复印邮寄手续。据他介绍，以往患者出院复印病历，不仅需要患者家属去病案室完成，而且还要等两周后再跑一趟；现在只需要出院时在大厅登记就能完成，医院直接与邮局对接寄出，每天代办量已达200多份。

“在最显眼的地方建‘医务大厅’，只要是患者、家属、职工在医院内可能遇到的问题，大都能在这里解决。”谈起设立医院病员服务中心的初衷，齐鲁医院院长李新钢深有感触地说，医院服务就要从病人感到不方便的地方做起，改变“让病人跑断腿”的现象，提供全方位服务。

怎么方便病人就怎么办。病员服务中心大厅内共设 18 个受理窗口，实行“一站式”全程服务，其职能既包括病案咨询、病历代理复印、健康宣教、预约挂号、陪护、票务、殡葬服务、出租车及救护车呼叫、免费轮椅、公用电话服务等项目，也包括医疗、护理、后勤、物业、保安、维修、志愿者招募、门诊盖章、患者投诉等一切医院内部管理事务的受理。大厅还专门设立“便民专柜”，备有电话充值卡、棉棒、酒精、创可贴等，以及拐杖、轮椅、支具等常用医疗器具，患者可根据需要，直接购买使用。

记者看到，病员服务中心所有窗口柜台都不设隔栅，采用开放式、低台面的办公形式，直接面对病人，体现出平等和尊重。

## 超市开进病房楼

“2 瓶矿泉水、2 块面包、1 袋牛奶，共计 10.1 元……”5 月 8 日，齐鲁医院华美楼地下一层银座超市，来自烟台的病人家属刘海付完款满意地说，“有个超市，不出楼门，什么东西都能买到，非常方便！”

“医护人员下班后可以回家，病人家属去哪里？这么大的建筑、这么多人，没有个像样的超市不行。”李新钢认为，提高服务水平，就要完善医院社会功能，只要病人有需要，就要想方设法满足。目前，医院的日门诊量已高达 7000 人次，医护人员、病人、陪人加起来，每天的人员流量高达 3 万多人，而且 70% 以上来自外地，在济南人生地不熟，难处很多。齐鲁医院医疗技术力量雄厚，但由于受硬件、软件限制，服务一直是短腿。现在条件允许了，就要考虑配套功能完善。今年初，该院在地下一层用玻璃隔出一块空间来，面向社会寻找商家。经对比权衡，最终选择银座集团在医院里建超市。

“超市一开张就受到了欢迎，解决了大家很多问题！”据耿磊介绍，职工、病人家属都认可，每天面包来了就一抢而空，熟食、牛奶、饮料等成了热销商品。

不到200平方米的面积，平均日营业额高达8万元，有几天还超过了10万元。

李新钢认为，齐鲁医院不仅技术上要向国际标准看齐，而且在服务上也应学习西方发达国家的服务模式。

由于医院的特殊性，患者、家属、医护人员的饮食不规律。为了保证365天24小时不间断服务，随时都有可口的饭菜，该院利用地下二层，公开招标，引进餐饮店，提供面条、水饺、炒菜等冷热餐和各种饮料，24小时供应，解决了“有钱没处买的问题”。同时，在旁边另开设大众餐厅，由医院营养食堂承办，由两家店保证饮食供应。

## “一卡通”就诊省50分钟

简化就诊流程，为患者提供高效、便捷的就诊医疗服务。医院服务功能的配套，也带动了就诊流程的优化和完善。

插卡、操作、取号……5月18日，齐鲁医院华美楼一层大厅，一台自助挂号机前，家住济南甸柳新村的孙方文先生，完成挂号的整个过程不到2分钟，比排队人工挂号至少节省了一半的时间。

“就拿这一张银行卡来看病，可少排3次队、省50分钟！”孙方文对医院新开展的“一卡通”服务赞不绝口，原来挂号、检查、取药等任何需要排队交费的环节都省了，直接刷卡就能完成。

利用已有信息技术，尽可能取消不必要的排队。据介绍，医院先后与几家大银行签署全面战略合作协议，联合推出就医“一卡通”服务，使银行卡功能与就诊卡功能有机结合、合二为一。

各家银行在医院内设立服务窗口，患者既可以现场办理开卡、存取款业务，也可以凭任何银行卡，通过银行的自助终端、网上银行和电话银行等自助渠道，方便快捷地进行自助挂号、预约挂号、缴费、就诊、查询等，省去来回奔波排队的麻烦。

进行流程再造，医院所有检查单全部上网，实现自助打印、网上打印。在医院内任何一台自动打印机上，患者都可根据2层和3层显示屏幕上的检查单公布情况，在机器前刷卡就可自动打印出检查单；患者可以随时随地在任何一台联网电脑上输入就医卡上的账号就可显示、打印检查单，而不必为拿检查结果再单独跑医院或在医院等几个小时，极大地提高了工作效率。

建立信息发布系统，实时滚动显示医疗信息。该院专门在大厅设置大型 LED 显示屏，病人可通过信息服务系统查询药品价格等信息；在手术室设立手术进程显示器，以不同颜色的条块标注手术进行情况，方便患者家属合理安排时间。

只有让患者感到方便了，患者才会对医疗服务满意。李新钢认为，医疗服务需要从理念上、宗旨上不断提升定位，主动改善流程、完善功能，尽可能地提供各种便利，打造服务品牌，提升整个医疗卫生行业的形象。

（原载 2012 年 6 月 2 日《大众日报》第 8 版）

# 为爱坚守的“南丁格尔”们

## ——山东大学齐鲁医院护理故事

吕军 赵永鑫 孙孟

她放弃了优越的家庭生活，选择了护理职业；她不顾一切困难奔向前线，成为伤病员们永远的“提灯女神”；她为护理工作终身未嫁，却塑就令世人敬仰赞颂的伟大女性丰碑。她是南丁格尔，她曾经宣誓说：“终身纯洁，忠贞职守，尽力提高护理之标准；勿为有损之事，勿取服或故用有害之药；慎守病人家务及秘密，竭诚协助医生之诊治，务谋病者之福利。”她的感人事迹和人格魅力，是每个医护工作者效法的榜样。

测体温、量血压、填表格、打针、输液发药、电话咨询，通知患者及其家属，提示各种注意事项……一走进山东大学齐鲁医院的护士站，我们立刻被一片“白茫茫”的忙碌感给包围了。接受我们采访的栾晓嵘护士长，在我们开口说了没几句话时，就已经被匆忙而来的护士打断了三次。

都说“三分治疗，七分护理”，每个人都知道护理工作的重要性；也有人曾经说过：“拉开人生帷幕的是护士，拉上人生帷幕的也是护士。”更能由此可见护士是不可或缺的工作岗位。采访过程中，听医护人员谈护患关系时说的最多的就是“将心比心”。

### 暖箱里的希望

“是你们救了我的孩子！你们给了我 2012 年最最珍贵的礼物！”这是发生在小儿外科病房的动人一幕。

原来，当时小儿科二区病房接收了一个新生儿，由于孩子是双胞胎中的弟弟，又加上早产，体重仅有 1.4 公斤，属于极低体重儿。婴儿出生后在当地医院治疗护理了 28 天，病情仍然未见好转。不能进食并反复呕吐，却怎么都查不出原因，只能靠注射静脉营养来支持娇弱的身体，患儿越来越消瘦。家人手足无措，最终，心急如焚的爸爸把孩子抱到了齐鲁医院。

医生们立刻对患儿展开详细检查，并第一时间制订了合理的治疗方案。由于患儿体重过轻，整体情况很不乐观，需要立即输血和血浆，以加强营养支持。全科的护士们立马行动起来：准备暖箱，预热，备好输液泵，加强巡视，观察呼吸、呕吐情况，翻身，拍背，甚至有的护士害怕硌着孩子，把已经很平整的床单再使劲儿拽拽……面对这个被病痛折磨的惹人爱怜的小家伙，监护室的护士们对他可以说是倾注了全部的爱。

术后，孩子插上了胃管，小家伙虽然弱小，但是身体的不舒服总会让他用小手不停地用力抓挠。护士们害怕他扯到胃管，便不停地轮流看着；看到这个瘦瘦小小的娃儿，护士心疼得拿着留置针怎么都不忍心下手穿刺；害怕孩子手术后有什么不舒服的症状，护士们特别留心观察排尿量、计算输液速度、查看刀口情况……这个从病魔手里夺回来的孩子，是如此幸运地被各种爱包围着。

完成手术后第五天，孩子终于有大便排出，所有的医护人员都暗暗松了一口气。“再加把劲儿，我们就能把这个孩子彻底从危险中拽出来了。”护士们彼此鼓励说。孩子可以自己吃奶后，护士们便时不时与家长沟通，为他们咨询小儿内科新生儿的专家，教给家长正确的孩子喂养知识……3 毫升、5 毫升、10 毫升，慢慢地，小家伙吃的奶越来越多。“他今天一次吃了 30 毫升，你们看，他是不是胖了？”监护室的护士们激动地讨论着。每一个轮休的护士上班后，都会第一时间跑到暖箱前仔细看看这个才一两天不见就让她们无比挂念的宝宝，“他长长了，也长胖了。”暖箱里的小家伙似乎能感受到护士阿姨对他的希望与祝福，开始肆意地舒展着他的四肢，大声地啼哭，一个宝宝最基本的生理反应，可是却成了监护室护士们最大的心理安慰。

术后第 11 天，抱出暖箱的小家伙终于可以出院了。此时，他的体重已经从最初的 1.4 公斤长到了 1.7 公斤，他一点一滴地成长，都倾注着医护人员数不清的关爱与呵护。怀抱着逐渐恢复健康的儿子，孩子的爸爸满心感激地给医护人员们一一致谢。挥别父子俩慢慢走远的身影，护士们转过身，又投入到紧张繁忙的工作中……

## 与时间赛跑：抢救过敏性休克患者

医院普外科曾经接收过一个患有直肠癌的病人，那天，护士们忙了一上午，正准备吃饭休息一下，忽然，家属来护士站报告患者不舒服，护士们一听，扔下碗筷就往病房跑。此时，患者口唇、四肢及躯干皮肤发绀，口吐白沫，说话困难，并出现尿失禁。一看这种状况，魏其珍护士长立即组织抢救，给予病人氧气吸入、心电监护及血氧饱和度监护。抢救就是命令，时间就是生命，大家赶紧自觉分工：魏护士长推来了抢救车，迟慧梅护士安装吸痰装置，刘欣护士准备记录抢救过程，王超护士负责开辟静脉通路，全面准备抢救。这时，主管医生孙教授迅速判断是过敏性休克，立即采取应急性抢救措施。

快到中午12点的时候，患者血氧饱和度下降，呼吸困难加重，全身皮肤严重紫绀，无自主呼吸，并出现了心跳停止。现在的每一分每一秒真的就是生命啊！地塞米松、异丙嗪、多巴胺……每一支药物经过严格查对后经静脉进入患者体内。有的急救药物需临时取药，王香入护士在药房与病房间来回不停地跑，气喘吁吁地把药送到抢救病床前……医护人员不停地与时间赛跑，与死神展开激烈的抢夺。终于，在医护人员的共同努力下，患者心跳慢慢恢复，生命体征逐渐平稳，在所有参与抢救的医护人员的护送下转入ICU进一步治疗。

护士们返回病房时已经下午1点55分了，但是她们并没有去休息，而是一起把抢救病人的病房整理干净，有的整理抢救车，有的把抢救记录整理后与医生一起补写抢救医嘱，有的把所有抢救药品与抢救记录用药同时核对，有的把监护仪、氧气装置、吸痰装置全部进行整理……待一切都收拾完了之后，已经是下午2点多了，因为下午还有工作要继续，大家急匆匆吃过饭后又重新走上工作岗位。

第二天，患者意识恢复了，当他看着这些祝贺自己脱离危险的可爱护士时，激动地说："你们都是好闺女！"

## 抢救出血患者，不到最后不放弃

2011年8月24日，一位患者在齐鲁医院做了十二指肠切除术。下午3点左右，正当大家准备松口气时，护士突然发现患者引流管和胃管内有新鲜血液引出。主管陈大夫和责任护士吕霞立即跑到患者床边实施抢救：建立两条静脉通道、氧气吸入、心电监护。可是，患者随后出现呕血、便血。见此状况，护士长魏其珍赶紧拿出准备好的吸痰器，随时将患者口腔内积血吸出；高静护士在一旁为患者输液、输血，严格记录出入量，及时记录患者生命体征变化；魏护士长也赶紧跑去汇报病情。直到下午5点钟，患者出血仍未停止，抢救还在继续。

经介入治疗教授会诊后，决定行介入止血。下午5点50分，护士交班完毕后就可以下班了，可是科室里有危重病人，大家都不约而同地选择留在患者身边。护士们有的准备氧气枕，有的准备充电监护仪，有的准备吸痰装置，有的准备血液，有的准备抢救车，有的准备电梯……在大家严密地组织和监护下，把患者安全地推送至介入室。路上，每一个人心里的弦都是紧绷着，大家都是跑步推车前进，生怕患者出现什么闪失。

进入介入治疗中心后，患者出血仍未停止，并出现了应激性溃疡，大量血液溅到护士们的衣服、鞋子上，但大家无暇顾及。因为一直在进行着紧张的抢救工作，这时，护士长魏其珍腰痛病犯了，难受得厉害。但“轻伤”不下“火线”，魏护士长咬咬牙，继续坚持着。可是，由于患者持续出血，介入治疗无法进行。虽然大家极力去抢救，仍然未能把病人从死亡线上拉回来。晚上8点45分，患者死亡。为了安慰悲痛欲绝的病人家属，护士们帮忙把病人需要的东西处理好。当所有的事宜处理完之后，将近十点了。虽然自己的亲人没抢救过来，但医护人员的努力，家属们都看在眼里，也都在含着泪表示感谢。而医护人员们整整奋斗了7个小时。

（原载2012年6月11日《大众日报》第7版）

# 齐鲁医院省内率先实施逆向导丝技术治疗冠脉 CTO 病变

赵永鑫

近日，齐鲁医院冠心病介入诊疗小组在副院长、心内科知名专家陈玉国教授的带领下，由倍安副教授，李传保、李瑞建主治医生等介入小组成员共同参与协助，成功实施了省内首例以逆向导引钢丝开通慢性完全闭塞（CTO）病变的经皮冠脉介入治疗术（PCI），术后患者康复效果良好。该手术为治疗冠心病患者开辟了新的途径，填补了我省在逆向导丝技术攻克 CTO 病变上的空白。

逆向 PCI 技术于 2005 年在日本首先开始应用，近年我国只有北京、上海等地少数几个大的心血管诊疗中心能够施行此项手术，山东省内尚无先例。多种冠脉介入治疗新技术的开展，使齐鲁医院的冠脉介入诊疗技术达到了国内领先水平。

（原载 2012 年 7 月 3 日《齐鲁晚报》B2 版）

# 留下来，为了新疆的孩子们

## ——记山东大学齐鲁医院援疆医生杨杰

吕军 肖芳

**【人物简介】**杨杰，山东大学齐鲁医院儿科副主任，临床医学博士，教授。2010年3月，杨杰赴新疆医科大学第一附属医院参加卫生援疆工作。一年半期满之后，他要求继续留疆，直至现在。在他的带领下，新疆医科大学第一附属医院儿科多个亚专业领域达到了全疆领先水平，并向国内先进水平迈进。因援疆期间表现突出，杨杰被任命为新疆医科大学第一附属医院党委委员、副院长、宋庆龄（新疆）妇女儿童医院常务副院长、儿科总主任。2011年获新疆维吾尔自治区优秀援疆干部、新疆维吾尔自治区卫生厅优秀援疆干部、新疆医科大学第一附属医院优秀共产党员等荣誉称号，2012年荣获新疆维吾尔自治区创先争优优秀共产党员称号。

### “雪中送炭”才是真援助

2010年3月，齐鲁医院儿科重症急救主任杨杰，自愿加入中组部第6批援疆干部行列，来到新疆医科大学第一附属医院，担任儿科主任，开始为期一年半的援疆工作。

2011年7月，援疆期满，离疆指日可待，可杨杰却陷入了“纠结”。

科室里的医生、护士们忐忑不安：“新医大一附院儿科刚见起色，杨主任却要走了，新设置的3个独立科室，80多名医生、护士，该怎么办？”儿科医生阿迪力甚至难过地掉下眼泪：“杨主任，你真的要走吗？”

“没有你，就没有新医大一附院儿科的今天！”医院党委书记姚华对杨杰说。

一年半的时间里，医院领导班子对杨杰寄予厚望，为他倾力打造了良好的工作平台。杨杰没有让他们失望。他将自己的专业知识和先进理念毫无保留地运用到实际工作中，为新医大一附院儿科培养了一支技术过硬、能力卓著的医疗队伍。在他的带领下，新医大一附院儿科在多个亚专业领域达到全疆领先水平，并向国内先进水平迈进，改变了原先落后的儿科医疗面貌。

事业刚有起色，领头人却要走了，医院领导和科室同事都感到十分不舍。他们希望杨杰继续留下来，带领大家继续完成未竟的事业。

面对同事们真诚的挽留，杨杰毅然选择留下。他说，这是因为“职责”，因为“眷念”。

齐鲁医院院长李新钢找到杨杰，对他的决定表示支持：“齐鲁医院需要你，但新疆人民更需要你，我支持你继续留下工作，将一附院的儿科打造成国内先进水平。”

什么是援助？有差距，有需要，“雪中送炭”才是真正的援助。

援疆期满后，杨杰选择继续留在新医大一附院儿科，执行中组部第 7 批援疆任务。

## 治病救人要靠一身好本事

孩子的健康关系着一个家庭的幸福，儿科疾病的诊疗水平直接影响到地区的未来。儿科本就病种繁杂，临床诊断难度大，疑难危重险情多。新疆又地处偏远，信息资源相对匮乏，儿科医疗水平落后于全国平均水平。

初到新疆，杨杰到南北疆巡诊，当地儿科误诊率之高让他吃惊。由于医术不精或手段匮乏，医生诊断失误，治疗方式不对，一些孩子延误了病情，甚至遭遇生命危险。

杨杰看在眼里，急在心里。“医生挽救患者靠的不是怜悯，靠的是高超的医术和崇高的医德，靠的是一身好本事。”

经过一番调研，他找到了新疆儿科的薄弱之处，决定从新医大一附院儿科着手，改善医疗条件，提升诊疗水平。

杨杰从自己 23 年丰富的临床经验和管理经验中，寻找着学科建设的捷径。

儿科是一个综合性学科，涵盖了多个临床亚专业。新医大一附院原有的儿科专业设置并不健全。杨杰对现有专业进行了重新划分。把小儿呼吸、血液、肾病、心血管等优势专业做大做强，同时新设小儿神经、内分泌和重症专业，建立起了较为完善的儿科专业门类。

紧接着，相继开展小儿心脏介入诊疗技术、电子支气管镜诊疗技术、小儿动态和视频脑电技术等新技术。这些新技术的引进，使新医大一附院儿科诊疗水平实现飞跃式发展，可以完成国内现有几乎所有诊疗操作，部分达到了国内先进水平。

尽管有了新技术，但医护人员的诊疗水平，才是决定医疗质量的关键。杨杰要求科室成员，不仅要完成基础临床工作，而且还要追踪国内外最新医学进展，临床、科研两不误。他要求每个人绝不放过一个科研项目申报，因为每一次课题的申报都是对能力的提高。

## “办法总会比困难多”

“办法总会比困难多。”这是杨杰经常挂在嘴边的一句话。

杨杰到任后，儿科逐渐发生明显变化，最突出的便是建立了儿科重症监护室（0IC5）。但是，重症监护病房成立伊始，儿科缺少有经验的护理人员，难以发挥作用。

杨杰多方协调，最终与护理部达成协议，采用与成人重症监护室护理人员交换、院内外培训等办法，在短时间内提高了护理人员工作素质，很快便满足了儿科重症监护的护理要求。

电子支气管镜诊疗技术虽然先进，但对一附院儿科而言，是一项新的技术，没有人可以熟练掌握。杨杰多方打听得知，成人呼吸科的一位援疆干部，具有丰富的成人和儿童电子支气管镜操作经验。杨杰便邀请这位干部到儿科来“传、帮、带”。仅用半年时间，儿科医生便熟练地掌握了这项技术。目前，该技术已成为儿科的诊疗常规。

为了尽快改变新疆儿科医疗的落后面貌，在援疆工作期间，杨杰积极与山东大学齐鲁医院协调沟通，利用齐鲁医院优势资源，促进新技术、新业务在新医大一附院儿科的开展，推动科室跨越式发展。

在杨杰援疆期间，新医大一附院儿科由原来两个病区 80 张床扩展到三个病区 140 张床。多项新技术得以开展，救治疑难危重患者 300 余例。开展专业讲座百余次，听课人数达两万余人次。

没有规矩，不成方圆。儿科医疗工作渐见起色后，杨杰便开始着手制定各类管理制度。《医师岗位轮转制度》《医师培训与进修学习制度》《门急诊工作制度》《研究生科室管理制度》《进修人员管理制度》《0IC5转入、转出制度》等十余项管理制度，让儿科工作步入了规范化轨道。

“在科室的日常工作中出现任何问题，每一位医务人员都可以对照相应的管理制度进行处理。通过制度管好自己，科室协调工作自然不成问题。”杨杰说。

## “心里总是会装着别人”

在科室成员看来，拥有20多年临床经验和管理经验的杨杰，既是每个人的“良师”，又是帮助大家不断成长进步的“益友”，更是科里离不开的“主心骨”。

“夜里接到棘手的疑难重症，都喊杨主任帮忙，不管几点，他随叫随到”；

“重症急救室里无数次紧急情况，他总是带领大家化险为夷”；

“从没做过的手术，我们在旁边紧张得不得了，他镇定自若，手把手讲授要点”……

同事们这样评价他：积极调动临床医护人员的热情，倡导快乐工作、健康生活的职业理念，让我们在繁重的临床工作中体会到成长和收获的快乐。

“杨主任善于发现科室每一个人的优点，并且帮助每一个人找到合适的位置，迅速提高。”新疆医科大学儿科系主任严媚这样评价他。杨杰倡导的“一个团队一家人”科室文化，温暖了每一个人的心，让科室人员焕发了青春和活力。

“杨主任的心里总是会装着别人。”同事评价说。

儿科老主任阿依古丽病了，杨杰带着科室人员床前慰问；护士小郭因工伤锁骨、肩胛骨多处骨折，杨杰陪护并协调专家救治，直至家人赶到；儿科门诊占全院门诊量的10%，人员紧张、工作量大，沙坎大夫甲状腺肿大，可繁忙的工作缠着，迟迟不能就医，杨杰知道后，命令他停下手头的事，安排接受治疗……

副主任医师阿布来提说，杨杰其实很“爱哭”。在去南疆下乡巡回医疗时，他见到一些畸形的孩子没得到及时医治，终身残疾，当场洒泪；在儿科病房举办的“儿童娱乐日”活动中，看到患儿一边哭一边给妈妈念自己写的信，他又一次落泪。

在同事们眼中，杨杰不仅是行医的典范，而且还是做人的楷模。

最让杨杰感到欣慰的是：新医大一附院儿科通过理念的更新、技术的强化、能力的提升，渡过了发展难关，迎来了快速上升期。

如今，留下来的杨杰又被赋予了新的使命。他被任命为新医大一附院党委委员、副院长，兼任宋庆龄（新疆）妇女儿童医院常务副院长、儿科总主任。

杨杰说，自己的愿望很简单，就是希望看到新疆的孩子们健康快乐地成长。对于他来说，新的岗位，提供了新的平台，带来了新的责任，更开启了一段全新的梦想征程。

（原载 2012 年 7 月 12 日《大众日报》第 16 版）

# 陈玉国：打通冠心病的“生命通道”

陈巨慧 于丹丹 吕军

6月13日，山东大学齐鲁医院成功实施了省内首例以逆向导引钢丝开通慢性完全闭塞（CTO）病变的经皮冠脉介入治疗术（PCI），填补了我省在逆向导丝技术攻克CTO病变上的空白，为冠心病的治疗开辟了新的途径。这例手术的主要操作者，正是山东大学齐鲁医院副院长、急诊科主任、山东大学医学院博士生导师陈玉国教授。

“在过去，像这种心血管堵了几年甚至十几年的慢性完全闭塞的病例只能通过心脏搭桥手术来治疗，心脏搭桥手术危险性高、创伤大、住院时间长，病人非常痛苦。”

陈玉国教授向记者介绍，该例手术是通过闭塞血管的侧支血管，从相反的方向把钢丝送过来，由于闭塞处的远端纤维帽较软，比较容易通过，钢丝送到近端后，就可以安放支架了。心血管慢性闭塞的介入治疗技术难度很大，最近两三年才从日本引入中国，只在北京上海等几个大城市尝试过，此次手术应该是省内第一例独立完成的成功手术。

陈玉国教授在一线临床工作20多年来，致力于急危重症医学的临床工作和相关研究，尤其在急性心血管病及危重症诊治方面造诣颇深。自1999年在全省率先开展急诊支架置入治疗急性心肌梗死以来，已成功完成介入手术6000余例，一次次将患者从死神手中抢了回来。

目前，我国冠心病急性发病正处于“井喷”状态，每年约有100万人突发心肌梗死。陈玉国教授不断拓展临床介入手术的同时，也将研究方向瞄准了急性冠脉综合征发病机制，希望从根源上控制这一“夺命杀手”。

“我们通过对上千份冠心病患者的血液标本研究发现，人体内的乙醛脱氢酶2的活性与冠心病和糖尿病的发病有着密切关系。比如说我们喝酒，有脸红的有不脸红的，有酒量大的有酒量小的，那么这个根儿在什么地方呢，就在基因上的差异。我们亚洲人有 20% ~ 30% 的基因突变，使得乙醛脱氢酶 2 的活性降低，这些人的酒精代谢慢，酒量通常较小，喝酒后会有面红、心悸、出汗等反应，这种反应就是因为乙醛没有代谢掉，因为乙醛变成乙酸就需要乙醛脱氢酶 2。”陈玉国教授说，无论是否发生基因突变，适量的酒精刺激，适量的健康运动，可以使乙醛脱氢酶 2 的活性上调，这样，病人的寿命长，心肌梗死的发病率相对较低，即便得了梗死存活率也较高。

适量饮酒的量应该如何控制呢？陈玉国说，大部分人适合的量就是一个 drink，大概相当于不到一两 45° 的白酒，相当于二两半红酒、七两半啤酒，这个量对于大多数人来讲是合适的。如果你体验结果显示可能会有心肌梗死的危险，我们会建议你喝酒的量减少为原来的 1/3 ~ 1/2。

去年，世界卫生组织作过一项关于人类寿命延长、生活质量提高影响因素的调查，发现对于寿命的延长，60% 的成绩基于预防，30% 的成绩是基于急诊急救能力的加强，慢性病的住院治疗在人的寿命延长当中所作出的贡献只占到 10%。

陈玉国教授建议，在家庭中，要注意高危病人的识别，积极控制心血管危险因素，避免过度应急。在急性发病的患者中，会有一多半的病人会有早期的表现，比如说心脏不舒服，感觉腿没劲儿了，吃饭不香了等等，都提示你的心脏可能要出问题，或者说心绞痛发作频繁了，发作时间长了，发作的时候厉害了，不容易缓解了，这些都在提示快要发生梗死了。

陈玉国教授目前已成功申请国家自然基金等在内的国家及省部级课题 20 余项。发表论著 100 余篇（SCI 收录 30 篇），出版著作 10 部，获部省级奖 6 次，先后被评为山东省杰出学科带头人、山东省医学领军人才。

（原载 2012 年 7 月 13 日《大众日报》第 9 版）

## 山东优质医疗资源首度跨省扩张

# 齐鲁医院成立海南分院，托管经营保亭县人民医院

王凯 赵永鑫 孙孟 吕军

8 月 6 日，山东大学齐鲁医院海南分院揭牌仪式在海南省保亭黎族苗族自治县人民医院举行，这成为省内优质医疗资源跨省扩张的首例。

山大齐鲁医院院长李新钢介绍，地处北纬 18 度线以南的保亭县是国家级贫困县，该县约40%的患者要到三亚、海口、五指山等县外医院就医，“看病难、看病贵”问题突出。今年7月，齐鲁医院与保亭县政府签订托管保亭县人民医院30年的协议，将保亭县医院整体打包，经营权、人事权、财权等全权委托齐鲁医院管理，加挂“山东大学齐鲁医院海南分院”牌子。齐鲁医院委派知名专家和技术团队长期到海南分院工作，全面提高医院水平。成本核算后若出现亏损，其经济损失由齐鲁医院负责承担；若出现盈利，双方按 50% 的比例分配。

“互惠互利、利益共享、风险分担”的市场机制，正使医院的扩张和资源整合成为一种新的趋势。自 2003 年以来，齐鲁医院通过组建分院、托管、股份制改造等形式，先后在省内形成了由齐鲁医院中心院区、沂南分院、齐鲁儿童医院等 7 家医疗机构组成的医院集团，成为国内规模最大的医院系统之一。

李新钢认为，此次托管，齐鲁医院在获得更大发展空间的同时，将发挥医院在学科、技术、人才等方面的优势，扶持海南分院的发展，打造集医疗、康复、查体于一体的海南省中部现代化区域性医疗服务中心，满足当地群众及每年 220 万游客的健康医疗需求。

（原载 2012 年 8 月 8 日《大众日报》第 1 版）

# 齐鲁医院超级综合模拟病人登场

●引领临床培训科技变革，打造无风险可控训练平台

●机器人有呼吸、有心跳，可仿真模拟人体各种疾病的典型症状

不经历临床实践的千锤百炼，难以培养出技能水平高超的好医生，但受到现实多种因素制约，住院医师等培训又遇到重重困难，如何破局？近日，山东大学齐鲁医院临床技能模拟训练中心正式启用，在山东率先引进世界上最先进的高端高智能型综合模拟病人模型，高度逼真显示病人治疗全程，为临床医师培训提供支撑，提高了医务人员综合重症抢救处理能力。同时，该中心获美国心脏病协会（AHA）认证授牌，成为继全国42家之后、山东省内首家具有高级生命支持培训资质的心血管急救培训中心。

## 模拟人有呼吸心跳，用错药会“死亡”

它的名字叫“SimMan3G”，3G意味着第三代，作为目前世界上最为高端的高智能型综合模拟病人模型，齐鲁医院是省内唯一拥有该模拟人的单位，国内配有该模拟人的单位仅有20家。

临床培训，模拟人能替代真人作出相应的反应？针对这一疑问，模拟人的表现证明了一切。

“不仅能模拟人的心跳和呼吸，用错药还会‘死亡’。”据专家介绍，该模拟人实现完全无线连接，可通过计算机进行自我控制，高度逼真显示病人自主呼吸、双侧和单侧胸部起伏、$CO_2$呼出、正常和不正常呼吸音、眨眼反射、流泪、流汗以及模拟癫痫发作和细微的手部动作，配有出血和创伤模块，可行骨髓穿刺。

同时，模拟人有大于2000种的心电图库，学员可以通过15个听诊位置进行心肺听诊练习，并可触诊到与心率同步的颈动脉、股动脉、肱动脉、桡动脉、足背动脉、腘动脉和胫后动脉。

笔者获悉，在重症抢救的临床培训上，该模拟人可提供基本和高级生命支持的高级模拟培训系统，并可自动监测记录。学员可在模拟人身上进行多项气道管理技能的训练，如气管插管、纤维支气管镜插管、环甲膜穿刺、环甲膜切开，练习各种气道并发症的处理，并进行心肺复苏。

模拟人还具有自动药物识别系统，只需使用配备的注射器直接注射就可以对药物的成分及计量作出准确而真实的判断，并产生相应的药理学反应，模拟训练中用药等任何不当操作均提示抢救失败，系统还提供了预先录制、现场模拟病人声音和不适表现的功能，以体现逼真的抢救过程，具有强烈的真实感。学员的救治过程和团队协作场景会被系统记录在日志上，以供评估时使用，从而使导师能够根据真实的临床境况，有效地评价学员个人和团队技能。

## 急诊急救，真实模拟心肺复苏练习

对急诊来说，患者生命容不得一丝耽搁，医生需要具备快速准确的急救技能。

为了开展急诊急救培训，临床技能模拟训练中心设立急诊急救训练室和模拟病房。

训练室内设有病床6张，配有安妮复苏和心肺听诊模拟人17套（成人13套、婴儿4套）及气管插管、急诊创伤、缝合等急诊、急救模具，真实再现临床医生查房，治疗、护理等工作场景，可容纳18 ~ 24人同时接受训练与考核。

在进行心肺复苏练习时，5款复苏安妮（带电子显示器）可以让学员真实模拟人工呼吸和胸外按压，并能触及颈动脉搏动，电子显示器可以立即反馈通气量和持续时间、按压深度和按压位置，使学员掌握正确的通气和按压方法。

这里面，2款带电脑报告仪的复苏安妮，配有微型打印器，可打印出操作的即时报告（人工呼吸和胸外按压的操作曲线）和统计报告（操作的正确率，错误原因等），可以让监考老师专心于观察学员操作，而不必着重记录按压、呼吸次数。

同时，室内还配备心肺听诊训练仪，该模具采用现代电子技术－仿真技术，按照心脏和肺脏的条件通过无线控制指导教学。模具体内设置了听诊接收器，胸前具有6个心音和5个肺音听诊正部位，后面有10个肺音和2个腋中线位置，可以遥控12个不同的心音16个肺音，有明显的体表标志，方便定位，无线遥控，操作简洁，可外接扬声器，教师可随意切换各种条件，以便学员比较听诊音作出诊断，学员可通过触摸各听诊部位听诊不同部位的心音和肺音，像真实的病人一样进行诊疗。

除了急救技能，培训室还准备了术前无菌操作训练模型、外科刀口缝合包扎展示模型、开腹关腹训练模型、肠管吻合模型及外科小手术器械也会根据不同的培训内容在该训练室进行技术操作训练。

此外，模拟病房还安装多媒体教学演示设备，可以进行多媒体教学软件演示与授课，并能够采集学员听课、接受训练与考核时操作的影像与声音，传送至中控室大屏幕上，供考官或导师督考与评估。

## 机器人不仅能模拟疾病，而且还能模拟生孩子

急诊急救等，可用模拟人练习，生孩子分娩这一过程，临床医生也可通过模拟人来实践。

在模拟分娩训练室，笔者看到，该训练室配有高仿真分娩及急救模型人，综合了护理模型和产科分娩模型的优点，可进行产前检查，全自动演示整个分娩过程，用于训练和考核对产妇和婴儿的护理与急救。

产妇模型仿真人大小，关节灵活，腹壁可移动，可观察胎儿在母体内情况。新生儿模型模拟正常新生儿大小，可进行气管插管、心肺复苏、经脐静脉给药和脐带护理。另配，室内还有婴儿护理模型2套（男婴、女婴），为逼真的新生儿模型，由硅胶制成，皮肤仿真且完全隔水，可用于各种婴儿护理训练，如哺乳、灌肠、脐部护理、洗澡及更换衣物等。

除了分娩，在穿刺训练上，培训中心配置综合穿刺训练电子标准化病人4套，腰穿穿刺仿真标准化病人2套。其中综合穿刺训练电子标准化病人可进行颈内静

脉穿刺术、胸膜腔穿刺术、肝脏穿刺术、心包穿刺术、腹膜腔穿刺术、髂骨骨髓穿刺术和股静脉穿刺术的模拟操作训练。学员在进行以上穿刺练习时，出现穿刺错误时“标准化病人”会发出“您的操作有误”等语音提示，供学员反复操作练习。该训练室可用于常用诊断技术、内科治疗技术训练，使学员临床诊疗能力得到锻炼与提高。

## 进入高科技模拟时代打造临床无风险培训

相比传统的临床技能培训体系，齐鲁医院临床技能模拟训练中心设置了科学的培训体系，帮助住院医师等通过综合培训，提升临床技能。

“中心以高科技模拟设备为基础，集示教、操作、考核等多功能为一体的全方位临床技能训练中心。它依托医学生理及计算机技术，利用高端模拟人模拟病人和模拟临床场景，替代真实病人进行临床教学和实践，改变了传统培训及考核的方式，为学员们构建了一个既无风险又可调控的临床基本技能与专科训练平台”，齐鲁医院临床技能模拟训练中心相关负责人表示，这是培训和提高全科医生、住院医师等全体医护人员心脏急救复苏及其他临床专项技能不可或缺的重要场所。

笔者获悉，自 2012 年 1 月开始筹备，该中心建设历时近半年。在此过程中，医院克服了用房和资金等多重困难与压力，遵循文物设施不得改变原貌并确保中心“达标、实用”的原则，先后设计图纸七稿，投资近千万元。

目前，该中心总体面积 1000 平方米，内部设置功能室 17 间，包括模拟穿刺训练室、腹部触诊训练室、急诊急救训练室\模拟病房、重症抢救训练室、模拟分娩训练室、基础操作训练室、数字化模拟训练室和模拟诊疗与多站考试区（OSCE）等。

中心里，目前配备各类模具及仪器设备 100 余件，其中 SimMan 是第三代超级综合模拟病人，用于心脏急救复苏还有 ALS 高级生命支持模拟人、新型复苏安妮模拟人（成人和婴儿型），另外还配有高仿真分娩及急救模型人、护理婴儿、心肺音听诊训练模型、Keri 标准护理人、气道管理模型、腹部触诊模型、各种穿刺模型、心电监护仪、自动体外除颤仪、呼吸机及急诊急救配套用物等。

“医生动手能力与学历没有必然关系，而与是否经过规范化临床技能培训密切相关。”据齐鲁医院临床技能模拟训练中心相关负责人介绍，医学生的成长所受的教育培训包括在校医学教育、毕业后医学教育、继续医学教育三大阶段。以住院医师规范化培训为代表的毕业后教育是医学教育的特征，医学教育不能切割成两块，而应有机联系。

齐鲁医院临床技能模拟训练中心启用后，主要用于全科医生、住院医师及临床医护人员临床基本技能、心脏急救复苏等专科技能的培训。下一步还会将培训逐步拓展到社区、院校等更多的非医学人员的基本技能培训，以防止更多心脑血管突发事件的发生。此外，该中心获得美国心脏病协会（AHA）认证授牌，成为继全国 42 家之后、省内首家具有高级生命支持培训资质的心血管急救培训中心。

（原载 2012 年 8 月 17 日《济南时报》A11 版）

## 1 月捡回 1 万元，她仨都没留

# 齐鲁医院 3 名保洁员拾金不昧，感动市民

黄黎

近日，市民王先生致电本报新闻热线 82886110 反映，齐鲁医院华美楼 3 名保洁员拾金不昧。“3 个保洁员一月内捡了 3 次现金，金额共计 1 万余元，都全部归还，这让我们大伙儿都挺佩服。”市民王先生说。8 月 30 日，记者来到齐鲁医院对此进行了采访。

范女士是众安康物业保洁员，今年 60 岁，老家在临沂，目前和老伴在济南租房生活。据范女士介绍，8 月初的，她和往常一样清扫公厕，发现了一女式小包。“我猜是有人上完厕所后落下的，问了一圈，都说不是她们的。”范女士说，当时她不敢打开包，而是把包交给物业工作人员。“工作人员打开包发现，里面有 1200 元现金、4 张银行卡和 2 张身份证。”

最好的办法还是去原地等候！她立马下楼，回到了原地。果不出所料，很快一女士急匆匆跑到厕所，见人就问有没有看到一个包。范女士说，拿到包的失主非常感激，还要留一部分钱给她。“这是我应该做的，钱我坚决不要。”

同样拾金不昧的还有保洁员王玉花。8 月 20 日下午，她在二楼打扫卫生时，在候诊室的休息椅上看到一钱包，里面有 4000 多元现金、5 张银行卡和 1 张身份证。“当时看到钱包后，我询问了周围人，但没能找到失主。”王玉花说，“人家大老远来这儿看病，要是发现钱包丢了，该急死了。”她说，当时她向物业负责人汇报了情况，就一直在原地等着。

“大概两小时后，我看到一中年男子焦急地跑到候诊区域休息椅附近，到处张望着。”她赶紧上前询问，相关信息都能对得上，就把钱包完璧归赵了。

保洁员王经香也做了同样的好事。几天前，她在二楼挂号处保洁过程中，看到了一牛皮纸做的档案袋，里面有一沓钞票，数了数，一共是 4000 多元。此外，

里面还有病历等物品。

她将此事汇报给物业。“物业工作人员当时通过挂号的信息采集卡查到了失主的联系方式，但不知为何，打了一下午的电话，竟然没人接。”王经香说，第二天，物业负责人又通过短信这种方式和失主联系，终于联系上了。“原来丢东西这人的家人患了重病，情绪一直很低落，就把钱落下了，也没及时接听电话。”

（原载 2012 年 8 月 31 日《济南时报》A17 版）

# 齐鲁医院三学科跻身中国医院最佳专科声誉排行榜

王珺 赵永鑫 荀杨

日前，由复旦大学组织评审的《2011 年度中国最佳医院综合排行榜》和《2011 年度中国医院最佳专科声誉排行榜》正式发布，山东大学齐鲁医院跻身最佳综合医院排行榜前三十，妇产科、神经外科、血液病学科进入各专科排行榜前十名。

经专家评选，在《2011 年全国最佳综合医院排行榜》中，全国共有 100 家医院进入“百佳”，山东省共有两家医院进入此排行榜，齐鲁医院名列第 29 名，比去年上升七个位次，另一家进入排行榜的医院为山东省肿瘤医院，位列排行榜第 66 位。在《2011 年度中国医院最佳专科声誉排行榜》中，齐鲁医院妇产科一如既往得到专家的肯定，名列排行榜第七名，是山东省内医院中单项专科排名最高的专业。而今年妇产科不再是一枝独秀，齐鲁医院神经外科和血液病学科首次进入排行榜，并分别名列专科第十名。在病理科、耳鼻喉科、风湿病、消化病、心血管病等临床专科的榜单中，齐鲁医院也获提名。

（原载 2012 年 12 月 6 日《山东商报》D6 版）

# 百年名院展新貌 文化兴院惠万民

## ——山东大学齐鲁医院医院文化建设纪实

吕军

在繁华的济南市文化西路西首，一座新建的气势雄伟的高大建筑巍然耸立，庭院内，绿草如茵，一座座有着近百年历史的小楼古朴高雅，小桥、流水、亭台、楼阁，相映成趣，构成了一幅轻松和谐的景致。这里，每天都吸引着省内外数以万计的患者及家属蜂拥至此，她是广大病患无比信任的医学圣地，她是广大学子梦寐以求的医学殿堂，她是大师云集的医疗科研基地……这个她，就是闻名遐迩，蜚声海内外的医学航母——山东大学齐鲁医院。世间何处寻奇葩？磅礴大气独凛然。作为一所有百余年历史的名院，齐鲁医院始终走在时代的医学前沿，这得益于该院深厚的文化底蕴。百余年来，该院名医辈出，群星璀璨，众多的医学大师，世界尖端的医疗设备，浓厚的学术氛围，使齐鲁医院在众多领域形成了自己的特色和优势，在全省乃至全国都处于领先地位。“我们用岁月的辉煌，写下华美的诗篇，我们用纯洁的心灵，塑造‘齐鲁’风范……”，动听的院歌，浓缩了齐鲁医院的光辉足迹和丰富的文化内涵。经过122年的岁月积淀，中国儒家文化的“仁爱之心”和东西方共同倡导的“博施济众”的人文观念，成为真正能够体现齐鲁医院文化精髓的基本元素。“海不择细流，故能成其大；山不拒细壤，方能成其高。”齐鲁医院百余年的发展与壮大，是海纳百川的博大胸怀和“不积跬步，无以至千里；不积小流，无以成江海”积累的辉煌。作为一种理想信念、价值观察和行为规范，医院文化标志着医院物质文明和精神文明的程度，是当代医院管理理论的重要组成部分。百余年来，“齐鲁”精神，薪火相传，经过一代代“齐鲁”人的共同努力，齐鲁医院优秀的医院文化得到了良好的传承和创新。近年来，齐鲁医院更是注重把医院文化作为一种精神、一种品牌、一种资源、一种实力来打造，医院文化建设取得了显著成效，为医院的建设发展注入了强劲的生机和动力。

## “以人为本”润无声

文化建设的主体构架是制度建设，制度化管理是现代管理的基石，管理的核心在于理念。通过讨论总结各个历史阶段中所积累形成的优良传统和成功经验，齐鲁医院总结归纳出了一整套的发展理念：“制度规范、自尊自律”的管理理念；“博施济众，仁爱至诚”的运营理念；“提高大众生命质量，构筑患者健康家园”的服务理念；“居高者自远，业大者更强”的竞争理念。这些不同理念的共通之处就在于“以人为本”的服务理念，而这也是医院管理理念的核心。

德育熏陶，正本清源。懂法、守法、合法执业是医务人员必须具备的基本条件，开展法制教育管理，增强法制观念，是医院各项管理工作顺利开展的基础保障。因此，医院在管理上，严格执行医疗卫生管理法律、法规。医院的全部经营活动都在《医疗机构管理条例》《执业医师法》《护士管理办法》《传染病防治法》和医德医风规范等法律法规的许可范围进行。医院定期组织全院医务人员进行法律、法规教育，通过组织学习、培训、知识竞赛、考试、考核等方式，全面提高医务人员的法律意识，自觉地遵守法律法规，为医疗安全工作打下了坚实的基础。

规范的制度是文化建设实施的有效保障。医院把“以人为本”的管理理念渗透到了制度文化建设当中。围绕着医院文化建设工作，医院成立了文化建设委员会，主要对全院的文化建设进行总体全面的把握。

在制度建设上，医院制定了《医院改革管理办法及实施意见》和《岗位责任制管理办法》，明确各科室及医务人员个人的工作数量、质量、效益等，以此为支柱，医院对既有制度进行了全面修订增补，形成了一套较完整的《医院管理制度》，分医疗、护理、门诊、行政、药品使用等五大分册，搭建起了适行合理的制度管理文化体系。近期，医院正在起草编制《山东大学齐鲁医院员工文化手册》，进一步规范医院职工的行为。

医院质量管理的基本制度，在执行上若有十分微小的不足，最终的影响可能也是十分巨大的。一台复杂的手术，其成功与否，会受到上百个甚至几百个基本动作的影响，哪一个动作不合乎规范、质量降低都有可能给患者带来致命的打击。李新钢院长认为：“医院应该把高高在上的制度，转化为个性化温情服务的执行力，在良性循环中不断积累，与社会需求相匹配。”

在制度的执行上，该院分别把不同科室的制度和工作职责做成板块挂在办公室墙上，作为强化制度和职责的手段和医务人员工作的指南及行为的准则。为了将制度层层落实，医院成立了专家检查组，每周对多个临床科室进行抽查和不定期大规模全面检查，检查结果以《医疗质量简报》的形式向全院通报； 各科室建立以科主任领衔、分工明确的医疗质量控制小组，形成一个上下呼应的严密质控网络。通过多年来一以贯之的坚持，目前全院职工养成了自觉遵章守纪，岗位建功立业的良好风气，升华了制度文化的内涵。

大手笔改天换地，气吞山河；小细节润物无声，以柔克刚。“以人为本”的服务理念，在齐鲁医院体现得淋漓尽致。

2010 年 10 月总建筑面积 13.6 万平方米的、山东省内单体建筑面积最大的医用综合楼——齐鲁医院华美楼正式启用。这不仅是该院外在面貌、形象的巨大改变和提升，更是有效缓解了来院就诊患者拥挤不堪的混乱局面，极大地改善了广大百姓的就医环境。

随着华美楼的正式启用，医院在原有基础上陆续推出了多项便民服务措施，简化了服务流程，提升了门诊整体工作效能，受到患者及家属的广泛好评。如设立病员服务中心；在国内率先开展机器人导医服务；在省内率先推出“银医一卡通”服务；成立了山东省首家网络医学中心；同时医院还为患者提供了陪检服务、志愿者服务，在华美楼内设有银行、超市、餐饮等便民设施。“病员服务中心”的位置在华美楼的一层。中心内设置了 18 个受理窗口，实行一站式服务，职能主要包括病案的咨询、病历的代理复印、健康宣教、预约挂号、陪护、票务、出租车及救护车呼叫、免费的轮椅、公用电话服务等项目。也包括了医疗、护理、后勤、物业、保安、维修、志愿者的招募、门诊盖章、患者投诉等医院内部管理事务的受理。“患者有困难，找病员服务中心”，已经成为该院特有的口号。

细节决定成败。从点滴做起，让群众充分感受信息化带来的便利。在李新钢院长看来，医疗服务的改进就在于细节一点一滴地完善。为了方便患者就医，医院还推出了银医一卡通服务，使银行卡的功能与就诊卡功能有机结合。省去了病人来回奔波排队的麻烦。

医院的信息化，在很大程度上有效缓解了老百姓看病难的现象。李新钢院长说，目前医院已实现了检查单自主打印。医院充分应用信息技术，实现所有的检查单全部上网，支持自主打印和网上打印。极大地方便了群众就医。

信息化带来的便利，让来院就诊的患者及家属拍手称快。目前，医院已引进自动分药机，缩短了患者拿药等待时间，避免患者拿错药。李新钢介绍，自动发药机与医院的信息系统相连接，可自动化传送、处理病人的处方信息。较之以前的人工处理处方的方式，处理处方的平均速度可以提高一倍，病人基本在 5 ~ 8 秒就可以完成取药的过程。此外，医院还引进了手术等候系统。以往，患者进行手术，患者家属都等候在手术室外，不知道亲人的手术情况，心情焦急。而现在患者家属可以在一块专门的区域等候，区域内有娱乐设施，也有手术过程显示系统，患者家属可以随时观察到亲人的手术情况。

医院在国内率先成立了网络医学中心，利用现代化的信息技术，可以进行网上门诊、网上会诊、随访、预约、实时的心电远程移动监护，对异地协作单位进行远程会诊。“特别是实时心电远程移动监护，给外地心脏病患者提供了生命保障。患者戴着心电远程监控设备，无论走到哪里只要出现问题，GPS 就会把信息传到医院的监护屏幕上，我们再第一时间通知家属，组织抢救。目前这个系统已经监护了 6 万余人，成功抢救了 600 多个病人。”李新钢院长说。

## 花香自有蝶飞舞

医院的竞争，是人才的竞争，是设备的竞争，是科研的竞争，但归根结底还是医院文化的竞争。良好的医院文化是发现和培育人才的沃土，医院管理者、领导者就是优秀医学人才创新发展的“引路人”和“催化剂”。

人才是“第一资源”，谁拥有越多的领军型人才，谁就掌控了医院发展先机，这些医院的“千里马”是医院发展的强劲引擎。“良骏囿于精舍，难免沦为驽马”。人才也是一样。如果不能充分发挥其能量，即使人才再多，恐怕大多数会在时间的长河中流失殆尽。要通过为每位人才压担子、找位子，出台优惠政策营造拴心留人的创业环境，让人人都有发展的机会，为“千里马”们施展其才华提供了广阔的舞台。

医院目前有13个学科获得国家临床重点专科建设项目。同时，内科学、外科学、耳鼻喉科学、影像医学与核医学、老年医学、神经病学等六个二级学科成为山东省“十二五”重点学科；妇科肿瘤、神经肿瘤免疫、腹腔镜技术基础与临床应用、胃肠疾病转化医学等四个实验室成为山东省“十二五”高校重点实验室，其中妇科肿瘤、神经肿瘤免疫实验室为强化建设实验室。

不同层次人才的培养和引进机制良性化运转，促进了专业技术队伍结构的进一步优化，整体素质明显提高。2011年选拔留用研究生59名； 经过严格遴选从兄弟医院调入2名手足外科高级职务医疗人员，为医院筹建成立手足外科提供了人才保证；合同制员工的招聘、使用和管理更趋规范化，制定了《山东大学齐鲁医院关于合同聘用制专业技术职务评聘暂行办法》，并开展合同聘用制人员专业技术职务评聘工作，为850名聘用、合同制职工认定了初级职称资格，推荐6名申报中级职称评审；高端人才队伍建设取得重要进展，2011年，新增“泰山学者特聘教授”2名，目前，该院已有“泰山学者特聘教授”8名；张运、李新钢分别当选山东省“十一五”卫生系统十大影响人物和十大领军人物，高海青获评“全国科协先进工作者”，张运、牛军被评为首届山东省十大名医，高海青、刘玉光被评为山东省首届杰出医师，刘玉光、范医东获山东省优秀科技工作者称号并记二等功；建立优秀学科带头人制度，制定了《山东大学齐鲁医院建立学科带头人制度实施意见》，共评聘15名专家教授为该院首批优秀学科带头人。

欲穷千里目，更上一层楼。齐鲁医院历代领导者的远见卓识就在于对人才的高度重视和培养。20年前，国内医生海外培养潮流还没有形成之时，齐鲁医院就已经与美国多所医院、大学签署了协议，把有潜质的年轻医生送出国去培养。“我就是那批医生之一，也是医院人才培养计划的受益者之一。现在我们医院优秀骨干力量就是从中走出来的，我们的科主任都有海外培养的经历。”李新钢说。

置身须向极高处。齐鲁医院以国际化视野建设“第一资源”。目前，齐鲁医院仍坚持与国外的医院加强学术往来，先后同美国、英国、德国、瑞典、日本、加拿大、澳大利亚等国家50多所大学、医院、科研机构建立了学术交流合作关系。“东西文化，荟萃一堂”，近五年来，医院出国交流人员达到800余人次，接待国外及我国港澳台来访学者 500 多人次，举办国际学术会议 20 余次。

工欲善其事，必先利其器。为提高医疗诊断技术水平，满足广大人民群众日益增长的医疗服务需求，医院先后投入使用了 PET-CT、双源 CT、256 层 CT、双梯度 3T 磁共振、大孔径 3T 磁共振等大型先进医疗设备。华美楼配备的两间一体化手术室、两间平板 C 型臂复合手术室均达世界领先水平。截至目前，该院共拥有各类仪器设备 38417 台（件），价值 9.2696 亿元。

## 文化建设助腾飞

“酒香也怕巷子深”。在医疗市场日趋同质化的今天，医院在具有高超的、高质量的医疗技术的前提下，医院的文化建设应通过载体和有效的宣传，来实现医院文化的导向功能、凝聚功能、约束功能、具有激励功能和辐射功能，来助推医院的建设和发展。

作为省内创办较早、省内医院唯一拥有全国统一刊号的《齐鲁医院报》，已经出版了 360 多期。定期出版的院报，及时报道医院重大活动，刊发医学科普知识，搭建内部交流和医患沟通的平台，传播医院文化。医院积极利用网络平台，及时更新医院信息动态，为公众提供就医指导，方便群众就医。

医院加强与新闻媒体的沟通。加强与电台、电视台、报纸、网站等新闻媒体的沟通联系，及时报道医院的大型活动、先进典型等，利用新闻媒体的强势效应，吸引公众的目光，传播医院文化，提高医院的品牌影响力。医院组建了较为规范的通讯员队伍，通过组织培训、业务指导、优秀作品评选等形式逐步加强通讯员的业务能力素质，保证医院宣传工作的扎实有效开展。

2008 年 8 月，历时两年编纂而成的医院文化建设力作——《山东大学齐鲁医院文化形象识别手册》正式出版，形成了具有权威性、规范性、创新性的文化形象识别手册。医院引入 CI 战略，利用《手册》从理念识别、行为识别、视觉识别等三个部分概括了齐鲁医院在百年历史发展中所积淀的文化精髓，对多年来形成的医院文化进行了认真梳理和系统总结，将医院的理念和行为形成统一的视觉符号系统进行传播，以塑造个性鲜明、公众认同的医院形象。在理念上，《手册》

对医院文化进行深度挖掘，在准确把握医院发展战略定位的基础上，提炼出能够推进医院战略实施的文化核心。如院训：医道从德、术业求精；在行为识别系统中，对医院各部门、各岗位进行了规范化的要求，将规范化服务、个性化服务与感知化服务有机的结合成具有齐鲁医院独特亮点的医疗服务模式；同时，《手册》还对文字、图形、色彩等方面进行规范化标准设计，通过院徽、院服、院歌、服务承诺等视觉标识在不同载体上运用的组合和变化，体现出医院"以人为本"的医疗服务理念，张扬出医院鲜明的个性，从而将医院大到户外广告牌，小到一只纸杯、一张处方单，无不以统一、严谨、精致的面貌展现于公众面前，使广大患者能够对医院产生最大限度的依赖和信任。

在医院建院118周年之时，医院充分发掘和弘扬医院百年来名医们高尚的医德、精湛的医术，组织编写整理了《风范》系列书籍。该书分卷一、卷二两册，收录文章70余篇，共近50余万字。该书以人物传记的形式、图文并茂地记载了医院70余位名医不平凡的行医之路，短小精致，集史料性、普及性、趣味性、实用性为一体，是一部介绍百年齐鲁名院、彰显大医风范、弘扬传统文化的力作。书中所记载的名医中既有已经成为蜚声中外的医学泰斗，也有正在向新的医学高度攀登的后起之秀，有的已经辛劳作古，有的仍然伏枥于事业的发展。该书通过对名医们事迹的发掘、整理，旨在使继承、弘扬与创新并举，使医院的医疗、教学、科研、文化等和谐发展的传承之道跃然纸上，深入人心。

2010年，医院编辑出版了反映医院人文风貌和历史变迁的著作——《百年齐鲁医学史话》。与此同时，医院还编辑出版了山东大学齐鲁医院院志和宣传画册、建院120年特刊等，通过深入挖掘将医院深厚的文化底蕴形成了一种积极向上、团结拼搏、勇攀高峰的精神，这种精神已作为医院的优良传统，正在不断地发扬光大，使医院职工的精神面貌得到进一步升华，职工的凝聚力、向心力得到进一步提升。

齐鲁医院里座有着百余年历史的欧式小楼，述说着沧桑的历史，包涵着浓重的文化底蕴。近年来，医院通过广泛征集、专家论证、办公会讨论，最终通过职代会一致认可，重新对院内楼宇名称进行命名。此次楼宇命名从医院的历史变革、发展现状、地理环境、功能区分等不同侧面，反映出医院的办院理念，体现了医院的优良传统和深厚的文化积淀，还通过一定的文化内涵体现出建筑文化或地域文化特色，同时兼顾楼宇的功能性，使命名的楼宇建筑风格与周边的建筑、景观和医院的整体特色协调一致，提升了院区文化品位。

例如：新建门诊保健综合楼命名为“华美楼”。其依据是医院有120多年历史，最早的院名为华美医院，两个甲子过去，将新的门诊保健综合楼命名为“华美楼”，是继往开来的里程碑，既有继承传统又有开启新的航程的意思；该楼命名为“华美楼”期望医院在未来能成为中国医疗卫生界的翘楚，成为中国医疗界的中华之大美；同时，该楼的外观样式和内部建筑元素是医院建筑史上最为华丽和唯美的有机结合体，象征了医院的实力和华美的未来。

又如：实验中心命名为“广文楼”。其依据是齐鲁大学最早的前身是登州文会馆，后与潍县乐道院合并称为齐鲁大学文理学院，以此命名具有重要的纪念意义。科研楼命名为“博施楼”。其依据是科研楼始建的奠基基石上为“博施济众”，而“博施济众”也曾作为医院的院训，以此命名具有重要的纪念意义。

再如：花园凉亭命名为“广智亭”。其依据“广智求真，博施济众”曾为医院的院训，故以广智命名；广智院街曾在当年享誉省内，是解放前济南重要的文化中心区域。

为凸显医院的个性文化色彩，医院规定医院基本色调绿色。在新建的华美楼内医院统一制作了医院制度牌、诊室牌、床号牌、科室导示牌、楼层标识牌等。医院所有科室标识牌均统一设计制作，医院还统一制作了院内形象宣传展板、绿化风格、工作服装、胸牌、名片等，创制的院徽、院歌、院旗均形成了面貌一新、别具一格的医院特色文化。

为集中展示医院文化，医院在病人集中的场所，全力打造了齐鲁医院文化长廊。文化长廊从医院的历史变革、领导关怀、国家重点学科、职工文化生活、公益事业等多个部分展示医院文化建设内涵。整个文化长廊大气磅礴，脉络分明，文香浓郁。在医院病房楼内和办公楼的楼道和走廊的墙壁上，悬挂了许多格言警示牌、温馨提示牌、健康宣教展板等，以统一的设计、规则有序的悬挂、图文并茂地展示出医院良好的精神文化建设，形成了浓厚的文化氛围。

医院每年对新入院的职工从岗前培训开始就接受医院精神、光荣传统、价值观念及努力方向等教育，这是医院文化教育的第一课。医院每年均不定期地组织开展职工思想教育、职业精神研讨会、医德医风讲座等形式进行职工文化教育，医院注重抓住每个有利时机灌输医院精神、宣传核心价值观。医院每年都按弘扬医院文化的固定要求和当前具体要求召开主题演讲会，推出工作实绩突出、文明服务优质的正面典型代表，登台宣讲自己的事迹。使其他职工学有目标，赶有方向。医院经常性的组织各种文化娱乐活动，使广大医护工作者在繁忙的工作中，调整生活，变化生活方式，激发工作热情。医院利用重大节日，组织春节联欢会、歌咏比赛、体育运动会、书画摄影比赛、“五·一二”护士节演讲比赛、“迎七·一我为党旗增光彩”演讲比赛等一系列主题活动。每个科室积极参与，充分反映出强烈集体荣誉感和团队精神，极大丰富了职工业余文化生活，陶冶了职工情操。医院结合文化建设工作，开展“三好一满意”活动，创建无烟医院活动，开展优质护理服务活动，并结合实际组织开展党员创先争优活动。每项活动按计划开展，在活动中，提高职工的素质，增强了医疗质量和护理水平，把医院文化建设工作引向深入。

## 文化建设 硕果累累

2011 年，《百年齐鲁医学史话》和“走进临床一线，构建和谐医患——临床医学生的医者印象”分获山东省高校校园文化建设“理论与学术类优秀成果”一等奖和“活动类优秀成果”一等奖；《山东大学齐鲁医院报》 连续第 5 年被评为“全国优秀医院报刊”，医院被评为山东大学 2011 网络新闻宣传优秀组织单位，医院还获得了“全省卫生新闻宣传工作先进集体”、“2011 健康山东品牌医院”、“山东省临床输血先进集体”等荣誉称号。医院在大众网举办的“影响力·大众网 2010 山东网民系列品牌评选”中获评“影响山东 2010 山东网民首选医院”。2012 年，医院被评为“第四届全国医院（卫生）文化建设先进单位”，医院网站获评“第四届全国医院宣传与文化创新优秀网站”称号。

登山则情满于山，观海则意溢于海。置身于齐鲁医院，徜徉于高楼大厦、红花绿树、潺潺溪流间，目睹着熙熙攘攘川流不息的人群和医护人员来来往往不停忙碌的身影，我们的内心充满了激情和感动。《山东大学齐鲁医院“十二五”事业发展规划》已经编制，《山东大学齐鲁医院院区建设总体规划》已经出台，齐鲁医院已经吹响了继续奋进的号角，勇于开拓创新的“齐鲁”人正在党委、政府的领导下，在优秀医院文化的推动下，朝着“建设‘国内一流、国际知名’高水平医院”的战略征程上阔步前进。

（原载 2012 年 12 月 25 日《山东商报》T6 ~ 7 版）

# 2013年

# 山东大学齐鲁医院入围“全国最佳医院”百强

李雪梅

山东大学齐鲁医院在复旦大学医院管理研究所近期公布的“2012年度全国最佳医院综合排行榜”中，排名第29位，是我省唯一跻身前100名的综合性医疗机构。

截至目前，山东大学齐鲁医院已有中心院区、东院区、青岛院区3个院区，沂南分院、平邑分院、济南高新分院、桓台分院、日照分院、海南分院等6个分院，总床位数达到10227张，服务区域覆盖山东省全境及周边省份，远达海南、新疆、宁夏等边远地区。其中，华美楼全面启用，济众楼完成修缮并投入使用，推动中心院区业务工作量和业务收入实现大幅增长：实际开放床位达3105张，年门诊量达213.9万人次，同比增长18.4%；年出院人数99502人次，同比增长42.3%；年手术量49688台次，同比增长35.6%。

山东大学齐鲁医院在2012年取得的改革发展业绩，得到了国内权威机构的认可。复旦大学医院管理研究所近期公布了“2012年度全国最佳医院综合排行榜”，山东大学齐鲁医院排名第29位，成为山东省唯一跻身前100名的综合性医疗机构。

（原载2013年3月12日《济南时报》）

### 年门诊量、出院人数大幅增长，临床重点专科建设成绩斐然

# 齐鲁医院2012年实现跨越式发展

宿可伟 吕军

近日，记者从山东大学齐鲁医院了解到，该院2012年各项工作取得长足发展，医院门诊量、出院人数、手术量等均大幅增长，医院13个学科获评国家临床重点专科建设项目，成为省内获评专科数量最多的医院。特别是随着高新区分院（东院区）的顺利开诊和其他分院的不断壮大，医院又将进入一个快速发展时期。

据介绍，2012年齐鲁医院门诊总量达379.5万余人次，出院人数29.9万余人次，手术9.5万余台次，开放床位8000余张，其中仅济南中心院区，年门诊量就达220万人次，出院人数近10万人次，手术5万余台次。各种诊断、治疗技术都位于国内一流水平。

医院临床重点专科建设取得不俗成绩。在中华医学会评估基础上，经国家临床重点专科建设项目管理委员会审定，截至目前，齐鲁医院国家临床重点专科建设项目已达13个，成为山东省内获评国家临床重点专科建设项目数量最多的医院，在全国居于前列。这13个学科分别为消化内科、妇科、检验科、病理科、心血管内科、血液内科、内分泌科、神经外科、耳鼻咽喉科、重症医学科、心血管内科重点实验室、普通外科、急诊医学科。其中，心内科和妇产科被列为国家重点学科。此外，小儿内科、骨科、产科、泌尿外科、临床护理、中医科6个专业获评山东省临床重点学科（根据省内相关规定，已获评国家临床重点专科建设项目的专业不再申报山东省临床重点学科）。

医院的发展也得到了独立第三方医院管理机构的认可。在2012年12月发布的由复旦大学组织评审的《2011年度中国最佳医院综合排行榜》和《2011年度中国医院最佳专科声誉排行榜》中，山东大学齐鲁医院名列第29名，成为山东省仅

有的两家入选“百佳”医院之一，另外一家入选的医院是山东省肿瘤医院，名列第66名。医院妇产科、神经外科、血液病学科进入各专科排行榜前十名。其中，妇产科名列排行榜第七名，是山东省内医院中单项专科排名最高的专业。在病理科、耳鼻喉科、风湿病、消化病、心血管病等临床专科的榜单中，齐鲁医院也获提名。该排行榜是由独立第三方医院管理学术机构——复旦大学医院管理研究所开展的公益性项目，以同行评议的方式进行，由1300余名国内著名同行专家担任评审专家，更加客观公正地反映了齐鲁医院在学科建设、临床技术与医疗质量、科研水平等方面的综合实力。

（原载2013年3月30日《齐鲁晚报》）

### 资源下沉　上下联动　整体推进　惠及民生

# 山东大学齐鲁医院：试水“医联体”成效初显

吕军　赵永鑫　张海默

2012年4月，山东大学齐鲁医院与国家级少数民族贫困县——保亭苗族黎族自治县人民政府签署协议，成立了海南分院。齐鲁医院海南分院的发展目标是打造集医疗、康复、查体于一体的海南省中部现代化区域性医疗服务中心，满足当地群众及每年220万游客的健康医疗需求。

2012年底，齐鲁医院青岛院区开建，青岛院区坚持高起点、高标准、高水平，注重顶层设计，与济南的中心院区统一规划、一体发展，打造匹配山东大学“建设世界一流大学”目标，集医疗、教学、科研于一体的高水平大学附属医院。今后，齐鲁医院将形成济南、青岛两大核心区域发展的齐鲁医院系统，两大核心将逐步成为医学领域高新技术的研发者和孵化基地，疑难危重症救治诊疗中心，高层次人才培养的重要临床教学基地，共同争创国家综合性医疗中心。

相距仅仅几个月，齐鲁医院两次迎来大跨越。地方分院的相继成立，是齐鲁医院实施优质医疗资源下沉，实现优势医疗资源拓展辐射的又一成果，也是医院推进“医疗改革联合体”（简称“医联体”），促进医疗卫生改革的重要步骤。

在今年1月召开的全国卫生工作会议上，“医联体”作为医改新名词首次出现在公众面前。时任卫生部部长陈竺在报告中提出：控制大型公立医院单体规模扩张，鼓励探索发展医疗服务联合体。患者在“医联体”内，可以享受到基层医院与三甲医院之间的双向转诊、化验检验结果互认、专家社区坐诊、远程会诊等便捷的优质诊疗服务。

根据陈竺的解释，医疗改革下一步最重要的是让基层医院真正强起来，和大医院上下联动、沟通，最好是一体化的构架，就是“医联体”。简单来说，就是由一所三级医院带动，将若干二级医院和社区卫生服务中心的资源整合起来，以实现“优质医疗资源的下沉”。

事实上，齐鲁医院自2003年就开始作类似于“医联体”的探索。近十年来，该院通过组建分院、托管、股份制改造等形式，大刀阔斧推进“医联体”，取得了较好的效果。目前齐鲁医院旗下已有沂南分院、平邑分院、桓台分院、日照分院、海南分院、青岛院区、济南高新区院区等8家医疗机构，并与济南民族医院等7家社区医院和邹平县人民医院等4家县级医院签订协议开展了对口帮扶。

“医联体”提出的初衷是为了解决这样一个普遍现象：大医院人满为患，小医院门可罗雀。老百姓选择到大医院看病的背后，实际上是对基层医疗服务质量的担忧，这正是“医联体”需要解决的实际问题。齐鲁医院探索发展“医联体”十年来，通过技术提升、管理促进、资金投入，大大改善了各分院所在地的医疗资源配置，提高了分院的整体医疗和服务水平，实现了当地百姓不出县区，就能享受国家级医疗服务，极大地改善了当地看病难、看病贵的情况，与此同时，“医联体”对医院的发展也起到了极大的推动作用。截至目前，齐鲁医院“医联体”内的总床位数达到10227张，年门诊量突破379.5万人次，出院病人达到29.9万人次，手术量达到近9.5万台次，推动医院整体业务规模不断攀升。

与以往医院合作惯于“输血”不同，齐鲁医院“医联体”更多地侧重于“造血”，把医院变成优秀基层医生的“孵化器”。在摸索实践中，齐鲁医院提出了自己的创新措施，立足长期技术扶贫、技术援助的基础，由传统的单纯技术扶持模式转变为“扶持+合作”模式，与符合条件的地方政府和基层医院开展深层次、全方位、立体化合作，努力实现互惠共赢。

具体来说，齐鲁医院在合作过程中，在坚持被扶持医院仍保留事业单位编制不变、人员身份不变、医院的公益性质不变的“三不变”原则的前提下，坚持整体化运作与一体化管理。各合作医院挂牌齐鲁医院分院，实行连锁式一体化运作。合作中齐鲁医院坚持现代法人治理，在合作医院成立董事会，实行董事会领导下的院长负责制，由齐鲁医疗投资管理有限公司负责各分院的管理、协调等工作。为解决合作医院在师资力量与设备方面的问题，齐鲁医院根据各分院的医疗技术现状和当地的病源情况，每周派出资深专家到分院工作，开展门诊、手术、查房、讲座以及其他技术交流，一方面直接处理疑难杂症，解决病人痛苦，一方面现场施教，提高医护人员水平，实现了人员、业务、病人、管理的四方面互动；并借助高水平的网络医疗系统，结合齐鲁医院数字化医院建设，为合作医院提供远程诊疗服务。通过合作，齐鲁医院不仅让合作方所在地的老百姓不出门就能享受到省级大医院专家的诊疗技术，而且还为合作方培养了一批具有较高技术水平的专家队伍，让省级大医院的医疗水平在当地生根、开花、结果，惠及民生。

双向转诊、化验检验结果互认、专家社区坐诊、远程会诊……成立“医联体”，不仅让老百姓在家门口就能享受优质、价廉和便利的三级医院医疗服务，还让原本难以生存的基层医疗机构重获生机。地处沂蒙山区的沂南县医院在合作之前综合指标处于临沂市 13 家县区人民医院后列。由于医疗水平低，设施差，造成百姓信任度低，1/3 以上的病人选择到邻县和上级医院就诊，群众看病难、看病贵的情况尤为突出，职工工资不能足额按时发放，医院发展陷入困境。自齐鲁医院沂南分院建立以来，院地密切配合，投入资金 1353 万元。中心院区先后派出各科室专家教授 200 余批、近 1000 人次来沂南分院坐诊、讲学、手术、提供医疗咨询等。先后诊治疑难病人 50000 余人次，完成复杂疑难手术 5000 余台次，使老区人民享受到高水平的医疗服务。据统计，合作 7 年来，年均门急诊量复合增长率 23.02%；年均收治住院病人年复合增长率 17.97%；年均手术台次年复合增长率 24.83%，业务增量明显。

在我国的“十二五”规划中，明确提出了加强城乡医疗服务体系建设。而对“医联体”概念的强调正是针对县乡镇等地区的医疗体系建设滞后，给患者就近就医带来极大不便这一问题提出的。作为山东省唯一一所进入国家综合医院最佳排行榜前 50 名的医院，山东大学齐鲁医院通过这十年来的摸索探寻，找出了一条适合于自己、适用于解决当前问题的改革之路。这无疑将为“医联体”的实行提供宝贵的经验与借鉴。

（原载 2013 年 4 月 25 日《大众日报》）

# “生命可不等人啊，必须争分夺秒”

单青

4月29日上午9点，山东大学齐鲁医院华美楼大厅内，记者初见陪检员王璐时，她刚刚陪一名外地老人拍完CT。

干净的蓝色单布陪检服上别着便携式对讲机，头发利索地挽成了圆发髻——见到记者，刚从忙碌中得到片刻小憩的王璐定了定神，轻轻理了一下衣领，微笑着走过来，看不出，她已经46岁了。

“陪检员”这份工作不简单：每天早上7点30上班，下午5点下班，工作8小时，引导拍片、做CT、B超、心电图等等，下午4点还要整理第二天的陪检预约单。据估算，平均每次陪检能节省病人至少20分钟的时间。

“这楼是外国人设计的，初来的人都容易转晕。医院内好多都是来自外地乡镇的病人，人生地不熟、焦躁加上有些不识字的，在有引导标识的情况下，病人也常常会找不到地方。”王璐说。为此，得空休息时，她常常在大厅转悠，寻找需要帮助的患者。“两年了，这好像已经成职业病了。”王璐打趣道。

记者了解到，该院有3000多个床位，79个临床科室，只有39个陪检员。“一位陪检员每组最多带8 ~ 10个病人，一天有时能带二三十个病号，那时就觉得腿不够用。”王璐眼神里闪过一丝疲惫。

陪检夜班为凌晨1点至5点，由5人值班，每当困意袭来，他们就用冷水洗把脸。晚间都是重、急病号，忙时一晚能有14例急诊陪检。值夜班一个月后，陪检员张敬敏一下子瘦了10斤。48岁的陪检员刘相满护送重伤者时，手上身上常被粘上一大片血，有时一天要换掉三套陪检服。

王璐告诉记者，她从不穿皮鞋上班。“忙的时候，要来回找护士签字，一天下来脚上就会起泡，穿皮鞋根本没法‘跑起来’。”她伸出脚向记者展示自己的软底“护士鞋”，这可是她的“大功臣”。

“我们的脚步绝不能慢下来，生命可不等人啊，必须争分夺秒。”王璐说，把病人安全接来，再安全送回——能做到这一点，是我们最大的心愿。

工作是“陪检员”，有时候远不止陪检。几个月前，医院接收了一位喝农药自杀的18岁女孩，没有家人陪护。女孩昏迷的日子里，王璐每周陪检两次，平日既是护理又是护工，女孩苏醒后，又担起了“妈妈”的角色，从清理大小便，到擦洗身体，拉家常、心理疏导。女孩母亲辗转找到医院时，看到女儿毫发无损，“扑通”一声跪在王璐面前泣不成声：“孩子的命是你们捡回来的，您是我们家的大恩人啊……”

“五一节”第一天，病号比以往要少，但王璐并没怎么休息。下午4点55分，快下班了，王璐坐下来轻咳了几声，也许是太累，她揉了揉眼角，静静地倚在靠背上打起盹来。

（原载2013年5月2日《大众日报》）

# 一半时间处理杂务，该给医生配秘书了

蒋兴坤

在我国，各大医院的专家大都有社会和行政兼职，既要行医治病，又要处理行政事务，非临床事务让他们花在病人身上的时间越来越少，造成医疗资源严重浪费。为专家配备专职秘书，代其处理可替代性工作的需求应运而生。然而，记者调查发现，受医院人事编制、职业发展空间的影响，医生秘书这个职业需求旺盛但推广难。

## “琐事太多，一顿饭被打断几次很正常”

4月16日中午12点，山东大学齐鲁医院普外科主任医师、博士生导师牛军教授，在办公室边吃午饭边接受记者的采访。吃饭期间，记者看他接到了同事的两个电话，去了一趟病房，回来后又在办公室为一位病人查看了CT影像。

“工作实在是太忙了，周一要在医院门诊坐诊，周二、周三、周五做手术，周四外出会诊。平时还有科研、各种学术会议和医院的行政事务要做，有些事务日程已经安排到了6月份。由于琐事太多，一顿饭被打断几次很正常。”牛军告诉记者。“需要协调的工作实在太多。如果有位专职秘书帮助安排日常事务，自己将精力放在临床和科研上，无论对于病人还是对个人都是一件好事。”牛军说。山东大学第二医院乳腺外科科主任、博士生导师余之刚教授也有同感，他无奈地表示，医生的主要工作就是治病救人，做手术、查房、坐诊。由于面临各种非临床事务缠身，连看门诊的时间都被挤压得很少了。现在好多专家已不是“一心二用”，而是“一心多用”了。

“每周仅开会、日常管理、处理行政事务至少要花2.5天，想多把时间和精力用在病人身上也难。”山东省立医院手足外科主任、博士生导师王增涛坦言。

## “医生过多涉及非临床事务，是对病人不负责”

余之刚说，医院所有的工作都要求医生亲力亲为，是对医疗资源的一种浪费。他认为，医生的大多数行政工作都是可替的，参加医院内部会议、统计病人资料和回访病人等工作完全可以由秘书负责。

记者了解到，为将更多的精力放到临床和科研工作中，余之刚在2006年聘用赵伟作为专职医生秘书，协助处理科室的日常管理、会议安排、教学辅助等工作。具有医学背景的赵伟，又肩负起了病人资料统计，出院病人回访、科研项目前期资料收集等工作。随着工作时间的增加，赵伟逐渐成了科室的“大管家”。

“医生工作是治病救人，特别是知名医师，挤出更多坐诊的时间，意味着有更多的病人得到救治。医生过多地涉及非临床事务，是对病人不负责。”余之刚认为，应让医生回归职业本原，心无旁骛地服务患者，行医救人。

牛军告诉记者，在欧美国家，私人医院的主治医生至少有两个秘书，一位负责行政事务，一位负责医疗、科研事务。公立医院也为每位医生配备一名秘书，负责病人资料的征集、医嘱的誊写、日常工作的安排等等。主治医生全身心地为病人服务，提升医院的服务质量。

## 职业医生秘书出路有待明朗

在国外工作了12年的牛军告诉记者，刚回国的时候，他曾招聘了一位秘书，但三个月之后，秘书辞职了，从此所有工作都落在自己头上。王增涛认为，编制问题无法解决，是聘任专职医生秘书的最大障碍，想让医生秘书这个职位有人愿意干、干得久，还需明朗该职位的出路和发展空间。

记者调查发现，目前，大多数知名医生的秘书是由实习生、护士或所带研究生兼任，而过多的行政工作，又分散了他们精力，影响了他们对于医学知识的学习和技术的钻研。并且，大部分的兼职秘书都不具有连续性，常常工作一两年后，随着毕业或者工作调动，不适合再担任医生秘书的职务。“铁打的营盘流水的兵”

的用工方式，往往造成工作前后脱节，影响了工作效率。

牛军认为，医生秘书并不是一件简单的工作，它不仅要求从业者有医学背景，而且还需要有较强的协调和沟通能力。再加上这个“新生事物”的出路和发展空间仍不明朗，造成诸多医学专业人才对此不感兴趣，如果能提升医生秘书的专业性和稳定性，将有助于推动医生秘书的普及。

（原载 2013 年 5 月 9 日《大众日报》）

# 三明治带来科研灵感

张光永

临床与科研就像一对双胞胎，临床中的创新是科研思路的源泉，科研的成果又为临床实践奠定了理论基础。对于年轻医生，临床与科研更像是左右手，相互配合才能事半功倍。《医学论坛》青年版本期走进山东大学齐鲁医院，与年轻医生座谈，倾听他们是如何从临床走向科研的。

爱因斯坦曾讲过，提出一个问题往往比解决一个问题更重要，因为解决问题也许仅是一个数学上或实验的技能而已，而提出问题却需要有创造性的想象力。作为开展初期的新技术，问题的提出似乎较容易，因为一项新课题的研究初期总有大量的科学问题等待大家去完成。而对于目前常规使用的临床技术，似乎难以提出具有较强创新性的研究思路来。在我最初从事疝气治疗研究时也曾遭遇过这样的困惑。

在腹腔镜经腹腹膜前间隙腹股沟疝修补术中，补片固定方法一直是研究中的重点之一。多年来，国内外对术中补片固定与否、固定方法的选择等问题进行了大量的临床研究，其中不乏前瞻性的随机对照研究。研究证实，固定补片可减少较大腹股沟疝的术后复发，钉枪固定和生物蛋白胶粘合固定均是有效的固定方法。面对如此确切的研究结论，作为疝专业的后来者，我们似乎已无法插足于其内，因为好像已经没有课题需要加以研究了。

其实不然。随着开展的手术例数的增加，我们逐渐发现，无论钉枪固定还是生物蛋白胶粘合，均不可避免地增加了一次性耗材，提高了患者的住院费用。一种降低患者医疗费用、节约医疗成本的冲动不断刺激着我，有没有一种更经济、固定效果又确切的补片固定方法呢？我反复思考也不得要领。

一个休息日的早晨，在陪儿子吃早餐时，我无意中盯着手中的三明治，竟是它给了我创新的思路。两片面包中加的蔬菜，尽管没有任何固定也很难被移动。同样，在书中夹一页纸也很难被扯出。同样的道理在疝气修补手术中是否可行呢？我赶紧放下吃了一半儿的早餐，冲进书房，打开电脑，将这个想法记录了下来。随后在不断的临床摸索和实践中，我借鉴腹腔镜全腹膜外疝修补术的理念，采用负压吸引法固定补片。经验证，负压吸引补片固定法疗效确切，未发现补片移位和疝复发并发症。经检索，国内外也均无采用此法固定补片的报道。

（原载 2013 年 5 月 15 日《健康报》）

# 患者出院后　健康仍由护士管

苏珊

很少人把“创新”这个词儿与护理行业联系起来，认为日复一日地为患者打针输液就是她们全部工作，但这并不是事实。在山东大学齐鲁医院，创新，延伸成了护理工作的关键词。如何对患者进行更优质护理服务需要创新；如何对护士队伍进行管理，确保质量安全需要创新。此外，护理服务的范畴也在不断延伸。

山大齐鲁医院护理人员始终秉承“以病人为中心”的服务理念，以质量、服务、安全为重点，规范临床护理管理，提高临床护理服务质量，不断引进先进的护理理念和先进技术，使临床护理服务与水平始终处于省内领先地位，医院很多学科达到国内甚至国际先进水平。

## 患者：她们不是子女，待我胜似子女

日前，68 岁的蒋大爷心脏病突发再次入住齐鲁医院心内科治疗。每天，都有人为他倒上一杯杯温温的开水；在他想要休息时，帮他拉起身边的床挡；冬天在接触他的皮肤之前，先捂热自己的双手……为他做这一切的并不是他的子女，而是心内科的护士们。“每次住院我都来齐鲁医院，因为这里的护士不是子女，胜似子女。”蒋大爷告诉记者。

这位老人的话无疑是在该科室住院的其他病人共同的心声。心内科的病人是一个特殊的群体，他们大多数是老年人，由于饱受疾病反复折磨，久治不愈，有些病人的脾气反差很大，家属更是心急如焚。所以护士常常要承受病人与家属过激的言辞，用爱心去包容他们，将委屈的泪水化为工作的动力。正是由于不断地付出，他们年年荣获院级先进科室的称号。2011 年，心内科还荣获了全国优质护理示范病房先进集体称号。

心内科护士的一言一行正是整个齐鲁医院护理团队的工作剪影。“其实，2008 年时，患者对医院护理服务的满意度还稍低，主要表现在总体服务水平、护患沟通方面。但自2010年之后，医院开始实行以病人为中心的整体责任制护理模式，强化优质护理服务，满意度逐月逐年提高。”该院护理部主任栾晓嵘介绍。

记者了解到，目前医院护患沟通满意度达到了 99.8%，临床护理满意度达 99.9%，医德医风满意度一直是 100%。尤其 2011 年医院新病房楼启用后，病房环境彻底改善，2012 年医院护理工作实行绩效考核，优质护理服务更加到位，多个病房护理满意度达 100%。仅 2012 年 1 ～ 7 月，收到提名表扬的护士就达到了 201 人次，有多名护士多次获得患者表扬，十余个护士、集体受到患者肯定与感谢。

## 延伸：患者出院后健康仍有人调理

如今，对患者的护理并不应只表现在院内，服务内容还要延伸到患者出院后等各个节点，让患者“全方面”体会到周到护理带来的“福利”。之前，护士的护理只体现在病人住院期间，病人出院之后的情况，好像已与护士无关。现在病人出院时，护士要对患者制定一系列健康方案，并对患者病情进行随访，对病人恢复进行指导。

在医护领域，无知并不代表无畏。正是由于患者的不了解，才会忽视、耽误自己的病情，才会对手术治疗恐惧。在这一方面，护士再次发挥了她们应有的作用。通过多年的实践积累，齐鲁医院护理团队已制定出了符合各科室专业特点的各种宣教资料，逐步形成了周到、细致、人性化的健康指导程序，责任护士的健康指导工作贯穿于患者就医的全过程。

比如，外科科室护理团队制作了符合专业特点的围手术期宣教课件，术前对各手术患者及家属进行集中宣教，使患者及家属充分了解术前注意事项、物品准备、术中及术后配合，术后常见不适及并发症的预防及处理对策；部分科室制作了相关疾病的宣教彩页；产科门诊则为孕妇进行影像宣教……这些宣教举措均收到了较好的效果。目前，医院的健康教育覆盖率已达到 100%。因为护理操作模式的阳光化、医疗知识渗透后的透明化，医院护理纠纷明显下降。

## 创新：专科护士自创保健操助力患者

每天午休或下午下班时间，齐鲁医院骨外二区病房的走廊中总会洋溢着美妙的音乐，全病区的病人在护士的带领下做操。这并不是大家熟知的病房场景，其乐融融的病房氛围让人感觉舒适。去年，该病区护士们集思广益，依据科学的医学理论及诊疗护理中的实际经验，编排出了一套专门针对腰颈椎病能起到正确预防作用的保健操，向患者及家属推广普及。“一开始都是到点护士挨个病房‘拉’患者出来做。但操作一段时间后，患者们已由‘要我做’变成了‘我要做’，每天患者都会主动要求护士领着大家做。这就是不断发展壮大的专科护士队伍给临床护理注入的新鲜血液。”栾晓嵘说。

以前，护士的工作就是输液打针、观察患者病情，这使得各个科室的护士千篇一律，缺乏相应的专业背景，也使护士们后劲乏力，培养专科护士成为必然。经过几年的培养，目前齐鲁医院已拥有专科护士达上百人。“护士也讲专业，让护士们对自己的职业更有认同感，更体现护士的价值。”栾晓嵘说。

更重要的是，专科护士对患者服务更专业。专科护士能够应用专科理论知识为患者进行健康指导，如内分泌科糖尿病专科护士能够应用专科知识为糖尿病患者进行健康讲座、一对一健康指导，使糖尿病患者掌握详细的相关饮食、运动、自我监测以及并发症预防相关知识；普外科护士手把手地亲自教会家属或患者更换造口袋及造口护理知识。

同时医院护理部还成立了糖尿病、PICC、造口伤口及压疮管理小组，每个护理单元均配备了相应的联络员，定期举办业务培训，联络员具体负责其护理单元相关专业业务指导，为患者提供相关专业的健康指导。

## 安全：三级质控防患于未然

栾晓嵘说，护理服务质量持续改进是新时期医院管理发展的重点，更是护理质量管理的灵魂。

如果没有护理质量、护理安全，那么任何事都无从谈起。为了确保护理质量不断提高，医院通过发放满意度调查表，出院病人电话随访，公休座谈会，病人投诉处理反馈等形式进行了解、知晓病人的服务需求，及时调整护理服务方向。通过护理部、科质控组检查等发现护理工作中存在的问题或潜在的隐患，及时分析总结。并根据病人的需求，确立改进的目标或改进后服务工作达到的标准，充分体现病人需求和期望。

只有有效的监督，才能让好措施落到实处。医院已形成完善的监督机制，每月对实施情况进行质量检查、效果评价，并采取针对性强有力的措施实施纠正，不断优化，使服务质量与病员期望值的差距缩小或超过期望值。同时，医院通过护理部—科护士长—护士长三级质控，及时把安全隐患扼杀在摇篮中，确保护理安全。

护士个人素质和技能的提高，是确保护理质量的前提。为此医院护士培训注重从源头抓起，对新入院护士实行 3 个月的规范化岗前培训，培训结束后进行理论与护理技能考核，床边综合能力测评，严格新护士资质准入。对在职护士实行全员分层级培训，并实行病区、大科及护理部三级培训，逐步形成了一整套规范化培训体系。自 2012 年起，医院各科室还建立了所有在职护士培训档案，使得每位护士在医院的护理职业生涯中所接受的培训内容均有一个连续性记录。

在完善医院护理岗位设置的基础上，医院还以岗位需求为导向，进一步完善专科护理岗位培训制度。按照卫生部制订的培训大纲和培训标准，加强培训基地建设，规范培训内容和要求，按计划完成专科护理岗位护士的规范化培训工作。

（原载 2013 年 5 月 10 日《济南时报》）

## 国内肾龄跨度最大，省内首例隔代亲属肾移植

# 捐肾救孙

苏珊

日前，一例特殊的肾移植手术在齐鲁医院实施，说它特殊，是因为供受体双方是爷孙俩，爷爷的年龄在64岁，孙子年龄为9岁，相差55岁的年龄差距，使这例手术成为国内亲属肾移植年龄跨度最大的一个病例，同时也给手术造成了不小的难度。

4日，记者在齐鲁医院血液净化器官移植中心病房见到了9岁的栋栋（化名）。距离手术已过去近一个月，目前孩子肚子上的刀疤还清晰可见，但已不疼了，术后他恢复得很好。在手术10天后，爷爷张继增就已出院，不过他还是每天一个电话记挂着孙子的身体。

爷孙俩来自潍坊青州，一家人均以务农为生。去年4年份，栋栋出现恶心呕吐的症状，在当地被确诊为尿毒症。张家人无奈接受了这一现实，开始给栋栋每个星期做透析，这不仅影响了孩子上学，而且还会阻碍生长发育，于是在透析半年多后张家决定为栋栋做肾移植手术。今年正月里，栋栋的父母和爷爷都来到齐鲁医院做配型。配型结果是，孩子的爸爸配型结果不符，妈妈和爷爷配型结果合适。“还是让我来吧。”张继增当时告诉儿媳。赵女士说，她明白公公为什么作出这个决定：一是因为公公心疼他们小辈，二是公公考虑着孙子年纪还小，这次捐的肾不一定能支撑孙子一辈子，如果他的捐肾坏了，儿媳年轻到时还可以再捐。在经一系列配型后，最后爷爷给孙子捐肾。4月6日，栋栋住进齐鲁医院器官移植中心等待移植手术。

该科主任田军告诉记者，这例肾移植手术不仅是国内亲属肾移植年龄跨度最大的一则病例，而且还是省内首例隔代亲属肾移植的病例。根据以往的肾移植手术数据，老年人的供肾不如年轻人的供肾成活率高，同时因为青少年发育不完善，

8 ~ 18 岁年龄组的孩子不如成年人的肾移植手术成功率高，此次爷孙俩间的移植手术将这两项风险叠加到一起，使得手术成功率比较低、风险大。对此科室进行了周密部署，量身定做了一套手术方案，这使得患者住院 1 个月后手术才得以进行。

经术前检查，张继增身体很好，没有任何疾病，与孙子配型也很匹配，但毕竟年事已高，术中仍要做好心肺功能、血压血糖等一系列监护。5 月 7 日，爷孙俩运用悬吊腹腔镜手术进行肾移植，快速取出了张继增体内的供肾，减轻了他的手术痛苦，缩短了恢复时间。经过两三个小时的手术，爷爷的左肾被成功移植到孙子体内。

（原载 2013 年 6 月 5 日《济南时报》）

# 百年齐鲁勇于担当

## ——访齐鲁医院院长李新钢

和齐鲁医院李新钢院长（以下简称“李”）的约访从四月份就开始准备，但是作为一家国家级医院管理者的他实在太忙了，一个月后最终成行。

### 谈医院——“百年齐鲁勇于担当”

**凤凰网山东：**齐鲁医院拥有 123 年的历史，一路走来，医院有着深厚的文化积淀。同样，在科研领域和人才培养方面也取得了很高的成就。请您简单介绍一下。

**李：**山东大学齐鲁医院始建于公元 1890 年，迄今已有 123 年的悠久历史，长达一个多世纪的发展使医院形成了深厚的文化积淀。各位进入院区后可以看到，我们既有华美楼这样国内一流水平的现代化医疗综合建筑，也有一批建于 19 世纪末、20 世纪初的古建筑，由共合楼、济众楼、新兴楼、和平楼等构成的原齐鲁大学近现代建筑群，是国家级重点文物。作为历史最悠久的百年名院之一，我们重视对历史建筑的保护，更重视对建院先贤们精神和理念的传承。1934 年，齐鲁大学新医院落成时，中国近代公共卫生事业创始者刘瑞恒博士为门诊病房楼（现博施楼）题字“博施济众”，此奠基石一直留存至今，它承载了百年齐鲁勇于担当公益职责、服务社会大众的传统，这是我们最可宝贵的精神财富，也是百年齐鲁医院文化的核心所在。

我院长期坚持人才兴院战略。作为山东大学的临床教学单位，我们每年承担着大量的临床教学，医生实习见习、进修医生培训、住院医生规范化培训等任务。每年有 1400 余名博士硕士研究生在院学习，500 余名来自国内各地及巴基斯坦、孟加拉、瑞典、香港等国家和地区的实习生在院实习。人才梯队建设能够实现技术的传承，实现年轻人才技术的创新，实现医疗领域百花齐放的新局面，同时也为我院的发展注入源源不断的新鲜血液。

我们高度重视科学研究和技术创新，近五年来，医院主持或参与国家“863”“973”等重大科研项目21项，主持科技部重大专项和卫生部重点临床项目9项，主持省部级课题项目424项，中标国家自然科学基金课题181项。获得的项目数量、经费资助额均居全国各大医院机构的前列。仅2012年，医院就获得省部级科技奖励一等奖4项，发表SCI论文被引用篇数居全国第10位。

## 谈医联体——“病人看病不出县”

**凤凰网山东：**之前听说过“医联体”，它的全称是什么？能跟我们简单介绍一下吗？

**李：**“医联体”的全称是医疗联合体。我们是国内较早开展公立医院集团化发展和医联体探索的大型公立医院之一，经过多年的努力，形成了由济南中心院区、济南东院区、青岛院区3个院区，沂南、平邑、桓台、日照、海南等6家分院组成的，辐射山东全境、远达海南省的医疗联合体。

结合国家优质医疗资源下沉基层、卫生强基、提高县域医疗服务能力等国家重大卫生政策要求，我们通过技术提升、管理促进、资金投入，大大改善了各受援医院所在地的医疗资源配置，实现了“病人不出县”，就能享受高端医疗服务。以地处沂蒙山区的沂南县为例，以前由于医疗水平低，设施差，造成百姓信任度低，1/3以上的病人选择到邻县和上级医院就诊，群众看病难、看病贵的情况尤为突出，职工工资不能足额按时发放，医院发展陷入困境。自齐鲁医院沂南分院建立以来，中心院区先后派出各科室专家教授200余批、近1000人次来沂南分院坐诊、讲学、手术、提供医疗咨询等。先后诊治疑难病人50000余人次，完成复杂疑难手术5000余台次，使老区人民享受到高水平的医疗服务。

**凤凰网山东：**那么李院长，齐鲁医院认可在医联体合作医院做的检验化验报告吗？

**李：**不仅对医联体合作医院的结果认可，而且对山东省内公立医院的检验化验结果都认可。2006年，山东省卫生厅规定，山东省内公立医院的检查化验报告结果要实现互相认可。但是如果因为影像资料不清晰、化验结果不准确等原因，不利于对病情作出准确判断，可以要求进行再次检查；此外，有的患者拿着一个月前的检验结果来就诊，而病情的发展是不可预测的，所以这时候再次检验就会非常必要。

在这个问题上，我们需要社会和患者的理解。一些患者因为没有医学背景知识，误认为所有重复检验、或者表面看与疾病无关联的检查都是医院为了谋利。之前曾有位患者向上级部门举报，说自己感冒了嗓子疼却被大夫安排做心电图，认为这个大夫医术医德都有问题。但他不知道的是，非典型心绞痛，其临床表现之一就是嗓子痛，如果不通过心电图检查进行排查，只按普通感冒施治，一旦患者因心肌梗塞突然死亡，就是一个无法挽回的悲剧。

医生的工作，就像美国名医特鲁多说的那样——有时是治愈，因为世界上能完全治愈的疾病只有少数；常常是帮助，常常做的是帮助患者减少痛苦、延长生命、提高生命质量；经常是安慰，医生不是万能的，也会遇到自己束手无策的情况，但是总能给病人以心理安慰和希望。一名好医生，必须尽到自己救死扶伤的神圣天职。但同时，我们也希望得到社会、患者更多的理解。一些患者对医院和医生给予了过高的期望，一旦治疗没有达到心理预期，就会对医院和医生产生反感，甚至用暴力伤害医务人员。如何让医患双方消除隔阂、真正站在一个战壕里面对病魔的挑战，这是我们全社会都应该思考的问题。

## 谈民生——“国家应加快民生事业的建设”

**凤凰网山东：**我了解到，咱们齐鲁医院在看病难、挂号难和停车难上做了很大改善和努力，但是在就诊需求激增的情况下，目前的发展模式是否能满足人们的就诊需求？

**李：**在医保普及之前，看病需要自己承担所有的费用，特别是农民和未投保的人员，新农合普及以来，95%的人群有了保障，就诊量激增是必然的。随着经济的发展，社会的进步，人们的收入水平提高之后对生命的质量有了新的要求，这也会促使就诊量大幅提升。

在被压抑的就诊需求被释放出来之后，齐鲁医院面临的压力很大。我们改善了华美楼的就诊条件，从之前6000平方米的门诊扩建至45000平方米，仍然是终日熙熙攘攘、人满为患，医护人员都在超负荷地工作。目前，我们利用医联体的双向转诊通道，采取小病分散到基层医院，疑难危重的患者集中在中心院区的策略，实现分流来缓解就诊压力。但在更高的层面上，我们希望国家进一步加快民生建设，尤其是进一步加大对公共医疗卫生事业的投入。

**凤凰网山东：**在欧美一些发达国家流行一种点对点的医疗服务模式，这种提供上门、个性化的医疗服务模式就是私人医生。在中国人口基数如此之大的现实情况下，私人医生是否能够在中国普及到老百姓当中去呢？

**李：**私人医生是西方发达国家比较通行的做法，但在国内目前还是个有待推广的概念。国外的私人医生并不是一个医生针对一个患者，只是称呼上叫作私人医生而已。在形式上，它是一个诊所，这种诊所从卫生管理部门拿到营业执照，划分片区，分配资源，只是负责自己所覆盖区域内的部分人口。

其实我国在优质医疗资源共享方面做的很多尝试是与之相关联的。包括开展医师多点执业、大力培养全科医师等。尤其是全科医师，与西方社会私人医生的性质是很接近的。我们医院是国家首批全科医师培养试点单位之一，即将兴建的全科医师培养基地建筑面积7000平方米，建成后每年可培养全科医师200名，在不远的将来，这些具备初级综合诊疗能力的全科医师将更多地走向城市社区和乡镇卫生院，为我国城乡居民提供第一线、连续性、综合性和整体性的医疗服务。我们希望在这个变革性的潮流中尽到我们应尽的贡献。

## 谈自己——“快乐和悲伤都由病人维系”

**凤凰网山东：**您从医到现在已经有三十多个年头，三十年风风雨雨，一路走来肯定有很多酸甜苦辣，那么您最快乐和最悲伤的事情是什么？能跟我们谈谈吗？

**李：**我是一名神经外科医生。1978年2月开始学习医学，我对自己定下了一个目标，每天看书直到看到头疼、无法继续为止，目的是在有限的时间里尽可能多地掌握知识，现在想起来倍感欣慰，那时积累的知识确实为专业的发展奠定了扎实的基础。1982 年大学毕业，我被分配在山东医科大学附属医院（现山东大学齐鲁医院），做了一名神经外科的住院大夫。前三年几乎是吃住在病房，白天查房、手术、换药、记录病情；晚上，值班的睡床，歇班的睡 60 公分宽的桌子，只要病人一到，歇班的往往也同时跟上。其实我们完全可以一天值班，一天回宿舍休息，但那样就失去了一半学习的机会。那段经历对我影响很大，因为它告诉我——人生的高度确实取决于奋斗与付出的多少。

要说快乐，看到病人能够从手术台上走下来，像正常人一样去继续生活，是我最开心最幸福的事儿；要说悲伤，得不到病人的理解和认可很难过，因病情特殊等原因无法对病人进行施救则是最大的痛苦。多年前我遇到过一个患者，12 岁的小男孩，颈髓里面长了一个胶质瘤，不动手术生命危在旦夕，动手术的话就会高位截瘫，从医学上讲，再高明的医生对此也无能为力。一次查房的时候，孩子眼含热泪对我说："叔叔，救救我，叔叔，求求您了……"，从那天起，每次查房走到那位孩子的面前，都是我最艰难的事。多少年过去了，我始终忘不掉孩子哀求的眼神。

**凤凰网山东：**我们希望结果是好的，但是总会遇到自己无能为力的那一刻。您的大多数幸福和悲伤都是来自于患者，我们希望，同样也相信，将来的患者会带给您更多的欢乐。感谢您接受这次采访，祝您身体健康，工作顺意。

**编后记：**有句话叫"医者父母心"，从李新钢院长身上我深切感受到了这一点，在谈到罹患胶质瘤的 12 岁小男孩时，他眼中泪光闪动，采访也一度中断，这是一颗医者仁心情感释放的方式，也是一个医生以患者之痛为痛的感人瞬间。现在医患关系经常被部分媒体片面引导，我们需要重新认识医生这个职业，重新审视自己的观念，重新定位患者和医生的关系，为建立和谐稳定的医患关系，多一份理解，收获更大的信任。

**【人物简介】**李新钢，男，医学博士，主任医师，教授，山东大学医学院博士生导师。现任山东大学齐鲁医院院长、山东大学脑科学研究所所长、山东省高校神经肿瘤免疫重点实验室主任。兼任中华医学会神经外科分会副主任委员，中国神经内镜专家委员会副主任委员，中国神经科学学会神经损伤与修复分会副主任委员，世界华人神经外科联合会学术委员会委员，山东省医学会副会长，山东省医师协会副会长，山东省预防医学会副会长，山东省输血协会副理事长，济南市科协副主席，

*JOURNAL OF CLINICAL NEUROSCIENCE*（澳大利亚）等10余家国家级专业杂志编委。

（原载2013年6月14日《凤凰网》）

# 治病犹如“打仗”

## ——访齐鲁医院史本康主任

见到史本康主任的时候，他刚下手术台，工作服还未来得及换，洗了下手便和我聊了起来。

### 齐鲁医院泌尿外科稳健发展 微创技术成大趋势

山东大学齐鲁医院泌尿外科成立于20世纪50年代，50多年来科室不断发展壮大，目前为医院的重点科室，技术力量雄厚，拥有一批学术根底扎实、技术全面、临床经验丰富的专家教授，形成一支高水准的专业化医疗队伍。

泌尿外科近年来高质量地完成了全膀胱切除术、根治性前列腺癌切除术、根治性肾癌切除术、腹膜后巨大肿瘤摘除术、男科假体植入术、一次性双肾双输尿管结石取出术、复杂性肾损伤治疗术等复杂大手术，也高质量地完成了大量前列腺气化电切术、腹腔镜及后腹腔镜肾囊肿肾上腺切除术、术中纤维输尿管镜治疗术等微创手术。

目前，随着微创外科发展、成熟，各种腔道外科手术已逐步取代某些传统手术而成为某些常风疾病治疗的“金标准”术式。腔道外科手术因其损伤小、安全性高、术后恢复快而逐步被广大患者接受。泌尿外科在史本康主任的带领下，瞄准这一前沿领域，已顺利开展了一系列腔道泌尿外科微创手术：前列腺增生汽化电切术、膀胱肿瘤经尿道电切术、腺性膀胱炎经尿道电灼术、尿道狭窄疤痕经尿道切开加电切术等，将泌尿外科手术又提高到一个新水平。

山东大学齐鲁医院泌尿外科已形成了具有自身特色和学术风格的专业，在国内具有相当高的知名度，对国内、省内泌尿外科的发展作出了突出的贡献。在泌尿系肿瘤、结石、男科学、前列腺疾病的基础和临床方面居全国先进水平。尤其是在微创泌尿外科、腔内泌尿外科、尿流动力学方面更是处于全国领先地位。奠定了科室在山东省泌尿外科领域里的学术领头地位。

## 三十年从医路 感慨治病犹如“打仗”

史本康主任祖籍威海乳山。小时候，身边有些人经历病痛，由于医疗条件有限，对于病情往往是束手无策。那个时候史本康主任便暗下决心，将来学习医学，为患者减轻病痛，延缓生命！后来考入医校，学校到点就关灯，史本康主任便转移阵地，去路灯下或者是保安室的窗户外面，借着灯光补充基础知识。那时也需要学外语，对于没有外语基础的大小伙子们，外语是个很头疼的科目，有条件的去买录音机反复练习，条件差的便买收音机。史本康主任每个月能拿 17.5 元，这笔钱是国家一级助学金，而就是这笔钱，对他来说是一笔巨款，也为那时的史本康主任走进医学殿堂提供了扎实的物质基础。

从学医到现在，已经走过了三十个年头，其间遇到了很多的困难和挫折。目前最急于解决的难题便是微创技术的开展。开展微创技术有三个方面的难题：一是来自医生和患者，对于新技术，大家持着怀疑的态度，医生和患者双方都需要了解并信任微创技术；二是理论的跟进，如何在新技术的支持下保证手术的革新，需要理论的强大支持；三是设备的创新，新技术在新设备的支持下，才能得到更大范围的推广和更好的运用。

对于泌尿生殖学科，很多的群众存在思维上的误区，出现问题之后便自己断定为“性病”，便有了难言之隐，大男子主义的驱使下，使男性患者背上了很大的心理包袱。史本康主任认为，在医学角度来看，要正确对待个体病例，对患者进行正确知识的普及，对患者的情况持理解的态度，跟其进行良好的沟通，使其放下心理包袱，配合医生的治疗。

谈到治病时，史本康主任提出了一个特别有意思的说法。他认为治病就像“打仗”，要充分收集病情，理解患者，了解个体差异，正确对待个性和共性，发现发病的规律，更要有爱心和胆量，爱心是遇到难题时不能因为顾虑而退缩，胆量是遇到紧急情况胆大心细。医生不仅仅要有精湛的医术，要有良好的医德，更要有开阔的思路。如此才能百炼成钢，在每一台手术中砥砺心志，成长为一名优秀的医生。

## 医生大多超负荷工作 属于技术型体力活

自然环境的污染，工作节奏快压力大，饮食结构是诱发心脑血管疾病的重要因素，对前列腺的影响也是如此。现在前列腺疾病不仅仅是发生在中老年人身上，疾病渐渐趋于低龄化。年轻的白领朋友在电脑前一坐就是一天，史本康主任强烈建议，在工作之中，而不是在工作之后，经常休息，经常走动，多喝水，进行提肛练习，对于促进肛门部位的血液循环有非常显著的效果。

随着经济的发展，社会的进步，人们的收入水平提高之后对生命的质量有了新的要求，这也促使就诊量大幅提升。在这种现状下，医生大多都是超负荷工作。2012 年，史本康主任的手术台数是 700 多台，如果在没有周末双休和节假日的情况下，这个数字意味着史本康主任每天要做两台手术。爱人经常调侃他："白天工作是条龙，晚上回家是条虫。"做医生，其实也是一个体力活，如果没有一个好的体格，一台时间略长的手术，根本做不下来。在如此大的工作压力下，如何能保证良好的体格和精神状态？史本康主任秉承三点：第一点，减少社交活动，这样被很多亲朋好友和同学埋怨，但是大家也理解；第二点，改变不良的生活习惯，注意饮食，经常进行体育锻炼；第三点，保证充足的睡眠。这也就明白了为什么史本康主任在爱人面前得到了"是条虫"的评价。

在采访的筹备过程中，笔者通过史本康主任治愈的患者对其进行了侧面的了解。大家一致认为，史大夫医术高超，但是应该保证休息，有了好的体格才能为更多的患者服务。在谈到退休之后的计划时，史本康主任说，音乐一直是自己的爱好，想学习弹钢琴。也想旅游，看看精彩的风光。大学时期经常打篮球，工作之后没那么多时间练习，退休之后要好好练习打篮球，也是对大学时光的致敬！

采访结束后，史主任边道歉边匆忙奔赴他的“战场”。再次感谢史本康主任接受凤凰网山东的采访。谢谢！

**【人物简介】**史本康，男，医学博士，山东大学齐鲁医院泌尿外科主任医师、山东大学教授、博士研究生导师。现任中华医学会泌尿外科分会中青年委员会委员，中国医疗保健国际交流促进会泌尿外科专业副理事长，山东省泌尿外科中西医结合委员会副主任委员，山东省医学会男科学会副主任委员，山东省医学会泌尿外科学会青年委员会常务副主任委员，山东省性学会副理事长，山东省生殖健康专家委员会委员，山东省医学继续教育专家委员会委员，山东省创伤外科学会委员，山东省中西医结合男科分会委员等多项职务；美国、欧洲泌尿外科会员。

（原载 2013 年 6 月 28 日《凤凰网》）

# 援青坐诊，百余专家上阵

杨林

齐鲁医院青岛院区将开设39个业务科室，百余名专家还将被选派来青岛坐诊，保证青岛院区有较高的医疗水平。青岛3家被合并医院的医生，将不纳入齐鲁医院的编制。

7日，记者从齐鲁医院获悉，青岛院区要开设的科室有骨伤科中心、普通外科微创治疗中心、泌尿科、儿外科、五官科、妇产科、儿科、消化科、呼吸科、泌尿科、血液透析科、糖尿病和代谢病中心、脑血管中心、神经外科、神经内科、神经介入科、心血管中心、心内科、心脏介入科、胸心外科、保健科、查体中心、康复中心、急诊科、重症医学科、感染科、血液和肿瘤中心、PET-CT室、影像检查中心、CT和磁共振室、超声科、放射科、介入治疗室、医学检验中心、病理科、输血科、药学部、麻醉科和皮肤科共39个业务科室。

“年初青岛市已经下过文件，我们不纳入齐鲁医院的编制。”按照规定，青岛市骨伤科医院、市北区中医院和青岛市肛肠医院要并入齐鲁医院青岛院区，据知情人士透露，三家医院合并后，三家医院原有医生不纳入齐鲁医院的编制，而由青岛市安排，只有齐鲁医院为青岛院区招聘的医生才纳入齐鲁医院的编制。

即使是招聘的话，原有三家医院的医生也达不到齐鲁医院的要求，青岛院区的科室带头人还是齐鲁医院安排。据了解，今年4月，山东大学发布招聘启事，青岛院区招聘学科负责人有齐鲁医院中心院区选派和面向海内外招聘两个途径。其中，齐鲁医院中心院区到青岛院区工作的主任和副主任，保留原职并兼任青岛院区的主任和副主任。总共算下来，齐鲁医院将为青岛院区选派近百位专家。

“我们医院原来的特色是骨伤科，合并进齐鲁医院青岛院区后，用不了这么多人搞一个骨伤科专业，有的医生还会换别的专业。”青岛骨伤科医院一名不愿透露姓名的工作人员说，年初医院已经派去一批医生去齐鲁医院进修学习，等到回来就直接去新医院工作了。

7日上午，记者探访还在施工中的齐鲁医院青岛院区。与前几次记者来的时候相比，医院的外围已经发生很大的变化：看守工地的门岗已经拆除，医院前面腾出来的空地已经铺上了沥青；医院内的所有道路都已经做了硬化处理；不少人看准新医院带来的商机，已经在医院门口摆设早餐摊。

进入医院内部，记者发现大楼内所有的灯光设备全部打开，工作人员正在调试变电设备，部分下水管道也在做最后的清理。原来堆积在医院内的工程剩料早已被清理出去，各个办公室显得非常干净。目前齐鲁医院青岛院区基础建设已完成，目前只等办公设备、医疗设备和医生进院。

（原载2013年7月8日《齐鲁晚报》）

# 山东首台移动式 CT 落户齐鲁医院

白鹏飞 李雪梅 翟永华

近日，山东省首台移动式 CT 安装在山东大学齐鲁医院华美楼第一手术室，目前经过调试，并进行了首期培训，即将投入使用。

该CT是由美国一公司生产的移动式8排螺旋CT，体积小，重量轻，仅360公斤，一人可轻松移动，在手术中可依医生需要随时检查手术状况，适用于头面部、神经外科、四肢等手术的术中扫描，尤其在立体定向、术中导航等手术中更显示出其优越性。并具备适用于220v 电源和蓄电池双重供电模式的优势，适用于野战医疗、灾害医疗等应急事件。该机器放射剂量小，机壳有铅板及铅帘防护，3 米以外进行操作无需进行防护。扫描时，病人、手术床和扫描版固定不动，仅扫描仪按预定程序自动移动，可进行平扫、增强 CT、CT 血管造影、CT 灌注成像的扫描检查。图像可存档至 CD、DVD、USB 或电脑内部硬盘，并可与 PACS 系统连接，实现资源共享。

（原载 2013 年 7 月 10 日《济南时报》）

# “各个年龄段的儿科医生都在流失”

单青 于梦羽

数据显示，我国有执业医师（含助理医师）246.6 万人，其中仅有 3.9% 的是儿科医师，而有占全国总人口近 1/5 的儿童需要他们的服务。近 15 年里，全国儿科医生仅增加 5000 人，比照发达国家标准，我国儿科医师群体至少仍有 20 万人的缺口。在日益增长的儿科就医需求面前，儿科医疗资源愈发力不从心。

## “护士一针扎不准，家长又骂又打的现象屡见不鲜”

7 月 5 日下午，在山东大学齐鲁医院儿科病房，一上午看了 60 多例门诊的主任医师王纪文并没有休息，依然仔细地查看着每一位患儿的病例。连续工作 10 小时，对他而言是家常便饭。

“因为常有突发状况发生，所以下午也得来坐班。”王纪文对此深有体会：“有些体质较差的患儿，从查出患手足口病到死亡不到 12 小时，比得 SARS 死亡还快。”据介绍，儿童患病中急性病和感染性疾病较多，脑炎和心肌炎的早期症状和感冒类似，需要医生具有极强的病情捕捉能力。

“孩子牵动着整个家庭的神经，因此家长对儿科医生的要求更高。”王纪文认为，尤其是不会说话的孩子，无法得知他们的患病感受，治疗难度就更大。“一旦患儿病情恶化，家长就会不理解。护士一针打不上，家长又骂又打的现象也屡见不鲜。”山东大学齐鲁儿童医院急诊科副主任叶冰向记者表示，儿科投诉尤其多，正逐步演变成医疗纠纷“重灾区”。

“各个年龄段的儿科医生都在流失。”不论是“出国热”还是“下海热”，王纪文身边总是不乏转行的人。与其他科室相比，相同的竞争标准、滞后的重视程度，让儿科医生“很受伤”。“干什么都比干儿科好，起码不用看家长脸色。”一位不愿具名的医学生向记者发起了牢骚，不少正在寻找“出路”的年轻医学生对儿科望而却步。

“成人做一次磁共振需要花费1000元以上，但儿科的类似检查少之又少，挂号费才9元，两者的收入差距可想而知。”对王纪文而言，儿科不仅需要爱心和耐心，而且还得耐得住寂寞。

王纪文表示，儿童常见疾病主要是呼吸道疾病，儿童用药量和品种比成人少很多，儿科医生“高风险低收入”已非常明显。

## 社区医院冷冷清清，大医院儿科急诊凌晨4：30就有排队的

“最忙的时候一天有上百个病号，有的病人凌晨4：30就早早赶来排队。”但让叶冰无奈的是，许多上呼吸道感染的患儿，根本没必要到综合医院儿科甚至专门的儿童医院来治疗，更不需要住院。

“大医院正规又保险，小医院出了事谁负责？”这是很多家长的心态。“70%～80%的患儿应该由社区医院来承担。”王纪文表示，家长逢病必去大医院，儿童就医数量激增，加剧儿科医师的紧缺，也拉大医疗服务能力的“断层”。

据了解，目前，我国政策限制大型医院盲目扩张，要开拓更多满足就医需求的“新土地”，只能依托于社区医院。美国约有80%的儿科医师在社区看病，只有小部分疑难重症患儿才转诊到儿童医院。然而，记者在济南市西苑社区卫生服务中心看到，前来就医的儿童寥寥无几。

“在大医院看病拿药，回社区医院打针。”一位社区医生坦言，目前大部分优质医疗资源只集中在少数医院，优秀的儿科医师往往不愿“下沉”到基层，社区医院全科医生居多，专业的儿科大夫少之又少，导致资源配置的失衡。

“面对一些新的症状，社区医生能力有限，就很难再挽回家长信任。”王纪文说，社区医生需要不断通过自学、参加学术会议或选修课程等进行专业“充电”。同时，实现儿童医院与社区医院的“联合转诊”，儿科医护人员和病床紧张的困境就能得到缓解，还能将更宝贵的医疗资源留给真正需要的重症患儿。

## 儿科医师不仅数量“荒”，培养机制也缺失

目前，全国儿童专科医院仅有68家，占全国医疗机构的0.42%。儿科床位25.8万张，占全国医院床位数的6.4%。对此，王纪文认为，“儿科医师荒”的背后，“荒”的不仅仅是数量，而且还有培养机制长期缺失。

据了解，1998年，教育部对普通高校本科目录进行调整，专业种数由504种减到249种，国内医学院校陆续撤销儿科学专业。时隔13年后，上海交通大学医学院重新开设儿科学专业，但只是少数，全国的儿科人才培养现状仍不容乐观。

“申请国家自然科学基金时，由于资金有限，儿科的各个科室还要与相应的成人科室竞争。”王纪文说。儿科的病种不比成人少，包括成人没有的儿童发育行为方面的疾病，新生儿光代谢类疾病就有上千种。而在科研方面，国家并没有专门针对儿科的科学。

据1994年卫生部相关规定，儿科是三级综合医院必须设置的科室。“如果没能获得重视，即使高校恢复儿科学专业、所有综合医院都开设儿科门诊，也很难从根本上解决问题。”王纪文认为，许多非三级医院床位不够时，首先砍掉的就是儿科病房，这仍是医院“经济利益为上”的老思路。儿科学专业的医学生即使成功毕业，最终还会因“收入低、强度大、风险高”等压力因素而选择离开，这对儿科医生和整个儿科医学而言，是难以挽回的恶性循环。

（原载2013年7月11日《大众日报》）

# 山东卫视联合齐鲁医院成立首个社区健康公益服务站

刘玲

7 月 12 日，山东卫视“全民健康伴我行”活动联合齐鲁医院在工人新村设立了第一个健康公益站。山东卫视随后还将在全市陆续再建设 9 个站点。在这 10 个服务点定期联合知名医院开展送医进社区活动，讲解日常保健和紧急救护知识，为居民提供免费义诊服务，提出健康建议，让群众不用花钱，在家门口就能享受专业的诊疗服务，避免延误最佳治疗时间。

现场山东大学齐鲁医院急诊科的工作人员从盛夏避暑、心血管病急救等角度为居民进行了免费讲座和相关疾病的义诊。还有工作人员现场为大家演示了各种紧急状况下的急救措施和急救要领。

山东卫视秉承“公平中国”的定位，立足山东，面向全国发出山东声音的同时，致力各种活动把为民、惠民放在首要位置。今年又发起了“全民健康伴我行”活动，联合知名医院送医进社区，为群众做实事，做好事。此次联合齐鲁医院来到工人新村是我们全民健康伴我行活动之一。

（原载 2013 年 7 月 12 日“齐鲁网”）

# 在这里，你永远不知道下一秒会发生什么

张文旭

山东大学齐鲁医院的急诊科是一个非常特殊的地方，她是一幢独立的四层小楼位于整个医院的东南角，在这里，门前永远都是急救车来回穿梭的身影，躺在担架上的重症病人，高举着吊瓶的护士，还有患者家属焦急的神情；这里繁忙的时候就像是在经历一场战役，医生护士们不是穿梭在病房就是颠簸在现场急救的路上，他们分秒必争、抢救生命；这里平静的时候更像是战后的黎明，安静祥和，然而你永远也无法预知下一秒会发生什么；这里被伤痛、忙乱、鲜血、眼泪、吵闹包围，一次又一次的意外让我们懂得珍惜生命把握幸福……7 月 6 日早上 8 点到 7 月 7 日早上 8 点，齐鲁医院急诊科 24 小时，记者穿上医生隔离衣，跟随急诊科的医生们一起工作，感受着这个特殊战场的生死时速。

## 瘦弱女医生的超强度工作

如果脱去那身白色的医生服，很难想象瘦弱的王光美会是一位在急诊科冲锋陷阵的医生，纤瘦的她让人看起来有一种想要保护的冲动。然而，当我们见到她的时候，她已经像一个陀螺一样开始工作了。

王光美 6 日这一天上白班，从早上 8 点到下午 5 点半。她一来就开始进行交班工作。“主要是看昨晚收治的病人。”王光美一边翻看着病人的病历一边告诉我们，每天早上都会很忙，“跟打仗一样”。

这是整个上午王光美给我们说的唯一一句话。

病患家属来来回回的到诊室来找王光美，经过一晚上的救治，很多病患的病情趋于稳定，但是新的问题也随之而来。有的病人想吃东西，家属便过来咨询；

有的病人开始腹泻，王光美要去看患者大便的形态；有的病人想要进一步治疗，王光美需要联系医院其他科室……她一直穿梭于抢救室和门诊之间，“急诊的查房和普通住院的查房不大一样”，协理医生王宇告诉我们，“普通住院，医生过来看看，回去开些医嘱就可以了。在急诊，都是一些危重病人，患者家属都比较着急，医生也需要比平日更仔细更认真，每看完一个患者就需要回到诊室给患者开药，下医嘱。”

从上午 9 点到中午 12 点，瘦弱的王光美都在看前一晚上收治的病患，一口水没喝，一句闲聊没有。在一旁跟踪采访的我们在看病患开医嘱的来回穿梭中，感到有些吃不消。

7 月 6 日 12：30 PM 急诊内科

## 除了想睡觉就是想睡觉

快到中午的时候，王宇叫了两份盒饭。土豆炖牛肉加米饭，就是他和王光美的午餐。两个人要轮流到休息室吃饭，“必须有一个人在门诊上，遇到突发情况好第一时间解决。”王宇告诉我们，他刚来急诊科的时候感觉特别不适应。“我是来进修的，以前在日照一家医院的急诊科，和这里的急诊科比起来，那边的工作可以说是悠闲了。”就以中午来说，王宇说在齐鲁医院急诊科工作以来，中午几乎没有休息过，“轮着吃饭，吃完接着就出来，没有休息时间。”在急诊科，下午两点吃饭也是常有的事情。“病人太多，没时间也没心情吃饭。”王宇说道。

王宇 6 日这天要上 24 小时，然后可以在家休息 2 天。那这两天是怎么安排呢？王宇的生活很简单，“除了想睡觉就是想睡觉，上完 24 小时后，就想好好睡一觉。睡一天之后，第二天也什么都不想干，就想宅在家里休息。”

7 月 6 日 13：10 PM 抢救室

## 我们会尽最大努力

下午一点以后，急诊科进入平静期，很多病人进入了沉沉的梦乡，抢救室内护士们轮班吃着中午饭，似乎这个中午可以喘口气歇一歇。

突如其来的救护车打破了这种平静，一位脑干出血的患者从武警医院转院过来。“快上抢一床，进行抢救！”急诊神经内科的贾国勇冲进抢救室，“血压、脉搏，生命体征比较薄弱，快给病人上呼吸机！”贾国勇一边说着一边熟练地检查着病人的身体，“情况比较危急，家属在吗？”

然而病人的家属并没有跟来，据送来的人介绍，这位患者是从滕州到济南来谈生意的，谈生意过程中他突然倒地抽搐，他在济南的生意伙伴赶忙把他送到武警医院，到了武警医院以后医生建议立即转院到齐鲁医院，他们这才匆匆赶来。“他的家属在路上，医生一定要救救他！”患者的生意伙伴恳切地对贾国勇说，贾国勇面色沉重，低声说：“我们一定会尽最大的努力！”

回到诊室，贾国勇对我们说，病人脑干大面积出血，情况非常危急，“出血的位置都很重要，恐怕是救不回来了，现在只能用呼吸机帮他维持生命，尽我们最大的努力等待他的家属到来。”

**7 月 6 日 17：00 PM　急诊科走廊**

## 医生我给你跪下了

下午五点，神经内科交接班，戴廷军医生接替了贾国勇医生的工作。此时抢一床的患者家属也从滕州赶来了，戴廷军接过了和家属谈话的重任。“医生求求您救救他！我给您跪下了，求求你！”抢一床患者的妻子突然跪在了戴廷军的面前。此时，急诊科走廊上人来人往，不停有病患进出，医生护士穿梭往来。她这一跪，所有人都停滞下来，看着这个可怜的女人。

戴廷军没有慌张，他一边扶起患者的妻子一边安慰说我们会尽力，只要你们家属不放弃，我们医生也不会放弃。病人给医生下跪，我们还是第一次见到。但对戴廷军来说，却是经常会遇到的事情。“他应该是家里的顶梁柱，孩子还很小，就这么倒下去真的令人痛惜。”戴廷军说，“几乎每天都会遇到这种事情，虽然我们尽了最大的努力，但是结果是这样，我们心里也不好受。”

**7 月 6 日 21：50 PM　急诊内科**

## 这一夜注定无眠

120 送来一位呼吸困难的 85 岁老大爷。此时，王光美已经下班了，接班的李勇刚刚做完一场手术。还穿着手术服的他和协理医生王宇开始了一场艰难的生命保卫战。“老爷子，您知道自己在哪吗？在家还是在医院？”李勇大声地问老大爷，老大爷迟疑片刻说：“在家。”“老人有点迷糊，根据刚才抽血的结果，初步判断老爷子是肺性脑病造成的呼吸衰竭，他体内的二氧化碳含量太高，需要立刻上小呼吸机。”李勇告诉老大爷的儿女，老人需要立刻上小呼吸机，但是必须保证老人要闭着嘴呼吸，防止氧气进入肺部造成感染。“必须让他把嘴巴闭上，要不然情况会很危险，只要能挺过今晚就好了。”晚上十点，小呼吸机安上了，数据显示老人体内的氧气含量在逐渐增加，但是李勇并没有放松，每过十分钟，他就要到抢救室去看一眼，看看老大爷的呼吸情况，看显示数据有没有变化。

然而随着时间的推移，老人渐渐入睡，氧气指数开始直线下降。“不能让老人睡着！”李勇不停地叫醒老人家，“千万不要睡觉，睡着就麻烦了，睡着老人就不自觉地用嘴呼吸，这样下去很危险。”情况危急，老人还是不由自主地闭上眼睛。“打一针呼吸兴奋剂！”李勇干脆就坐在了抢救室，“这个时候不能离开，必须时刻注意！”

直到次日凌晨，老人才脱离危险。“老人有意识了，清醒了。”李勇高兴地告诉我们，“算是脱离了危险。”然而就当我们以为晚上终于能休息的时候，一位肝癌晚期患者又被 120 紧急送来。这一夜，李勇和王宇注定无眠。

## 素描一

### 分诊护士于传秀：为病人开通一条绿色生命通道

一声声急救车笛声由远及近地传来，主管护师于传秀练就了“千里耳”的本事，“这是要到咱医院的，快准备好推床，准备接病人。”坐镇急诊科分诊台的于传秀告诉身边的护士病人要来了。

这是一位突发心梗的病人，推进急诊科后，于传秀并没有让病人家属像其他病人那样先填写挂号单，而是直接让家属把病人推进抢救室。“我们这是在给病患开通绿色通道，给病患争取时间。”

如果不是急重症病人，于传秀都会让病人在分诊台填写基本资料，然后询问病人的病情，根据病人的主诉求将病患分诊到各个科室。“这样可以了解到更多病人的情况，经验丰富的护士会根据病人的病情把他们分配到各个科室，既节省了时间又避免很多病人跑冤枉路。”然而急诊科经常会收治很多重大危急的病患，“就是在跟时间赛跑，危重病人来了，分诊的程序就可以先省略，优先救病人，不用挂号，不用先填写基本资料，先进抢救室，由分诊护士组织医生为病患抢救。”于传秀告诉我们，医院也经常收治没有身份记录、没有联系方式、没有钱的三无人员，对这种病患，急诊科永远为他们开通绿色生命通道。

## 素描二

### 护士长赵伟：24×7的急诊服务

齐鲁医院急诊科是一个有着固定编制医生50余人，护士133人的大型团队。在急诊科护士长赵伟看来，这是一个非常优秀、非常团结的团队。“如果说在我这二十多年的工作经历中，最让我感动的，就是这个团队。”赵伟感慨地说：“每一位医护人员都有着极大的奉献精神。”

据不完全统计，急诊科每天都要抢救危重病人50人左右，每天都会有200余人到急诊科看病接受治疗，一年成功抢救病人400多例。“可以说参加抢救工作的护士都是最优秀的。”赵伟告诉我们一个合格的急诊科护士需要具备过硬的业务技术水平，较高的身体素质还有较强的组织协调能力。“一个优秀的急诊科护士在遇到突发性事件的时候能第一时间用上所学专业救治病人，并且可以组织协调各科室医生参与救治。”高强度的工作意味着忍耐和牺牲。“每一个护士长几乎都没有休过周末。”赵伟说，“有时候特别想感谢我们的家人，感谢他们的包容和理解，如果没有他们的支持我们也不能够坚持下去。”在急诊科，所有的医护人员为病患提供的是24小时 ×7天的全方位急诊服务，“有委屈就自己受着，给病人的只能是关怀。”赵伟最后这样说道。

## 素描三

### 护士刘圣鑫：十年过了两个除夕夜

作为一名男护士，刘圣鑫常年上夜班。急诊科的男护士都是顶梁柱。他们比女护士有力气，可以帮助搬运病人，在遇到突发情况的时候可以独当一面。“每一组都会配两到三名男护士，这样可以应付许多突发的情况。”

刘圣鑫告诉我们，急诊科的夜晚永远比白天要热闹许多。“很多下面地市的病人到了晚上就会转院过来，到了晚上一些突发疾病也会增多，有时候一晚上会连轴转，一刻也闲不下来。”刘圣鑫在急诊科工作了十年，这十年他经历过许多事情，有委屈有感慨，“见过病人家属打医生护士，自己也受过病人家属的责骂，但是所有的委屈只能自己忍受。”

刘圣鑫这十年觉得自己成长了许多，也付出了许多。“错过了孩子的成长，没有好好陪他。”他有些愧疚地说，十年他就回家过了两个除夕夜。

## 采访感悟

### 最普通的人

整整一天，我跟随急诊内科的医生们穿梭于抢救室和诊室之间，像他们一样，不喝水，不休息，没有规律地进食。一天下来，感觉真的很累。我开玩笑地对王光美说，终于明白为什么医生护士都只穿平跟鞋，也终于明白她为什么会这么纤瘦。她说，其实整个急诊科就没有胖子。

其实他们也会开玩笑。工作之余，他们也会关注微博，互加微信，一起讨论关于急诊女超人辞职的问题，会像时下最普通的男女青年一样，关注自己喜欢的热点，喜欢的人和事。然而下一秒，他们就像是一个个战士，冲在了生命战场的最前线。

很多人不理解他们，误解他们，有时会辱骂甚至大打出手。“我们理解他们的心情，谁都不想自己的亲人有事，谁都想少花钱。所以除了忍耐，我们什么都不能做。”贾国勇说如果病人没能救过来，他会很伤心，“我们尊重每一个生命，尽自己最大的努力。”但是现实又不允许他们太过于伤心，新的病人会源源不断地送进来，他们要保持最好的状态，救治更多的病人。

是的，这一天我有过无数次这样那样的动容。当我因为采访需要穿上医生工作服的时候，我感到这份工作的神圣；当我被病人称呼为医生询问病情时，我体会到更多肩负的责任；当我看到抢一床家属无力下跪的时候，我为生命的脆弱感到痛惜，为自己的无能为力自责；　当呼吸衰竭的老大爷经过一晚的抢救清醒过来的时候，我欢呼雀跃，一夜未眠的辛劳顿时烟消云散……我想，这里的每一个医护人员也有着和我一样的感受。

所以，他们一直在坚守。即使有人误解他们，辱骂他们，甚至对他们大打出手，他们一样坚守，一样用高超的技术和宽阔的心胸对待每一个病人。

而他们于尘埃中，只是一个个最最普通的人。

**【科室简介】**山东是我国的人口大省，急危重病较多，急诊急救任务十分繁重。山东大学齐鲁医院急诊医学科是国内第一批成立的急诊科室之一，是国家临床重点专科、卫生部急危重症应急救治平台建设项目、山东省医药卫生重点学科、中华医学会急诊医学分会常委单位、山东省医学会急诊医学分会主任委员单位，山东省急诊医学质控中心主任委员单位、卫生部首批急诊医学住院医师规范化培训基地，科室护理组是山东省“巾帼文明示范岗”。本专科包括急诊门诊、抢救室、重症监护室、留观室、急诊手术室、急诊放射、急诊检验、急诊超声、胸痛中心、急诊内科病房和外科病房、中毒与职业病科以及山东大学急危重症医学研究所。急诊门诊包括各成人专业独立诊室（内、外、妇产、口腔、耳鼻喉、眼科、皮肤科等），固定编制医生 40 余人。本专科一直重点致力于四个主要方向：急性胸痛和心肺脑复苏、危重症、急诊创伤、急性中毒，积极派出中青年骨干到国际知名医院和实验室学习国际领先和先进的知识和技术，参加国际国内学术会议。形成了以四个主要方向为特色，临床研究和基础研究紧密结合，具有国内领先水平和一定国际影响的急危重症临床诊疗中心和研究基地。

（原载 2013 年 7 月 16 日《山东商报》）

# 医院前沿阵地的特种兵

## ——访山东大学齐鲁医院副院长、急诊科主任陈玉国

姜菲菲

急诊科是整个医院中重症病人最集中、病种最多、抢救任务和责任最重的科室，是所有急症病人入院治疗的必经之路。所以，急诊科医生的任务不仅仅是治病，更重要的是救命。

### 急诊科——整个医院的前沿阵地

病人突发疾病，生命垂危，他第一时间被送到的地方，就是医院的急诊室。这里有急性心脑血管疾病、创伤、意外伤害、中毒、休克、多脏器功能衰竭等各种各样的病人，是医院中病情最危急、形势最严峻、气氛最紧张、环境最乱、压力最大的地方。

急诊科的工作可以说是医院总体工作的缩影，直接反映了医院的急救医疗、护理工作质量和人员素质水平。病人来了，最重要的是先把病人救下来，并且最大限度地保留病人身体脏器功能。

陈院长告诉记者，每一个病人都是立体的，这就要求每一个急诊科医生具备极强的鉴别诊断能力，能够立体地面对危重状态下的复杂问题，处理病情复杂的病人。专科医生看的是局部问题，而急诊科医生却要整体地看待病人。比如说，来了一个病人，只告诉医生自己胸痛，其他情况一概不知，这时候，就不能仅仅把这当作一种病来对待，而要进行综合的分析和判断，胸疼可能是由于心绞痛、心肌梗死，也可能是主动脉夹层、肺栓塞，还有可能合并其他呼吸系统、消化系统、骨骼肌肉、血液系统等病症，只有全面地对病人病情进行全面的分析，才能够做出最有利于病人的治疗方案。

急诊科还经常会遇到“三无”病人（无身份证明、无责任承担机构、无抢救治疗经费），病人突发急病，一般好心人将病人送到医院后就会离开，这样一来，责任就落到了医院身上。出于对病人生命的考虑，即使没有救治费用，医院也会无偿为病人提供基本的医疗。急诊科医护人员除了积极给病人救命治病外，还需照料其吃喝拉撒等生活起居。

## 急诊医生必须具备各方面素质

和普通的门诊医生不同，急诊科医生必须具备各方面素质。每一天，急诊医护人员都要精神高度集中，快速判断病情，迅速抢救。病人到急诊，很多都是重症，延误一秒钟，危险就加剧一分。只有在瞬间作出决断，确定抢救方式，才能将更多的濒危病人从死亡线上拉回来。

除此之外，还要有较强的处理人际关系的能力。由于病人性命垂危，精神紧张，很难与他沟通，家属情绪也往往比较激动。这时候，就要求医生能够很快地安抚病人和家属，询问病情，以便更好地为其诊治。

有时候，家属由于情绪激动，会把情绪发泄到医生和护士身上。陈院长说，急诊科里医护人员与病人家属起冲突是常有的事情，医护人员要懂得忍辱负重，给予病人家属充分的理解；同时，也希望病人及家属能够理解和尊重医护人员。

陈院长告诉记者，科室对于救护车上的医护人员要求相当严格，必须具备与院内医生同样的素质。从病人被抬上救护车的那一刻起，就要开始对其实行救治，并且对如何救治做出一个初步方案。这个时候，最能够体现“时间就是生命”这句话的意义，因为每一分每一秒都有可能决定病人的生死。特别是对于急性ST段抬高型心肌梗死患者，病人从被送到医院到手术，要努力控制在一个半小时之内，并且每一个病人都会有专职护士全程陪同，负责引导、联系医生，医生要与家属充分沟通，分析病情，讲明各种治疗方案的利弊，尽全力挽救病人生命。这种模式有效地缩短了病人在院内等待的时间，为病人的救治留出了更多的希望。

在与陈院长的交谈中，记者注意到他说话的语速非常快，记者问起他平时的工作节奏是否也如此，陈院长笑着说，这是多年以来养成的习惯，平时不管是说话、走路、吃饭，能一分钟完成的，绝不拖到两分钟。但是，面对病人，诊断病情时，一定要稳。这时候，谁都能着急，只有医生不能急。

## 急症病人，预防的重要性远大于救治

在预防心血管疾病方面，陈院长建议，在家庭中，要注意高危病人的识别，积极控制心血管危险因素，避免过度应激。在急性发病的患者中，会有一多半的病人会有早期的表现，比如说心脏不舒服、感觉腿没劲儿了、吃饭不香了等等，都提示你的心脏可能要出问题，或者说心绞痛发作频繁了，发作时间长了，发作的时候厉害了，不容易缓解了，这些都在提示快要发生梗死了。送给大家一句防病良言：保持良好心态、合理膳食、戒烟限酒、适当锻炼、规律生活。

谈话间，陈院长说起一个非常令人担忧的现象，那就是现在的住房楼越盖越高，几乎全是高层，而这些高层配备的却是普通电梯。随着住户年龄的增长，身体很容易出现各种各样的问题。这时，如何将急症病人安全转移将成为一个难题。

如果有人突发急性心肌梗死，而他家又住在十几楼，在担架进不了普通电梯的情况下，医护人员只能走楼梯。且不说上下楼梯的过程中会不会因颠簸对病人造成二次伤害，只是上下这么多层楼梯耽误的时间对病人的救治是极为不利的。“所以，我认为，每栋住房楼上最少要配备一部救护专用电梯，从长远来看这是非常必要的。”

## 齐鲁医院急诊科建设完善，框架齐全

山东是我国的人口大省，急危重病较多，急诊急救任务十分繁重。山东大学齐鲁医院急诊科成立至今已经 30 年，是国内第一批成立的急诊科室之一，目前已成为国家临床重点专科。

胸痛作为一类常见急症，病因繁多，严重性悬殊极大，预后与疼痛程度并不总是呈平行关系，及时正确地诊断各种胸痛有着非常重要的临床意义。自从陈院长 1998 年接任急诊科副主任后，便开始着手创建一个能够更快速治疗急性心血管病的模式，经过几年的努力，于 2002 年成立了中国首家“胸痛中心”，积极贯彻“早期诊断、危险分层、正确分流、科学救治”的十六字方针，制订了各类胸痛的诊治流程，完善胸痛急症的“绿色通道”建设，保障危重胸痛患者获得及时有效的诊治，降低致死致残率。

2011年陈院长任齐鲁医院副院长后，更加重视急诊科的特色建设，一直重点致力于四个主要方向：急性胸痛和心肺脑复苏、危重症、急诊创伤、急性中毒，形成了以四个主要方向为特色，临床研究和基础研究紧密结合，具有国内领先水平和一定国际影响的急危重症临床诊疗中心和研究基地。

## 科室的发展离不开人才的培养

陈院长自1998年到急诊科至今已经15年了。这么多年以来，他非常重视人才的培养，与整个科室的医护人员同甘共苦、共同进步，抓住每一个促使他们进步的机会。现在为了满足社会需要，急诊科医疗团队不断壮大，分工日趋精细，仅是副主任和护士长已有十人，分布在急诊科不同的岗位，每一个都能够独当一面，年龄都在32~48岁中间，年轻而不失沉稳，并且梯队组成合理，整体框架非常完整。

齐鲁医院急诊科在做好临床工作基础上，科研、教学、继续教育等方面也齐头并进，率先开展多项研究，部分成果被国际指南引用。加大了与国内外一流机构和专家的交流，显著提升了山东大学乃至山东省急诊在国内、国际上的影响。积极派出中青年骨干到国际知名医院和实验室学习先进的知识和技术，参加国际国内学术会议，培养了大量高素质专业人才。

**【专家简介】**陈玉国，医学博士，齐鲁医院主任医师，山东大学教授，博士生导师，山东省杰出学科带头人、山东省医学领军人才、泰山学者。现任齐鲁医院副院长、急诊科主任、急性胸痛中心主任，兼任中华医学会急诊医学分会常委、全国急性心脑血管疾病学组副组长、中国医师协会心血管内科医师分会委员、中国医师协会心脏重症专家委员会副主委、国家自然科学基金评审专家、山东省医学会急诊医学分会主任委员、山东省急诊医学质控中心主任委员、山东省心血管疾病介入质控中心常务副主委等职务。

擅长冠心病介入诊疗、急性胸痛诊治，主编、副主编卫生部全国急诊医学本科、研究生、住院医师统编教材。担任《中华急诊医学杂志》等6种期刊编委或副主编、5种SCI期刊和多种核心期刊审稿专家。1999年在全省首家开展急诊冠状动脉介入治疗，

2002年成立山东省内首家“急性胸痛中心”，近10年，完成心血管介入手术6000多例，圆满完成省政府等上级部门安排的各项重大医疗保障及抢救任务，两次被评为山东省卫生系统先进工作者。在国内国际率先开展了多项关于冠心病相关基因、介入治疗等研究，发表论著100余篇（SCI40篇）。主编和参编著作10余部（人民卫生出版社8部）。承担国家级及省部级课题10余项，获山东省科技进步二等奖和医学科技奖4项。多次主办大型全国性学术会议“齐鲁心肺脑复苏及胸痛论坛”。

（原载2013年8月29日《当代健康报》）

# 山东大学齐鲁医院从“钥匙孔”给心脏换瓣膜

张忠田 田玉清 杨长勇

一位41岁的女性患者患有风湿性心脏病（二尖瓣狭窄合并三尖瓣关闭不全），她来到山东大学齐鲁医院求治。术前检查确定，该患者可做胸腔镜瓣膜手术，医生决定在全身麻醉体外循环下，为她施行全胸腔镜下二尖瓣置换术 + 三尖瓣成形环成形术。

开始手术时，医生在患者胸部开了三个钥匙孔般大小的切口，并通过这三个切口完成整个心脏手术。医生首先在患者大腿根部的股动脉、股静脉插管建立体外循环，然后将心脏手术的视野通过胸腔镜孔插入的内镜传递到电视屏幕上，手术操作通过特殊的手术器械从钥匙孔般的切口插入胸腔，施行心脏停跳，切开右心房，缝合修补心脏缺损或置换心脏瓣膜，缝合心脏切口，使心脏腔内排气，开放主动脉，恢复心脏供血。手术历时3小时。术后患者恢复顺利。

据介绍，全胸腔镜心脏手术俗称钥匙孔心脏手术，是山大齐鲁医院心外科马增山教授探索出的具有知识产权的手术模式。其能最大限度地减少创伤，减轻患者的痛苦，缩短术后恢复时间，降低手术费用，且痊愈后伤口处较为美观，提高了患者的生活质量。

（原载2013年9月3日《健康报》）

# 南山集团牵手齐鲁医院，南山分院开业

9月30日上午，山东大学齐鲁医院南山分院的开业典礼在院区广场隆重举行。原国家卫生部副部长曹荣桂，原国家卫生部副部长、国家食品药品监督管理总局局长邵明立，中华口腔医学会会长王兴，山东大学、山东大学齐鲁医院、山东省千佛山医院、烟台市、龙口市有关领导，南山集团、山东大学齐鲁医院南山分院等领导，合作单位、新闻媒体等各界朋友、南山集团及南山分院职工代表等1000余人参加了庆典活动。

瑞典歌德堡大学教授、瑞典血液病协会主席、瑞典白血病协作组主席斯托克博格先生，美国康涅狄格州哈特福德医院教授、海伦和HarryGray癌症中心主任萨尔纳先生也出席了庆典活动。庆典大会由南山集团监事会常务副主席吴长怀主持。

龙口市人民政府，烟台市卫生局，南山集团，山东大学齐鲁医院，山东省千佛山医院以及外国专家等先后发表了热情洋溢的致辞。他们在发言中充分肯定了南山集团和山东大学齐鲁医院的强强联合，他们希望齐鲁医院南山分院在这片美丽的充满了希望的热土上更好地发扬南山精神和齐鲁精神，把南山分院做大做强，更好地服务于民生大众，在全国民营医院中走出一个新模式，积累一个新经验，开辟一个新天地。

山东大学齐鲁医院南山分院院长魏奉才也代表全院职工在庆典仪式上发表了讲话。他指出，南山分院的建成并投入使用，得益于南山集团宋作文董事长的战略眼光和高度关注，得益于各界领导和各界朋友的大力支持和关心，得益于医院建设者们的辛勤劳作，对此，他表示衷心的感谢和崇高的敬意，魏奉才强调，我们将借医院开业的强势劲头，全院上下勠力同心，秉持“医道从德，术业求精”之院训，把医院办好、办强、办大，向着现代化的目标努力前行。

据了解，南山分院是由南山集团和山东大学齐鲁医院共同建设的以治疗肿瘤专科为主，辅之以内科、外科、妇科、儿科等诸多学科的“大专科，小综合”发展模式的三级医院。医院首期占地面积 82 亩，建筑面积 5.7 万平方米，绿化率达 40%，投资约 6 亿元，分门诊楼、病房楼、综合楼、实验动物楼，床位设置 510 张，环境优雅舒适、环保节能、人文景观协调一致。目前医疗设备达到了国内先进水平，拥有射波刀、速光刀、PET-CT、回旋加速器、ECT、德国西门子 3.0T 磁共振等，山东大学齐鲁医院将派遣知名专家和学科带头人到该院长期工作或坐诊，对疑难病症可双向转诊，并与国际知名癌症治疗中心合作，进行学术交流和人才培养，医院还将建立远程会诊系统，并与国内外知名医院建立远程会诊合作关系，充分发挥国内外医疗资源，更好地为患者服务。

在南山分院开业的当天，山东大学齐鲁医院派出了数十名专家教授来到龙口开展大型义诊活动。他们分别在南山新和小区、南山东海社区、南山黄山馆社区、齐鲁医院南山分院门诊楼设立了义诊点，专业诊治项目分别是普外、消化内、泌尿、呼吸、肿瘤、心脑血管等多个学科，他们的善举也得到了当地群众的高度评价。

（原载 2013 年 9 月 30 日“中国日报网”）

# 全省医院评审评价“双冠王”

白鹏飞 于莉娟 赵永鑫

日前，齐鲁医院以优异成绩通过“2012年度质量安全情况年度评价”现场评审阶段工作。这是齐鲁医院在省内以总分第一名的成绩通过全国三甲评审后，再次成为省内唯一一家通过年度评价的三甲医院，摘得省内医院评审评价“双冠王”的桂冠。

此次年度评价现场评审阶段工作由国家卫计委组成的评审专家组对齐鲁医院进行了为期四天的现场检查。此次评价组专家以综合管理、医疗药事、护理院感三条线路，深入齐鲁医院各个科室，通过资料审核、病史查阅、现场考察、访谈询问、个案追踪等多种方式从多角度对医院工作进行了全方位的审核、检查。在评审反馈会中，评审专家对齐鲁医院的工作给予了充分的肯定。职工积极向上的精神风貌、爱院如家的奉献精神、积极热情的工作态度，充分体现出“热忱、严谨、求精、创新”的医院精神。与此同时，评审专家们针对现场检查情况在质量、安全、服务、管理和绩效等方面提出了许多建设性意见。

（原载2013年10月23日《济南日报》）

# 齐鲁医院自动语音介绍系统正式开通上线

白鹏飞　于莉娟

由齐鲁医院党委宣传统战部牵头研发的齐鲁医院 96120888 自动语音介绍系统将于 2013 年 11 月 1 日正式开通上线。上线之后，该院电话、网络、现场全方位立体式医疗服务体系正式建成。届时，用户拨打该号码后即可收听医院及科室介绍、专家简介、坐诊时间等信息。

据了解，齐鲁医院每年门诊工作量超 300 万人次，并呈逐年递增之势。为方便更多患者及时就诊，该院决定构建电话、网络、现场全方位立体式医疗服务体系。自动语音介绍系统实行全天候不间断服务，使用简单，省内用户可直接拨打 96120888，根据语音提示查询相关信息，省外用户在号码前加拨济南市区号 0531 后也可使用。用户拨打该号码可随时随地了解医院、科室、专家等详细信息，节省了大量的排队等候及人工咨询时间。相对于网络查询而言，该系统摆脱了电脑水平对中老年人群及弱势群体的限制，提机即可拨打、查询。

另据了解，齐鲁医院 96120888 自动语音介绍系统二期服务计划正在筹划之中，预计不久后即可投入使用。届时，用户拨打该号码除可使用现有服务之外，还可查询门诊位置、病房等信息，甚至可以享受与省内知名专家进行点对点电话咨询、预约等高端服务。

（原载 2013 年 10 月 30 日《济南日报》）

# "莲彤" "莲荷"从此独立成长

## ——我省第四例连体婴儿分离手术

吴永功

8天前，来自菏泽曹县的一对胸腹连体女婴，在齐鲁医院顺利实施分离手术，小姐妹俩从此"独立"成长。29日上午，这对与众不同的双胞胎，出现在媒体镜头前，俩孩子还有了各自的名字，分别叫"莲彤"和"莲荷"。

今年9月6日，菏泽曹县堤头镇卫生院里，28岁的产妇宋丽剖宫产生下一对胸腹连体女双胞胎。当天下午，孩子便转院来到齐鲁医院。经过45天的精心护理，10月21日，山东大学齐鲁医院小儿外科一区与普外科、麻醉科、手术室、小儿内科相互配合，成功完成这对连体小姐妹的手术分离。记者29日了解到，经过术后一周观察，两名分体后的婴儿病情稳定，体温正常，进食正常，精神不错，已经平稳渡过围手术期。医生表示，"再观察几天，孩子就可以出院了"。

据齐鲁医院小儿外科副主任王克来介绍，连体婴儿是一类复杂而罕见的畸形，患病率在1/5万～1/10万之间，多数在胚胎期就死亡了，能活着分娩的新生儿约1/20万。根据连体婴儿是否均等，一般分为对称性连体和不对称性连体。在对称性连体畸形中，又以胸腹部连体畸形最多见，约占对称性连体婴儿的75%。因为连体畸形是复杂罕见的畸形，分离手术复杂、技术要求高，且手术经验少，术后存活率较低。至今全世界报道连体分离术100余例，成功率也是发生率最高的是腹部连体。死亡率最高的是头部"脑"连体、胸部"心脏"连体。

据了解，接受手术的这对双胞胎婴儿面部相对，均拥有完整的头颅、四肢、外生殖器及肛门。从胸部剑突到脐部，有8×6厘米椭圆形胸腹相连。两婴儿心肺功能良好，四肢运动及感觉功能都良好。"入院后，在完善各项检查的同时，我们对两名患儿加强营养支持，连体婴体重从出生时的4600克增长到术前的6700克，身体情况具备了手术条件。"手术当天，医护人员对连体女婴麻醉成功后，按照事先设计的弧行皮瓣，从连体的一侧切开。"手术中，见两婴儿胸骨下端相连，腹腔相通，肝脏左叶相连面积8×5厘米，有各自的胆囊和第一肝门。"该手术指导医生谭国华教授表示，医生将共肝分离后，结扎断面主要的血管及胆管，然后修整胸骨下端及畸形的剑突，之后重新分布腹部皮肤，间断性缝合腹壁各层。手术十分成功，总共出血量只有20毫升。

据了解，这是齐鲁医院继1984年成功对一对连体男婴实施分离手术，时隔29年后再次成功进行的连体双胞胎分离手术。这台手术也是我省第四例连体婴儿分离手术。

## 老教授帮忙起了好听的名字

10月21日当天，双胞胎女婴的父亲张鲁光曾经对本报表示，因为担心孩子安危无心起名，手术前一直没有给孩子起名。29日上午，这对特殊的双胞胎名字终于确定：老大叫“莲彤”，老二叫“莲荷”。说起这名字，还有段故事。

在齐鲁医院小儿外科，有一名享受国务院津贴的资深教授谭国华。谭大夫今年71岁，29年前，他曾经成功为我省第一例共肝胸腹连体婴儿实施分离手术。10月21日手术当天，经验丰富的谭大夫作为特邀指导人，参与到这台手术中。成功手术后孩子家人十分感激谭大夫，28日早晨请求谭大夫帮忙给孩子起个名字。

28日上午，谭大夫经过一番琢磨后，初步将两个连体出生的孩子的名字定为“连彤”、“连荷”，29日早晨，考虑到女孩子的因素，又进一步修改为“莲彤”、“莲荷”。谭大夫解释说，因为孩子籍贯是菏泽，作为牡丹之城，名字应该有“丹”，而“彤”的含义与“丹”相似，且更好听一些，确定为“彤”；而出生地济南的市花为荷花，起名为“荷”有纪念意义。

## 相关链接

### 29年前分离的双胞胎 后来都成了大学生

1984年10月16日，谭国华主刀成功实施了我省第一例共肝胸腹连体婴儿分离手术。回忆起29年前的一幕，谭大夫至今仍然印象深刻。那对男婴来自聊城茌平，在当时相对困难的医学条件下，几经波折和艰辛，终于取得了手术的成功。“为了这对双胞胎，医院专门采购了进口暖箱。”谭大夫说。

“10年前打电话询问他们的父亲，得知兄弟俩已经分别考上了西北政法大学、中国海洋大学。”再到后来，医生便没有再打扰这对兄弟。“想来，现在他们都已经结婚了吧。祝他们幸福。”采访中，谭大夫说，也希望这对菏泽的小姐妹能够健康、快乐地成长。

（原载2013年10月30日《生活日报》）

# 齐鲁医院青岛院区 26 日开诊 四个诊疗中心开放病床

杨林

齐鲁医院青岛院区到底啥时候开诊？10 日，记者了解到，如无特殊情况，该院将于 12 月 26 日开诊。届时，所有科室门诊都会开放，心血管、骨科、耳鼻喉头颈外科、脑科四大诊疗中心开放病床。

“医院大院里停了这么多车，是不是快要开业了？”近几日，路过齐鲁医院青岛院区的市民发现，医院里不仅停满了车辆还不断有人进出，一片忙碌的景象。10 日，记者采访了解到，如果没有其他特殊情况，齐鲁医院青岛院区将于 12 月 26 日开门营业。

10 日，齐鲁医院青岛院区大楼全部交付给了医院。在病房楼内，记者看到，大部分的病房已经清理干净，病床之间用于隔断的布帘和床头的呼叫系统都已经安装好，每间病房还配一个带马桶的独立卫生间，卫生间也已经清理干净。只有少部分病房尚未安装病床。“开业后门诊将全部开放，六大中心里的四个中心将开放病房。”齐鲁医院工作人员介绍，新医院要打造的骨科中心、耳鼻咽喉头颈外科中心、心血管中心、脑科中心、内分泌代谢病中心、微创治疗中心六大医疗中心中，其中骨科中心、耳鼻咽喉头颈外科中心、心血管中心、脑科中心将于开诊时开放病房，其余中心的病房逐渐开放。

门诊楼整修进度比病房楼要慢，门诊大厅里不断有工人搬着设备进出，大厅角落里堆放着大批灭火器和自助挂号机等设备。各层门诊室目前仍然空着，室内都已经被打扫干净，室外的过道还没打扫。记者了解到，新医院每个科室在哪一层已经划分好，近期将挂上科室名牌。

在人员方面，新医院各个科室的副主任已经全部到位，科室当家人已经去骨伤医院、肛肠医院交接工作。部分科室主任岗位因招聘要求高，目前还没招到合适的人，由常务副主任主持工作。医院开业时，从济南来青常驻的专家将达100名。

## 相关链接

### 齐鲁医院将设一个急救站点

记者从青岛市急救中心获悉，齐鲁医院青岛院区将设置一个急救站点，该站点配备一个急救单元，即一辆救护车、一名驾驶员、若干名医生和护士。目前，齐鲁医院青岛院区增设急救站点的审批程序还未走完。

“今年急救力量的配比上，我们采取了一增一减的方式。”青岛市急救中心相关负责人介绍，8月15日，骨伤医院急救点被撤，齐鲁医院将增加一个站点。齐鲁医院急救站点加上目前位于劲松三路的青岛市急救中心，能够服务整个浮山后片区。

### 中国百强医院排名 齐鲁医院居第27位

11月23日，由全国30个临床专科的1579名著名专家学者参与评审的“2012年度中国最佳医院综合排行榜”出炉。山东省只有齐鲁医院和山东省肿瘤医院上榜中国百强医院，其中齐鲁医院居第27位，山东省肿瘤医院居第65位。

山东省内多家医院的专科上榜或者提名，在耳鼻喉科，山东省省立医院列全国第8位；妇产科，齐鲁医院居全国第7位；血液科，齐鲁医院居全国第10位；眼科，山东省眼科研究所居第10位；肿瘤学，山东省肿瘤医院居第6位；康复医学，齐鲁医院居全国第6位。

（原载2013年12月11日《齐鲁晚报》）

# 齐鲁医院青岛院区明日正式开诊

郭玉华

齐鲁医院青岛院区将在12月26日正式开诊，届时将举行为期三天的义诊活动，免收挂号费、专家诊查费，并有院士团队坐诊。24日，山大齐鲁医院（青岛）召开新闻发布会。该院区副院长焉传祝说，医院住院部和门诊上将在全省首家实行电子病历，只需要带着身份证就能完成充值、挂号、交费、存储病历等多种用途，收费将执行青岛物价局的价格。同时全国第一台价值280万美元的光子CT机也将投入使用。

## 各科室病房逐步开放

“为了回馈岛城市民，我们将在本月26日开诊，并举行为期3天的大型义诊活动，开业当天到28日，以中国工程院张运院士为首的义诊专家团队将竭力奉献，让市民不出岛城即可享受国家级医疗服务。”齐鲁医院青岛院区副院长焉传祝说，由于一开始大楼的整个主体建筑和内部装修改了好几次，迟迟不能达到要求，因此才会在开诊时间上一拖再拖，“近期设备方面已经全部到位，医院的开业条件已经具备。”

据介绍，26~28日三天，医院门诊楼将举行大型义诊，免收挂号、诊查费。“参与义诊的专家有28个科室的57位专家，都是副高级以上的，其中有院士团队坐诊。”焉传祝说，张运是中国工程院院士，在美国、欧洲心脏病的医院和学会中担任要职。除此之外骨科、耳鼻咽喉头颈外科、心血管、脑科、内分泌代谢病、微创治疗六大医疗中心的专家都是国内外行业佼佼者。

焉传祝透露，医院不会一下子将所有的科室病房都开放，而是逐步进行。“第一批开放的科室病房有二三十个，比如骨科中心这 3 层病房都要开放，大约有 180 个床位。但是不开放病房不意味着不开放门诊，如果来了病人我们依然接收。”

## 宽敞明亮的门诊大厅

儿童注射室内张贴了不少卡通画。

身份证可当就诊卡使用。

“我们将在全省首家全部实行门诊电子病历制度，义诊的时候患者最好带着身份证过来。”焉传祝解释说，这个门诊电子病历制度就是不需要挂号本了，病人直接拿着身份证就能来医院看病，甚至也不需要办理就诊卡。“这个方式是我们从沈阳的医院学习到的，现在居民手里的卡实在太多了，很多卡片在手难免丢失、混乱，但是身份证一般都会随身携带，我们就想通过只用一张卡就看完病的方式给病人带来便捷。”

据介绍，身份证需要的是二代身份证，来了之后有两种方式进行挂号，一个是人工挂号，有 12 个窗口可以选择；一个是到自助挂号机上挂号，挂号机会根据身份证生成一个唯一的编码，这个号就是齐鲁医院青岛院区的独特标记。记者在二楼的自助挂号机上看到，在把身份证放到读卡区域后，屏幕上就会显示充值、挂号、交费等信息条，病人可根据提示自己操作，免去了排队的麻烦。

“当然，如果忘记带身份证也可以人工挂号买本病历。”焉传祝说，病人用身份证看完病后，医生直接将患者所有诊查信息都输入身份证中，等病人要出院的时候可以为其打印一份病历并签字作为凭证，这样做的好处是免去患者就诊时担心信息被更改的可能，实际上这套系统在更改方面有严格的规定，并不能轻易改动。

“目前全国正在推行健康卡，我们的这套系统就具有健康卡的雏形。”焉传祝说，用电子病历的好处在于，即便过 10 年甚至更久，身份证中的就诊信息也不会丢失，在做检查和用药的时候不需要重复询问和登记。以后无论哪里的患者来看病，都能在齐鲁医院（青岛）建立起自己的一套独特的“健康档案”。身份证可以设置密码，信息目前只有在这个医院特殊的系统、专门负责的医生操作才能读出。用身份证看完病后，患者还可以按照正常的流程用医保报销。

## 将按青岛物价标准收费

据介绍，目前全院将开 33 个科室，以后每个科室有 2 ~ 3 名副高级以上专家坐诊为患者看病，由于与济南总部采取的是一体化发展模式，部分科室在没有最终确定科室带头人的情况下，将进行医生青岛—济南轮流坐诊，专家层次将能有效保证。

“医院专家水平层次那么高，会不会拉高看病价格？”有市民提出疑问。对于市民关心的物价问题，焉传祝说，医院将采取青岛地区较低的医疗物价水平，不会像北京、上海等大医院那样，出现挂一个号就几百元、上千元的局面。记者了解到，拿挂号来说，目前青岛地区普通挂号、诊查费用是 6 元，专家基本的挂号、诊查费用是 9 元，如此一来齐鲁医院青岛院区的收费也是“当地价”。

## 一期停车位有 400 个左右

目前一期建成后，医院停车位为 400 个左右，然而设置床位 1000 张，因此对于可能带来的停车难问题，医院方也给出了对策。“我们要求每一个科室最多预留一个停车位，剩下的车位都要让给患者。”焉传祝说，除了目前的车位外，医院的“立体停车位”也将在开诊后正式投入使用，如此一来又能增加几十个停车位。

“当时这里的设计不是按照齐鲁医院要求来建立的，因此一期的停车位确实不可避免地少了一些，好在周围的交通较为便利，路面宽敞。”据介绍，为了解决这一难题，医院二期项目已经达到了动工条件，将在 2014 年启动。“二期的规划图已经出来了，就在我们医院的西部，占地 50 亩，建筑面积地上 19 万平方米，地下 6 万平方米，将设置床位 1600 张，设置停车位 1900 个，计划 3 年时间建成。二期项目运营后，我们的总床位数将达到 2600 张，停车位数将达到 2300 个，基本实现车位 1:1 配比。”焉传祝说。

## 全国首台光子 CT 机将“上岗”

在医院二楼，记者见到了一台尚未脱去“嫁衣”的大型 CT 机。据医院工作人员介绍，这台机器是全世界最高端的西门子“光子 CT 机”，价值 280 万美元，也是全国首台即将正式投入使用的机器。“这台机器的好处是它能做全身血管成像，全身各个细节部位都能做得很精细；同时它的辐射量很小，比一般的机器能低 20%；还能节省大约一半的时间。”

除此之外，齐鲁医院青岛院区还引进了一台光纤 3T 磁共振设备，目前也已经到位，价格也在 300 万美元左右，该设备的先进程度目前在国内也是屈指可数，工作人员说，光是进购最高端的医疗设备，就花了大约 2 亿元。而这些设备的引入，会尽可能地满足疑难危重病例的诊治需求。

## 医院实行 24 小时住院制度

“我们这里实行的是 24 小时住院制度，就是不管白天还是晚上有人来住院，都有专人负责，不必拖到第二天。同时我们开通了医院热线 96599，可以给患者提供预约挂号、咨询服务，这个也是 24 小时专人服务的。”焉传祝说。记者注意到，这一热线是当时骨伤医院的，现在被挪用了过来。

今年 8 月份，骨伤医院院前急救任务就被停止了，那么是否意味着齐鲁医院青岛院区将增加一个急救点呢？对此焉院长未置可否。“我们距离市急救中心很近，目前医院没有特意增加急救点，但是之后可能会相应设置，还得看急救安排。”

据介绍，山东大学齐鲁医院（青岛）建成后，将使医疗辐射范围延伸至青岛东部、北部地区，甚至烟台、日照、潍坊等外地患者都将被吸引到青岛看病就诊。据估计，齐鲁医院青岛院区的建成，可直接辐射的总人口达 100 万以上。

## 分 析

三足鼎立，岛城医疗或重新洗牌。

26 日，长期稳坐山东医疗“头把交椅”的山大齐鲁医院将正式在青岛开诊，并实现济南、青岛院区一体化发展，青岛终于迎来首家“国字号”医院。业内人士认为，齐鲁医院的入驻，必将改变东、西鼎立的局面，建立一个新的“标杆”，也将刺激岛城整个医疗格局加速“洗牌”过程。

## 青岛有了全国百强医院

“齐鲁医院的入驻，可以让目前青岛没有百强医院的尴尬境地画上一个句号了。”岛城一位资深公共卫生研究人员说。

多年来，青岛的医疗水平在全省乃至全国的地位都与青岛的经济社会发展水平不符，这是不争的事实。对于青岛人来说，青大附院、市立医院算是两大传统医疗“大鳄”，然而从全国排名来看，位置也不尽如人意。业界公认的复旦大学医院管理研究所公布的“2012 年度全国百佳医院综合排行榜”上，这两所医院都没有上榜。

“目前，本市西部和东部的医疗力量最为强劲，其中西部是青岛大学医疗集团和市立医疗集团西院这两家大医院共生；东部，市立医院、青大附院又先后设立分院，发展势头强劲。除此之外北部的中心医疗集团、八医两大医疗集团有效提升了医疗力量；而中部市妇儿医院可谓其中的‘中流砥柱’，不过齐鲁医院入驻以后将真正形成三足鼎立状态。”业内人士分析。

11 月 23 日，由全国 1579 名著名医学专家参与评审的“2012 年度中国最佳医院综合排行榜”公布，山东大学齐鲁医院排名第 27 位，成为山东省唯一跻身前 100 名的综合性医疗机构。

## 受益者涵盖半岛地区

齐鲁医院一期项目占地面积 36 亩，建筑面积 8.4 万平方米，设置床位 1000 张。二期建成后，总床位数将达到 2600 张。“与青大附院与市立医院相比，这个数字是可观的。”业内人士分析，现在青大附院开放床位 2640 张，市立医疗集团拥有床位 2000 张，但都分布于多个院区中，这让齐鲁医院青岛院区的接诊量能一定程度上与这两大巨鳄“分庭抗礼”，更能分流岛城几大医疗机构统共 700 余万的门诊量，也可极大缓解岛城患者多年来看病难、住院难的顽疾。

“受益者不仅是青岛本地居民。地铁建成后，会组成巨大的就诊网络，到时候，不仅是即墨、城阳、黄岛、胶州等区市，都会处在齐鲁医院青岛院区一小时就诊圈内，而且还将吸引烟台、日照、潍坊等外地患者来青岛院区看病就诊。”

## 本土医疗机构面临挑战

青岛市卫生局副局长魏仁敏在今年 12 月份召开的新闻发布会上明确表示：青岛地区向全国乃至全世界知名医疗机构敞开医疗服务市场。在这样的前提下，青岛已有的大型公立医院也在紧锣密鼓地进行着新的谋篇布局，或外迁新建，或设立分院。

青大附院在省内率先开通患者免费班车，东院区积极推进国际医学部项目建设；市立医院 2014 年将建立“疑难病会诊中心”，中国大夫和洋大夫一起给疑难杂症患者看病；市中心医院明年将增加 230 余个车位，缓解停车难问题……

“除了齐鲁医院外，我们还想跟很多优质医疗机构加强合作。目前青岛已经向很多知名医疗机构发出邀请函。”魏仁敏说。记者了解到，目前要引进的如美国的和睦家医院，已经预计明年投入使用，这也将是山东省第一家外资医院；而正在洽谈的北京大学第一医院也是目前国内最顶尖的医院。

岛城几家大医院的院长表示，强劲对手的入驻，在惠及岛城百姓的同时，对本土的医疗机构也是一种挑战。齐鲁医院来青给岛城现有的医疗卫生机构带来一种鲇鱼效应，本土医疗机构只有不断地强筋壮骨，提升自我，才能在机遇和挑战并存的情况下生存且壮大。

“不过要注意到，光引进名院还不行，还需要让它真正办成名院，毕竟按照原先的医院发展只是有了良好的基座，怎么发展还是要经过探索。”业内人士认为，实行一体化发展的齐鲁医院可能在这方面的阻力要小很多，但依然要拿出强大的水平和诚意，才能在日益强劲的医疗界竞争中立足，给百姓带来福音。

（原载 2013 年 12 月 25 日《半岛都市报》A8~A9 版）

# 齐鲁医院（青岛）开业首日门诊井喷

谢小真

12 月 26 日上午，山东大学齐鲁医院青岛院区正式开诊，同时，青岛院区开始了为期三天的大型义诊活动。据齐鲁医院放射科的主任医师、教授马祥兴介绍，为满足更多青岛及周边居民的就诊需求，济南中心院区的所有专业的 60 余位正、副主任及部分行政处长于昨日全部抵达青岛，40 余位常驻专家也已于开业前全部到岗，义诊三天共有 100 余名专家坐诊。记者现场了解到，上午 10 时许，部分科室，如泌尿外科、心内科、骨科、耳鼻喉科等，号源全部挂满，门诊量达到饱和状态。青岛院区正在紧急从中心院区调配医护人员，以便为岛城及周边地区居民提供优质的医疗服务。

## 门诊超负荷运转 号源紧张

26 日早上 6 点，齐鲁医院青岛院区门诊正式开门接诊。门诊大厅里，陆续有连夜赶到青岛的外地患者前来挂号。据导医台工作人员介绍，今天凌晨，医院在进行开业前的最后准备，就有来自日照的患者早早地在门诊外等候。早上 7 时 30 分，门诊大厅出现挂号早高峰，12 个挂号窗口排起长队。上午 10 时，泌尿外科、心内科、骨科和耳鼻喉科号源全部挂满，呼吸科、消化科、神经内科及普外科病人最多，门诊超负荷运转。

12 月 26 ~ 28 日义诊三天，青岛院区组织中国工程院院士、著名心内科专家张运等 60 余位经验丰富的名医专家现场坐诊。由于慕名而来的患者太多，医院对张运院士的专家号采取限号。同时，青岛院区正在向济南中心院区发出申请，紧急调配更多医护人员赴青支援，确保义诊圆满完成及新院区顺利开业。

## 身份证用作就诊卡 可充值退费

在现场，记者发现医院里所有的自助挂号机全部开放，但是人工挂号窗口仍排起长队。经询问，记者得知，许多老年患者无法独立使用自助挂号机挂号，而且由于身份证老旧导致挂号机无法识别个人信息；另外，部分市民没有带二代居民身份证，必须到人工挂号窗口排队等候。工作人员提醒，身份证用作就诊卡，无需办理新卡。就诊卡有储蓄功能，可修改密码，病人可预存一定金额，出院可退费。医生看完病后，开具电子申请单，做检查时只需读取身份证即可扣款。因此，想要到齐鲁医院青岛院区看病的市民一定要带好二代居民身份证。

## 本地医生护士跳槽难 门槛高

作为首家入驻青岛的“国字号”医院，齐鲁医院青岛院区吸引着不少青岛本地医生护士求职的目光。马祥兴透露，要想纳入山东大学齐鲁医院编制，医生必须达到山东大学副教授学历，并对其论文、著作、科研、临床经验都有极高的要求；另外，400 个青岛市卫生局编制要求医生达到硕士以上学历。前期，已有约 50 名医生和 80 名护士报名，不过目前确定进入青岛院区的医生不足 10 人，护士不足 30 人。

“让市民切实享受到高超的医疗水平和‘足不出市’的就医实惠，对于青岛及周边居民来说是件好事。青岛的高端医疗资源相对贫乏，因此，齐鲁医院青岛院区的开业不会对其他医院造成太大的冲击。”马祥兴告诉记者。

（原载 2013 年 12 月 26 日《青岛新闻网》）